ウエスト
呼吸生理学入門

疾患肺編
第2版

West's
Pulmonary Pathophysiology
THE ESSENTIALS
Ninth Edition

著者　**JOHN B. WEST, MD, PhD**
Distinguished Professor of Medicine and Physiology
University of California, San Diego
School of Medicine
San Diego, California

ANDREW M. LUKS, MD
Professor of Medicine
University of Washington School of Medicine
Seattle, Washington

訳者　**桑平一郎**
東海大学医学部付属東京病院 呼吸器内科 特任教授

堀江孝至
日本大学 名誉教授

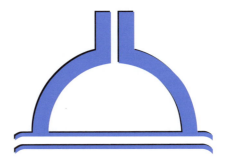

メディカル・サイエンス・インターナショナル

To R.B.W.
—John B. West
To all my students.
—Andrew M. Luks

Authorized translation of the original English edition,
"West's Pulmonary Pathophysiology: The Essentials"
Ninth Edition
by John B. West and Andrew M. Luks

Copyright © 2017 by Wolters Kluwer
All rights reserved.

Published by arrangement with Wolters Kluwer Health Inc., USA

Wolters Kluwer Health did not participate in the translation of this title and therefore it does not take any responsibility for the inaccuracy or errors of this translation.

© Second Japanese Edition 2018 by Medical Sciences International, Ltd., Tokyo

Printed and Bound in Japan

訳者序文

このたび，『ウエスト 呼吸生理学入門：疾患肺編』の翻訳を仰せつかった．本書は，これまで堀江孝至日本大学名誉教授が翻訳を担当されてきたが，本書とペアになる『ウエスト 呼吸生理学入門：正常肺編』の翻訳を私が担当したこともあり，この疾患肺編が改訂された時点で，堀江先生から引き継ぐようにと直接お話を頂戴した次第である．私は，Dr. West の名著の内容を少しでも多くの方に勉強して頂ければと思い，堀江先生のこれまでの素晴らしい訳に加え，新たに改訂あるいは修正された部分の訳を担当させていただいた．2 人の訳調に少し異なっている点があれば，どうかご容赦をいただければと思う．

Dr. West ご自身が序文で述べられているように，原著初版は約 40 年前に出版され，これまで何世代にもわたり学生さんたちの役に立ってきた貴重な書籍である．いくつもの言語にも翻訳されている．改訂に当たり特筆すべきは，『ウエスト 呼吸生理学入門：正常肺編』の原著第 10 版でも同様であるが，Dr. Andrew M. Luks が共著者となった点である．本書の原著第 9 版には数多くの改訂が加えられたが，その作業に Dr. Luks がたいへん大きな役割を果たしておられる．Dr. Luks はカリフォルニア大学サンディエゴ校医学部にて医学博士を取得されており，彼自身が学生時代，この教材に多々触れる機会があった．Dr. Luks は，今もアンダーラインを引いた本書を大切に持っておられる．私も本書を学び，たくさんの線を引きメモを書いた点は同じで，勝手ながら強い親しみを感じる．彼は現在，優れた教師としてワシントン大学医学部に所属され，多忙な日々を過ごされている．そのなかで，本書の多くの重要な改訂に際し，「症例検討へのいざない」，多肢選択式問題，新たな図表の作成などの部分で大きな責任を担われた．私が「症例検討へのいざない」と訳したが，この部分は，各章で学んだ病態生理学が，まさに臨床の現場でどのように活かされるかが描写されており，非常に明解で勉強になる．救命救急センターに患者さんが搬送されるエピソードなどは，現場の様子が思い浮かぶようである．単なる生理学に止まらず，生きたベッドサイドフィジオロジーそのものといえよう．呼吸器疾患患者に接する麻酔科医や循環器内科医，そして集中治療室の看護師や呼吸療法士などにも大いに役立つと考えられる．これに加え，医学の進歩には著しいものがあり，疾患概念の修正，診断基準の改訂，遺伝子や分子レベルでの新たな発見なども付加され，内容は確実にアップデートされている．

Dr. West には数年前にカナダのレークルイーズで開催された Hypoxia meeting で

お目にかかった。現在も論文執筆や学会活動を継続されているとうかがっている。かなりご高齢になられたが，今後とも後進の指導を通じ素晴らしい『ウエスト呼吸生理学』を伝えていただければと願う。生理学の分野でバイブルといわれる本書の翻訳に携われたことを，私自身たいへん光栄に思う。

2018 年 2 月

桑平　一郎

序文

本書は，"West's Respiratory Physiology : The Essentials"の第10版（Wolters Kluwer, 2016*）の姉妹編としてまとめたものであり，正常肺に対し疾患肺の機能について記述されている．初版は40年前に出版され，何世代にもわたり学生たちの役に立ってきた．また，いくつもの言語にも翻訳された．この第9版には多くの改訂がなされているが，特筆すべきはAndrew M. Luks博士が共著者になったことである．Luks博士はカリフォルニア大学サンディエゴ校医学部にて医学博士を取得したので，自身が学生時代にこの教材に多々触れる機会があったのである．現在，ワシントン大学医学部に教職員として所属し，優れた教師としての評判を得ている彼は，上記"West's Respiratory Physiology"の第10版の共著者となって以来，この新版においても多くの重要な改訂に対し，特に「症例検討へのいざない」，多肢選択式問題，新たな図表の作成において大きな責任を担っている．

　各章には「症例検討へのいざない」があるが，これはその章で解説された病態生理学が実地臨床の場にいかに役立つか理解を深めるためのものである．いざないの最後にいくつかの設問をおいたが，解答は付録にまとめた．これに加え，新たに30以上の多肢選択式問題をUSMLEの形式で設けた．これらの設問は臨床に根ざしており，記憶すべき事柄を単にまとめたものではなく，課題をどれだけ理解できたかを試すことが目的である．本書の図表にはかなりの変更が加えられており，カラーの病理組織学的所見に加え，X線写真およびCT画像が8つほど増えた．これらはワシントン大学医学部のCorinne Fligner博士，マーサー大学医学部のEdward Klatt博士からご提供いただいたものである．本文についても，特に最新の治療などの多くの領域でアップデートを行った．また，本書をもとにした7つのビデオ講義（各50分）を作成したことも新たな改訂点である．これらはYouTubeで自由に閲覧可能で，かなり浸透しているようである*．

　以上の結果，本書は厚みを増したが，初版以来の目的には何ら変更はない．以前と同様，本書は2年生あるいはそれ以上の学年の医学生を対象に，入門書としての役割を担っている．しかし，疾患肺における呼吸機能を簡潔かつ詳細に目に見える形で解説することは，ますます増え続けている，呼吸器疾患患者に接する麻酔科医や循環

* 訳注
『ウエスト 呼吸生理学入門：正常肺編 第2版』（メディカル・サイエンス・インターナショナル，2017）

* 訳注
英語版のみ．

器内科医，そして集中治療室看護師や呼吸療法士などにも大いに役立つであろう．

　本書の題材の選び方や誤植などについて，ご意見をいただければ幸いである．これらのe-mailにも御返事をできる限り差しあげたいと思っている．

John B. West, jwest@ucsd.edu
Andrew M. Luks, aluks@u.washington.edu

日本語版初版の訳者序文

　メディカル・サイエンス・インターナショナルからDr. Westの著書"Pulmonary Pathophysiology"第7版の翻訳出版に関する意見を求められたのは，ちょうど1年前のことである．その後，2008年9月に"Respiratory Physiology"第8版の翻訳出版も決定し，『呼吸生理学入門』の「正常肺編」（東海大学の桑平一郎教授担当），「疾患肺編」（堀江担当）が同時出版されたことを非常にうれしく思っている．特に，現役教授として超多忙な毎日を過ごす桑平教授が，短期間にこの作業を完了されたことに対し敬意を表したい．

　私は，実地修練（いわゆるインターン）が課せられていた時代に医学部を卒業し，大学院生として代謝臓器としての肺の研究に取り組んだ．当時は「非呼吸性肺機能」と表現されたが，肺機能の隆盛に比較して正に「非主流の少数派」の研究であった．学位論文が完成した直後に教授から海外留学の話があり，大学院在学中にシアトルに渡米して，「主流」である基礎的な呼吸生理学の研究に取り組むことになった．

　毎週，定例のセミナーやワシントン大学（University of Washington）大学院生対象の講義への参加，ボスとの頻回のディスカッションなど，学びの機会は多々あったが，基本的には自学自習である．この点は米国の大学院生も同様で，彼らの「猛烈な」勉強には圧倒された．帰国後に，若輩ながら医学生や後輩医師を教育する立場になったが，難解な呼吸生理学をステップを踏みながら理解していった体験が大いに役立った．

　しかし，帰国後に手にした肺機能に関する日本語の成書はわかりにくく，教科書には不適であった．それだけに，1974年に発行されたDr. Westの"Respiratory Physiology"には感動した．肺の主な役割はガス交換であるとの基本的な姿勢が一貫し，量的にも適切であり，英文も非常にわかりよく，「教科書」として最適と実感した．また，1977年に発行された"Pulmonary Pathophysiology"初版は，呼吸器疾患を解説する成書とは異なり，機能と構造との関連が強調され，基礎と臨床が統合して教育を担うという望ましい方向性が示されていた．

　"Respiratory Physiology"第2版と"Pulmonary Pathophysiology"初版は，英文原著で学習することが望ましいと思ったが，医学書院が翻訳出版を企画していて，1981年に，『呼吸の生理』と『呼吸の病態生理』として同時に出版された．『呼吸の病態生理』の翻訳担当に呼吸器科医師としてまだまだ未熟で成長段階にあった若輩の私が指名されたが，当時は，恩師が逝去し，自らの進路選択に迷っており，このような

重責を担うのはむしろありがたいことであった.

"Pulmonary Pathophysiology"の翻訳初版が出版された翌年(1982年)の初夏に,Dr. Westご夫妻が来日され,医学書院の方と一緒にお目にかかることができたが,かなりの時間をとっていろいろなお話をさせていただいた.Dr. Westがこれらの本を出版された意図はご自身の序文に記されているが,「学問の進歩からして5年ごとに改訂するよう努力したい」,「改訂しても本のボリュームは変えない」というお考えや方針を話してくださった.実際に,Dr. Westにお目にかかった1982年は"Pulmonary Pathophysiology"初版が発行されてから5年目に当たり,その年に第2版が出版されている.したがって,私は先生にお目にかかった後,改訂された第2版の翻訳作業に取り組み,翻訳初版の出版から2年目の1983年に翻訳第2版が発行された.その後,原著第5版は,医学書院に替わって医学書院MYWから翻訳第3版として1998年に出版され,原著第7版の翻訳書はメディカル・サイエンス・インターナショナルから出版されることになった.担当出版社が変わっているので翻訳書を通算するのは不適切であろうが,翻訳第4版ともいえる.

約10年ぶりの本書翻訳となり,隅々まで詳読しながら改めて実感したのは,本のボリュームは変えずに,必要なup-to-dateへの改訂をするという,1982年にお聞きしたDr. Westの基本姿勢が全く変わることなく維持されているということである.シアトル留学時に講演に来られたDr. Westの颯爽たるお姿に接して以来40年が経過したが,学問,教育に対する熱い思いを変わりなく感じられるのには敬服しないではいられない.

先生には毎年ATS (American Thoracic Society:米国胸部学会) conferenceでお目にかかったが,大学を退いた私は2007年のATS (San Francisco)参加を最後と決め,会場でDr. Westにお別れの挨拶をした.その時点では,2008年発行の第7版を翻訳出版する話はなかったが,今回,このような形で出版されることとなった.医学書院,医学書院MYW,そしてメディカル・サイエンス・インターナショナルと出版社が変わっても,継続して"Pulmonary Pathophysiology"の翻訳を担当できたのは非常にありがたいことであり,この幸運に心から感謝している.

文頭にも記したが,「正常肺編」と「疾患肺編」の同時出版を目指して作業が進行した.メディカル・サイエンス・インターナショナルの担当者である佐々木由紀子さんは,両方の翻訳に注意深く目を通して疑問点を指摘してくれ,特に用語の不統一を細々と厳しくチェックしてくれた.そのお蔭で,両書の用語不統一や翻訳内容の齟齬が回避できたと思う.翻訳作業の経過を振り返り,改めて佐々木さんの熱意ある取り組みと,真摯な態度に心から感謝申しあげたい.ありがとうございました.

平成21年4月

堀江　孝至

査読者

Dionisio Acosta
San Juan Bautista School of Medicine
Class of 2017
Caguas, Puerto Rico

Rasha Ahmed
Western University of Health Sciences
Class of 2017
Pomona, California

Sharde Chambers
Rowan University School of Osteopathic Medicine
Class of 2017
Stratford, New Jersey

Sarah Corral
Oakland University William Beaumont School of Medicine
Class of 2018
Rochester, Michigan

Jay Dean, PhD
Professor
Department of Molecular Pharmacology and Physiology
University of South Florida Morsani College of Medicine
Tampa, Florida

Gliceida M. Galarza Fortuna
Universidad Iberoamericana
Class of 2017
Mexico City, Mexico

Kelsi Hirai
University of Hawaii John A Burns School of Medicine
Class of 2017
Honolulu, Hawaii

Justin Lytle
Touro University Nevada
Class of 2018
Henderson, Nevada

Michael P. Madaio
University of New England College of Osteopathic Medicine
Class of 2018
Biddeford, Maine

Niral Patel
Lake Erie College of Osteopathic Medicine–Bradenton Campus
Class of 2018
Bradenton, Florida

Robert R. Preston, PhD
Formerly Associate Professor
Department of Pharmacology and Physiology
Drexel University College of Medicine
Philadelphia, Pennsylvania

Sakeina Wilson
Rowan School of Osteopathic Medicine
Class of 2017
Stratford, New Jersey

Eric Woods
Icahn School of Medicine at Mount Sinai
Class of 2017
New York, New York

目次

訳者序文 ……………………………………………………………………… iii
序文 …………………………………………………………………………… v
日本語版初版の訳者序文 …………………………………………………… vii
査読者 ………………………………………………………………………… ix

Part 1　呼吸機能検査とその意味するもの
 1　換気 ……………………………………………………………………… 3
 2　ガス交換 ………………………………………………………………… 21
 3　その他の検査法 ………………………………………………………… 47

Part 2　疾患肺の機能
 4　閉塞性疾患 ……………………………………………………………… 65
 5　拘束性疾患 ……………………………………………………………… 101
 6　血管病変 ………………………………………………………………… 127
 7　環境因子，腫瘍，感染による肺疾患 ……………………………… 153

Part 3　不全肺の機能
 8　呼吸不全 ………………………………………………………………… 181
 9　酸素療法 ………………………………………………………………… 199
 10　人工換気 ……………………………………………………………… 217

付録
 A　記号，単位，正常値 ………………………………………………… 231
 B　文献 …………………………………………………………………… 234
 C　章末の設問の解答 …………………………………………………… 235
 D　症例検討へのいざないの設問の解答 ……………………………… 248

カラー図・写真 …………………………………………………………… 253
索引 ………………………………………………………………………… 257

注意

本書に記載した情報に関しては，正確を期し，一般臨床で広く受け入れられている方法を記載するよう注意を払った．しかしながら，著者(訳者)ならびに出版社は，本書の情報を用いた結果生じたいかなる不都合に対しても責任を負うものではない．本書の内容の特定な状況への適用に関しての責任は，医師各自のうちにある．

著者(訳者)ならびに出版社は，本書に記載した薬剤の選択，用量については，出版時の最新の推奨，および臨床状況に基づいていることを確認するよう努力を払っている．しかし，医学は日進月歩で進んでおり，政府の規制は変わり，薬物療法や薬物反応に関する情報は常に変化している．読者は，薬剤の使用に当たっては個々の薬剤の添付文書を参照し，適応，用量，付加された注意・警告に関する変化を常に確認することを怠ってはならない．これは，推奨された薬剤が新しいものであったり，汎用されるものではない場合に，特に重要である．

訳注

1. 本書の専門用語は，原則として，日本呼吸器学会編『呼吸器学用語集 第5版』および日本医学会編『医学用語辞典』に従った．
2. 本書では，原則として，薬剤名のカナ表記は『今日の治療薬』(南江堂)に従い記述し，日本で未承認の薬剤については，原語表記とした．
3. 『ウエスト呼吸生理学入門：正常肺編 第2版』〔"Respiratory Physiology : The Essentials, 10th ed."〕の参照指示のうち，＊が付記されているものは，原著にはないが，日本語版で追加したものである．

Part 1

呼吸機能検査と
その意味するもの

1 換気
2 ガス交換
3 その他の検査法

我々は各種呼吸機能検査を行うことによって，疾患肺がいかに働いているかを知ることができる．したがって，Part 1 では，最も重要な検査法とその解析について述べる．姉妹編『ウエスト 呼吸生理学入門：正常肺編 第 2 版』（MEDSi，2017）〔"West's Respiratory Physiology : The Essentials, 10th ed." (West JB, Luks AM, Philadelphia, PA : Wolters Kluwer, 2016)〕に記した肺の基礎的な生理学について，既に読者が理解しているものとして解説していく．

1

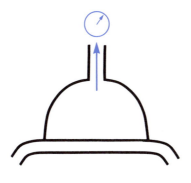

換気
Ventilation

換気能力の検査法
努力呼出肺活量（1秒量）
努力呼気速度
努力呼出検査の解釈
呼気フローボリューム曲線
フローボリューム曲線に基づく気道抵抗の分画
フローボリューム曲線の最大呼気流量

最大呼気速度（PEFR）
吸気フローボリューム曲線
換気不均等に関する検査
単一呼吸窒素洗い出し法
クロージングボリューム
換気不均等に関するその他の検査法
早期気道病変の検査法

呼吸機能の最も簡便な検査に努力呼出検査がある。これはまた，最も有益な検査法の1つであり，必要な検査器具はわずかで，簡単な計算をするだけでよい。しかも肺疾患患者の大多数が努力呼出肺活量（1秒量）で異常値を示し，さらに，この検査から得られる情報が，しばしば治療においても役立っている。この検査は，プライマリーケア・クリニックにおいて，慢性的な息切れを訴える患者を評価する際にはきわめて有用である。たとえば，非常に多く認められる重要な病態である気管支喘息や慢性閉塞性肺疾患（COPD）を検出するうえでも有用なのである。この章では，換気不均等の簡便な検査についても述べる。

換気能力の検査法

● 努力呼出肺活量（1秒量）

★1 FEV
forced expiratory volume

★2 $FEV_{1.0}$
forced expiratory volume in 1 second

努力呼出肺活量（FEV）★1 は，最大吸気位から努力呼出を行ったときに1秒間に呼出される容量である〔1秒量（$FEV_{1.0}$）★2〕。肺活量は，最大吸気後に呼出されるガスの総量である。

　これらを測定するための簡便かつ古典的な方法を，図1-1に示した。被験者は抵抗の少ないスパイロメータの前に楽に腰かける。被験者はできる限りのガスを肺内に吸い込み，次いで最大の努力でできるだけ速く肺内のガスを呼出する。呼出されたガスはスパイロメータに流れ，それに伴ってベルが上昇し，その動きに一致して記録紙上をペンが下向する。このとき，記録紙が一定の速度で移動することにより，呼気量と時間の関係が記録される。図1-1に示される水封式のスパイロメータは現在ほとんど使われなくなり，電子スパイロメータがこれに取って代わった。電子スパイロメータから得られる図表データなどは，電子カルテ内で患者記録とともにファイルとして保存される場合が多い。

　図1-2Aは，健常者から記録されたものである。1秒間に呼出された容量は4.0Lであり，全呼気量は5.0Lである。これら2つの容量が$FEV_{1.0}$と肺活量である。努力呼出で測定される肺活量は，ゆっくり呼出して測定した肺活量よりは少なく，そのため，普通の肺活量とは別に，努力肺活量（FVC）★3 と呼ばれる。これらの数値は，

★3 FVC
forced vital capacity

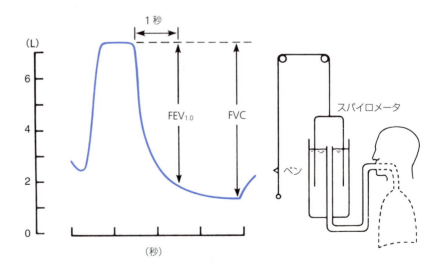

図1-1　努力呼出肺活量〔1秒量（$FEV_{1.0}$）〕と努力肺活量（FVC）の測定

絶対値および年齢・性別・身長から計算される予測値に対する％として報告される。1秒量の努力肺活量に対する比率（$FEV_{1.0}/FVC$）も報告される＊。正常値は，約80％であるが，加齢に伴って減少する〔正常値は付録A参照〕。いろいろな組織によって作成される専門家ガイドラインでは，1秒率（$FEV_{1.0}/FVC$）の正常下限値（LLN[★1]）をより詳細に定義づけているが，初学者である学生にとっては80％という値が有用なカットオフ値といえる。

　FEVは2秒後または3秒後にも測定するが，1秒量の成績が最も有用である。FEVの下に書かれている数字が省略されているときには，1秒の値を意味している。

　図1-2Bは，慢性閉塞性肺疾患（COPD[★2]）患者から記録されたものである。健常者に比べ，ガスの呼気速度ははるかにゆっくりしており，はじめの1秒間に呼出されたのはわずかに1.3Lである。さらに，全呼気量（FVC）は3.1Lにしかすぎず，1秒率は42％と低下している。これらは，典型的な閉塞性障害のパターンである。

　この成績を，肺線維症患者の成績を示す図1-2Cと比べてみると対照的である。この場合，肺活量は3.1Lに減少しているが，はじめの1秒間にその大部分（90％）が呼出されている。これが，拘束性障害を示している。

　これらの症例に挙げた具体的数値は図の理解のために挿入したものであり，患者ごとに値はいろいろ変わるものである。しかし，疾患カテゴリー別には，全体的パターンはどの患者でも同じである。

　被験者はピッタリした衣類を緩め，具合のよい高さにマウスピースの位置を調節する。よりよい検査を行うには，まず検査に慣れるために2回ほど呼気の練習をし，次いで患者が十分努力をしたと思われる呼気曲線を3回記録する。成績として用いるのは，その3回の検査のなかで最も高い$FEV_{1.0}$とFVCが記録されたものである。呼気量は，37℃，1気圧で100％水蒸気で飽和されたときのガス量として計算される（付録A参照）。

　この検査は，気管支拡張薬の効果を評価するためにもしばしば意義がある。気道閉塞の可逆性が考えられる場合には，この検査を薬剤の吸入（たとえば，ネブライザーあるいは定量噴霧式吸入器によるアルブテロール）の前と後に行う。気管支れん縮の

＊ 訳注
これが1秒率である。

[★1] LLN
lower limit of normal

[★2] COPD
chronic obstructive pulmonary disease

$FEV_{1.0}$ と FVC

努力肺活量とともに，1秒量は，
- 簡便な検査であり，
- しばしば有益な情報が得られ，
- 肺疾患のある多くの患者で異常値を示し，
- 疾患の推移を評価するうえで，しばしば意義がある

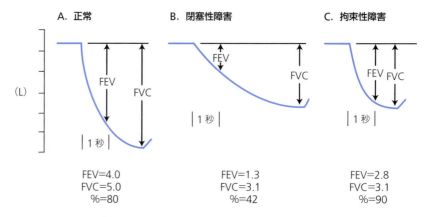

図 1-2 健常者，閉塞性障害，拘束性障害の努力呼出曲線のパターン

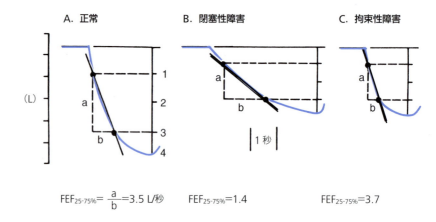

図 1-3 努力呼出曲線から求めた最大中間呼気速度($FEF_{25-75\%}$*)の計算

★ $FEF_{25-75\%}$
forced expiratory flow 25–75%

＊訳注 1
図 1-3A の 1 が 25% FVC 分呼出したところ，3 は 75% FVC 分呼出したところで，1〜3 までの呼気量を a として求める。

＊訳注 2
図 1-3A の b に相当。単位，秒。

＊訳注 3
図 1-3 の縦軸で a。

＊訳注 4
図 1-3 の横軸で b。

ある患者では，通常，この薬剤吸入後に，$FEV_{1.0}$ と FVC がともに増加する。

● 努力呼気速度

この指標は，図 1-3 に示されているように，努力呼出曲線から求められる。努力して呼出された全呼気量(FVC)の中央部分の呼気量*1 と，それを呼出するのに要した時間*2 を測定する。最大中間呼気速度($FEF_{25-75\%}$)は，その容量*3 を時間*4 で割ったものである。

閉塞性肺障害のある患者では，$FEF_{25-75\%}$ と $FEV_{1.0}$ が，たいてい密接に相関している。$FEF_{25-75\%}$ の変化は，しばしば $FEV_{1.0}$ よりも著明に認められるが，正常域の幅が

大きい点が問題である。

● 努力呼出検査の解釈

肺と胸郭は，ある点で単なる空気ポンプ(図 1-4 参照)とみなすことができる。そのようなポンプから押し出される空気量は，1回換気量，気道抵抗，ピストンにかけられた圧によって決まる。このうち圧は，間もなくわかるように努力呼出の際にはそれほど重要でない。

肺活量〔または努力肺活量(FVC)〕は1回換気量の1つで，その減少は換気能力に影響する。1回換気量が減少する原因としては，後側弯症，強直性脊椎炎，急性外傷のような胸壁の疾患；灰白脊髄炎や筋萎縮症のような呼吸筋を支配する神経の病変や筋肉そのものの病変；気胸や胸膜肥厚などの胸腔の異常；肺の伸展性が減少する肺線維症，あるいは囊胞のような肺組織を塞いでしまう病変；左心不全のように肺内血液量を増加させる病変，などがある。さらに，呼気開始早期に，気道を閉塞してしまうような気道病変があると，呼気が十分行えず，呼気量が減少する。このようなことが，喘息や気管支炎で起こってくる。

努力呼出肺活量(それと関連のある $FEF_{25-75\%}$)は，努力呼出時の気道抵抗に影響される。抵抗の増加は，換気能力を減少させる。その原因としては，喘息またはタバコのような刺激物吸引後にみられる気管支収縮；慢性気管支炎のような気道の構造上の変化；吸引した異物または過剰の気管支分泌物による気道内の閉塞；正常では気道虚脱を防ぐように働く肺張力が障害される肺実質の破壊性病変，などが挙げられる。

図 1-4 に，簡便なモデルを示し，疾患肺で換気能力を減少させる因子を記したが，

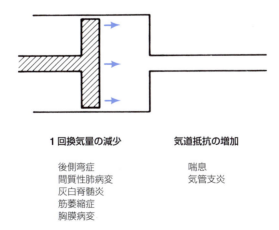

図 1-4　換気能力を減少させる因子を示す簡便なモデル　1回換気量は，胸壁，肺実質，呼吸筋，胸膜などの病変で減少する。気道抵抗は，喘息や気管支炎で増加する。

よりよく理解するには，もっと優れたモデルを考える必要がある．たとえば，図1-4では，気道をポンプの外側に描いているが，実際には，このポンプの内側に存在する．さらに有益な情報は，フローボリューム曲線から得られる．

● 呼気フローボリューム曲線

最大努力呼出を行うときに，流速と容量の変化を記録すると，図1-5A に示すようなパターンが得られる．このフローボリューム曲線の形態で興味のあることは，どんなに努力の程度を増しても，曲線の下行脚部分ではさらに高い流速を得ることができないことである．たとえば，ゆっくりした呼気から始め，次第に努力の程度を増しながらフローボリューム曲線を記録する．努力の程度が増すと高い流速が得られる．しかし，最大の努力をしても流速は図1-5A に示した下行脚部分の流速にまでは達するが，それ以上にはならないのである．明らかに，各肺気量での最大流速を制限する強力な因子が働いているものと思われる．それが動的気道圧縮現象（ダイナミック・コンプレッション）である．

図1-5B に，閉塞性および拘束性肺疾患でみられる典型的なパターンを示した．慢性気管支炎や肺気腫のような閉塞性肺疾患では，最大呼気は，典型的には，異常に高い肺気量位で始まり異常に高い肺気量位で終わっており，その流速は健常者に比べ非常に低い．加えて，その曲線の形態は，肺気量の軸（横軸）に向かって下方にえぐられた形をしている．対照的に，間質性線維症のような拘束性肺疾患患者では，低肺気量位で努力呼出が行われる．その曲線の形は，健常者に比べて平坦化しているが，各肺気量での流速をみると，健常者よりもむしろ高い流速に達している（図1-5B 参照）．図1-5B には，絶対肺気量を示しているが，普通の努力呼出検査では，この肺気量を測定することはできない．絶対肺気量の測定には，さらに残気量を測定する必要がある．

このようなフローボリューム曲線のパターンを理解するには，気道内と気道外の圧

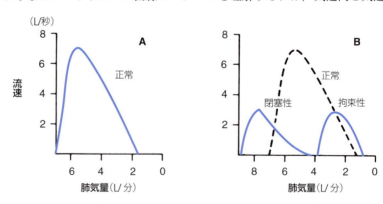

図1-5 呼気フローボリューム曲線　A：健常者のパターン，B：閉塞性・拘束性障害のパターン

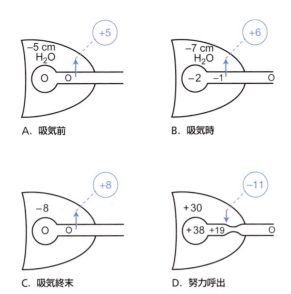

図 1-6　努力呼出時に生じる動的気道圧縮現象を説明するダイアグラム　詳細は本文参照。

動的気道圧縮現象（ダイナミック・コンプレッション）

- 努力呼出時の流速を制限する
- 流速が努力非依存性となる原因である
- 病態が進行した COPD 患者では，安静呼気時の流速を制限する
- COPD 患者の運動能を制限する主要な原因である

について考える必要がある（図 1-6 参照）。吸気を始める前には（図 1-6A），口内，気道，肺胞内の圧は，気流がないことからすべて大気圧と同じである。この状態で胸腔内圧は，たとえば，大気圧よりも 5 cmH$_2$O 低く[*1]，この圧がそのまま気道の外側にも働いていると仮定する（この仮定は，あまりにも単純化しすぎているかもしれないが）。したがって，気道内圧[*2] と気道外圧[*3] の圧差は +5 cmH$_2$O となり，この圧が気道を拡張する方向に働く。吸気が始まると（図 1-6B 参照），胸腔内圧がさらに陰圧となり，気道内の圧も下降し[*4]，気道を拡張するように働く圧差は 6 cmH$_2$O に増してくる。吸気の終わりには（図 1-6C 参照），この圧は 8 cmH$_2$O になる。

努力呼出の初期には（図 1-6D 参照），胸腔内圧と肺胞内圧が著しく上昇する。したがって，気道内のどの部位でも圧が上昇する。しかし，その圧の上昇の程度は，気流の存在によって，肺胞から口に向かって圧が低下することから，肺胞内圧の上昇ほど著しくない。このような状況で，気道のある部位では，気道内圧は 19 cmH$_2$O（気

▼『ウエスト 呼吸生理学入門：正常肺編 第 2 版』の 129〜130 ページ（West's "Respiratory Physiology: The Essentials, 10th ed."の 121 ページ）を参照。

[*] 訳注 1
−5 cmH$_2$O

[*] 訳注 2
0 cmH$_2$O

[*] 訳注 3
−5 cmH$_2$O

[*] 訳注 4
吸気時には空気が肺内に流れ込み，そのため，気道内圧は大気圧よりも低くなる。

流のあるときは肺胞から口へ向かって気道内圧は段階的に下降している）であり，気道外圧は，胸腔内圧がそのまま伝わってくると仮定して30 cmH₂Oであるから，その圧差の11 cmH₂Oが，この場合は気道をつぶす方向に働いていることになる．そのため，気道圧迫が起こり，このときの流速を規定するのは，肺胞内圧と気道虚脱部位でその外側に働いている圧の差〔Starling resistor（スターリングレジスタ）効果〕ということになる．この肺胞内圧と気道外圧（すなわち，胸腔内圧）の圧差（図1-6Dでは，8 cmH₂O）は，静的肺弾性収縮圧であり，肺気量と肺コンプライアンスによってのみ規定される．しかし，各肺気量位における肺弾性収縮圧は，呼出努力の程度によって変化することはない．

　それでは，図1-5Bにみられる異常なフローボリューム曲線のパターンはどのように考えられるだろうか？　慢性気管支炎や肺気腫の患者では，各肺気量でみられる低い流速には種々の因子が関与している．気道壁の肥厚がみられたり，気管支炎のため管腔内に過剰分泌物がみられ，それらが気道抵抗を増加させている．肺組織の破壊によって，末梢気道（small airway）の数が減少している．あるいはまた，弾性肺胞壁の破壊によって，（肺気量が著明に増加しているにもかかわらず）静的肺弾性収縮圧が低下している場合がある．さらに正常では，周囲の肺実質の張力は気道を開かせるように働くが，肺胞壁が破壊され減少することによってその力が弱くなり，気道は正常に比べると容易に虚脱する．これら種々の因子については，第4章で詳細を述べる．

　間質性肺線維症患者では，静的肺弾性収縮圧はむしろ増加し，各肺気量での気道の内径は正常（ないしむしろ増加）であり，その結果，各肺気量での流速は正常（またはむしろ高値）に保たれている．しかし，肺コンプライアンスが著しく低下しており，したがって，肺気量は減少し，流速の絶対値は低下している．これらの変化については，第5章でさらに解説する．

　このように考えてみると，図1-4に示したモデルは単純化されすぎており，一見して簡単に思えるFEVが，気道と肺実質の両方に影響されていることがわかる．したがって，"閉塞性"，"拘束性"という用語は，肺の病態生理学的状態をよく表しているといえよう．

● **フローボリューム曲線に基づく気道抵抗の分画**

　努力呼出の際に気道が虚脱すると，そのときの流速は，肺胞から気道虚脱した点までの気道抵抗によって規定される（図1-7参照）．その点よりも中枢側（口側）の気道抵抗は重要でない．気道虚脱は，気道内圧が胸腔内圧と同じになるところ〔等圧点（EPP*）と呼ばれる〕（またはその付近）で起こる．この等圧点は，努力呼出開始のはじめには，肺葉気管支の付近にあるとされている．しかし，呼出に伴って肺気量が減少し，気道が狭小になると，その抵抗は増加する．その結果，気道内圧はどんどん急速

★ EPP
equal pressure point

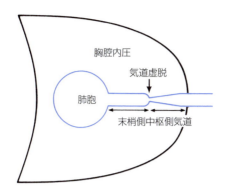

図 1-7 気道の動的圧縮現象（ダイナミック・コンプレッション） 努力呼出時に気道に動的圧縮が起こると，そのときの流速は，虚脱部分より末梢側の気道（upstream segment と呼ばれ，図の末梢側に相当）の抵抗によってのみ規定される。呼気が進むにつれて虚脱点は次第に末梢気道へと移動し，努力呼出検査の終わりごろには，虚脱点より末梢には末梢気道のみが存在し，その抵抗によって流速が決まる。

に低下し，気道虚脱部はより末梢の気道へと移動していく。したがって，努力呼出の終わりには，呼気が進むほど流速は末梢気道の性状によって規定されることになる。

これらの末梢気道（たとえば，その直径が 2 mm 未満のもの）は，正常では，全気道抵抗の 20% 未満にしか関与していない。したがって，これら末梢気道領域の抵抗の変化を見いだすことは困難であり，"サイレントゾーン（silent zone）" と呼ばれている。しかし，COPD の最も早期の病変のいくつかは，これら末梢気道領域に起こると考えられ，それゆえに，努力呼出時の後半部分の最大呼気流速が，しばしば末梢気道抵抗を反映しているとされている。

● フローボリューム曲線の最大呼気流量

最大呼気流量（$\dot{V}max$[★1]）はしばしば，全肺気量からの呼気開始後，50% 肺活量分（$\dot{V}max_{50\%}$），または 75% 肺活量分（$\dot{V}max_{75\%}$）呼出された点において測定する[＊]。図 1-8 は，異常なフローボリューム曲線を示している。典型的には，COPD でみられる。呼気の終わりに近づけば近づくほど，そこで測定されている最大呼気流量は，ますます末梢気道領域の抵抗を反映するようになる。いくつかの研究報告では，$FEV_{1.0}$ や $FEF_{25-75\%}$ などの努力呼出時の指標が正常なときでも，$\dot{V}max_{75\%}$ が異常値を示す場合があることが指摘されている。

● 最大呼気速度（PEFR[★2]）

PEFR は，全肺気量位から開始した努力呼出時に記録される最大流速である。この流

[★1] $\dot{V}max$
maximal expiratory flow

[＊] 訳注
他の成書や論文などでは，$\dot{V}_{50}$，$\dot{V}_{25}$ という指標が使われているが，$\dot{V}_{50}$ は本書での $\dot{V}max_{50\%}$ に相当し，$\dot{V}_{25}$ は $\dot{V}max_{75\%}$ に相当する。

[★2] PEFR
peak expiratory flow rate

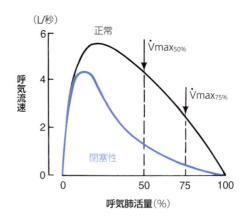

図1-8 慢性閉塞性肺疾患(COPD)患者の呼気フローボリューム曲線の例　えぐられたように下方に向かって凸になった曲線の形に注目されたい。矢印は，50%肺活量分($\dot{V}max_{50\%}$)および75%肺活量分($\dot{V}max_{75\%}$)呼出した時点での最大呼気流量を示している。

速は都合のよいことに，安価な携帯用のピークフローメータで測定できる。測定値は精密なものとはいえず，また，患者の呼出努力の程度に影響される。しかし，疾患，特に喘息の経過をみるのには有用な器具であり，自宅または職場で容易に反復して測定することが可能であり，日誌に測定したPEFR値を記録して医師に示すことができる。

● 吸気フローボリューム曲線

曲線はしばしば，吸気時にも測定される。この曲線は，吸気時には常に気道を拡張させるように圧力が作用するために，動的気道圧縮現象の影響を受けない(図1-6参照)。しかし，曲線は，上気道閉塞の検出には有用であり，最大流速が制限されるために平坦化した形となる(図1-9参照)。原因として，声門や気管の狭窄，腫瘍の圧迫による気管の狭小化などがある。固定性(非変動性)上気道閉塞では，呼気フローボリューム曲線も平坦化する。

換気不均等に関する検査

● 単一呼吸窒素洗い出し法*

* 訳注
教科書によっては，"単一N_2洗い出し法"と記載することもある。

今まで述べてきた検査法は，換気能力を測定するものであるのに対し，単一呼吸窒素洗い出し法は，肺内換気不均等を測定するものである。この検査は，今まで述べたも

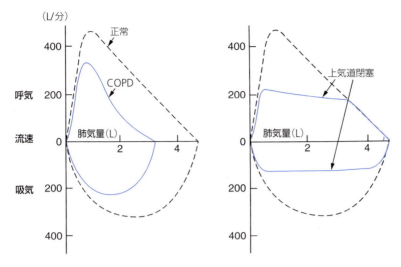

図 1-9　呼気・吸気フローボリューム曲線　健常者や COPD 患者では，吸気流速は正常（または正常に近い）である．固定性上気道閉塞患者では，吸気流速，呼気流速はともに減少している．

のと趣を異にするが，便宜上，ここで解説する．

　仮に被験者が 100％ 酸素を 1 回，肺活量分だけ吸入（すなわち，全肺気量位まで吸入）し，そこからゆっくりと吐けるだけ吐く（すなわち，残気量まで呼出した）とする．そのときに，迅速窒素分析計を用い，マウスピースの所で呼気中の窒素濃度を連続的に記録し，肺気量変化との関係を記録すると，図 1-10 に示すようなパターンが得られる．窒素濃度の変化には，4 つの相が認められる．まず，第 1 相は，ほんのちょっとの間であるが，上気道にある 100％ 酸素が呼出される部分で，窒素濃度はゼロである．第 2 相は，解剖学的死腔内ガスが肺胞気と混合しつつ洗い出され，窒素濃度が急速に上昇する部分であり，この第 2 相も短い時間である．

　第 3 相は，肺胞気で構成され，健常者の記録は，ごくわずかに上向きに傾斜しているが，ほぼ平坦になっている．この部分はしばしば，肺胞プラトー（alveolar plateau）としてとらえられている．肺内換気不均等のある患者では，呼気が進むのに伴って窒素濃度がどんどん上昇して，第 3 相の傾斜が急峻となり，その傾斜が換気不均等を表す指標として測定される．呼気が 1 L 進むときの窒素濃度の上昇は％で表される．この検査を行うときは，呼気流速があまり変化すると成績が一定しないので，呼気流速が 0.5 L/秒以上にならないように，ゆっくり呼出させる必要がある．

　第 4 相における窒素濃度上昇の理由は，次のように考えられる．肺内のある領域で換気が不良な部分があり，そのため酸素吸入時に，少量の酸素しか吸入されない領域となる．したがって，この領域は既に存在する空気を希釈する酸素が少ないため，窒素濃度が比較的高く保たれることになる．さらに，このあまり換気の行われない領域では，他領域に比べて遅れて呼出される傾向がある．

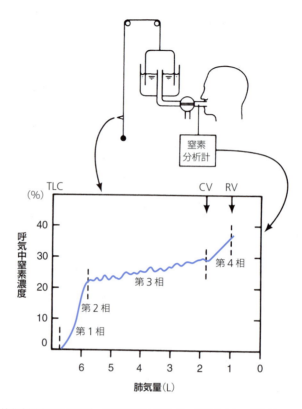

図 1-10　換気不均等分布測定のための単一呼吸窒素洗い出し法　呼気のトレースには，4つの相がみられる。CV[*1]：クロージングボリューム，RV[*2]：残気量，TLC[*3]：全肺気量。

[*1] CV
closing volume
[*2] RV
residual volume
[*3] TLC
total lung capacity

　換気不均等の原因として考えられる3つの機序を，図 1-11 に示した。図 1-11A では，一側肺領域は，そこに至る気道が部分的に閉塞されているため換気が乏しく，また，気道抵抗が高いためにその領域からの呼出が遅れる。実際に，そのような領域の呼気流速は，気道抵抗（R）×コンプライアンス（C）で表される時定数（RC）によって規定されている。時定数が大きいと，呼出時間が延長することになる。この機序は，換気の並列不均等として知られている。

　図 1-11B に，換気の直列不均等を示した。このモデルでは，末梢気道領域が拡張しており，その領域の空気の通り道に沿って，換気の程度に差が生じてくる。これに関連して，吸気ガスは，終末細気管支までは対流，すなわち，ホースを流れる水のようにして到達するが，そこから先の肺胞へは，主に気道内の拡散によってガス分子の移動が行われることを認識する必要がある。正常では，拡散する距離は非常に短いために，素早くガス濃度がほぼ完全に平衡に達する。しかし，細葉中心型肺気腫のように末梢気道が拡張してくると（図 4-4 参照），最も末梢に位置する気道内へ流れる吸

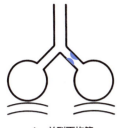
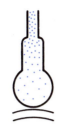
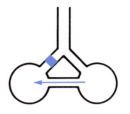

A. 並列不均等　　　B. 直列不均等　　　C. 側副換気

図 1-11　換気不均等の発生機序を示す3つのモデル　並列不均等(**A**)では，大きな時定数をもった領域への気流が減少する．直列不均等(**B**)では，末梢気道の拡張によって，終末肺領域での拡散が不完全となる．側副換気(**C**)もまた，直列不均等の原因となる．

気ガス量は少なくなる．そして，この換気が不十分な領域は，最後に呼出されることになる．

　図 1-11C に示したのは，直列不均等のもう1つの形で，ある肺領域が吸気ガスを大きな気道から直接受け取るのではなく，その周囲の肺領域から受け取る場合である．これは，側副換気として知られ，COPD や喘息でみられる換気不均等の原因として重要である．

　換気の並列不均等と直列不均等のどちらが，どの程度重要なのかははっきりしていない．健常者でも，その両方がある程度存在しており，閉塞性肺疾患患者では，その程度が著しくなって存在するものと思われる．機序はどうであれ，単一呼吸窒素洗い出し法は，肺内換気不均等の程度を測定するために簡単で，すぐに行うことができ，信頼できる検査法である．換気不均等は，ほとんどの閉塞性肺疾患と多くの拘束性病変で増加している(第4，第5章参照)．

● クロージングボリューム

図 1-10 に示すように，肺活量の呼気の終わりのほうで，窒素濃度の急な上昇がみられる．これは気道閉塞の始まりを意味し，第4相といわれる．第4相の始まる部分の肺気量は**クロージングボリューム**と呼ばれ，クロージングボリュームに残気量を足すと，**クロージングキャパシティー**と呼ばれる．実際に，第4相の始まりを求める

換気不均等

- 多くの肺疾患患者で，生じている
- ガス交換障害の発現にかかわる重要な因子である
- 単一呼吸窒素洗い出し法が，その測定に便利である

のには，肺胞プラトー（第3相）に沿って直線を引き，この直線から，記録された窒素濃度の曲線が離れていく肺気量を読むようにする。

　しかし，残念ながら，図1-10にみるように，第3相と第4相との接する部分が明瞭にみられることはまれで，同じ患者に対して繰り返し行うと，クロージングボリュームが著しく変化する。この検査法は，病変がまだ軽度にしか存在していない場合の検出に最も有効であり，進行した疾患例では記録される曲線が著しく歪んでおり，クロージングボリュームを読み取ることができない。

　第4相の発生機序についてはまだはっきりしていないが，肺底部の末梢気道の閉塞が原因として考えられている。100％酸素を1回吸入する直前の残気量位では，肺内全体の窒素濃度が均一である。しかし立位では，肺底部肺胞の大きさは，肺自体の重みによって肺が歪むため，肺尖部肺胞より著しく小さくなっている。事実，肺の最も下に位置する部分は著しく圧迫されており，その領域では，呼吸細気管支領域の末梢気道は閉塞されている。しかし，肺活量分の酸素を吸気した後では，すべての肺胞はほぼ同じ大きさに拡張する。したがって，100％酸素吸入後では，肺底部肺胞は肺尖部に比べ，窒素濃度が著しく希釈されている。

　引き続く呼気の間，上肺野，下肺野はともに呼気が進み，呼出中の窒素濃度はほぼ一定となる（図1-10参照）。しかし，肺底部気道に閉塞が始まると，すぐに高い窒素濃度をもつ上肺野からの呼気が増加し，それが呼気中の窒素濃度に影響して，窒素濃度が急に上昇する。さらに，気道閉塞が次第に上のほうの肺へと進んでいくにつれ，呼気窒素濃度は漸次上昇していく。

　いくつかの研究によると，一部の対象者では，クロージングボリュームは正常の大気圧と宇宙空間の低圧状態で同様であることが報告されている。この事実は，肺底部の圧迫が必ずしもクロージングボリュームが発現する機序とはならないことを示唆している。

　気道閉塞の始まる肺気量は年齢とよく相関し，若年健常者では，肺活量の10％と著しく低い肺気量位（レベル）である。しかし65歳くらいの高齢者では，40％肺活量レベル〔ほぼ機能的残気量（FRC）＊〕の肺気量位まで増加する。この検査法によって，わずかな肺内病変が高感度でみつけ出されることが証明されている。たとえば，明らかに健康な喫煙者では，換気能力が正常でも，時にクロージングボリュームが増加している。

＊ FRC
functional residual capacity

● 換気不均等に関するその他の検査法

換気不均等は，連続して100％酸素を吸入しながら呼気中の窒素濃度を記録して得られる多呼吸窒素洗い出し法でも測定できる。肺局所領域の換気不均等は，放射性ゼノンガス（^{133}Xe）を使って測定される。この章では，単一呼吸法に限定して述べたが，

その他の検査法については第3章で取り上げる。

● 早期気道病変の検査法

早期気道病変のある患者を識別するために，この章で解説したような検査法を応用することの意義が非常に注目されている。COPDの完成された状態にある患者に対しては，（いったんCOPDとしての病態が出来上がってしまうと，）かなりの領域において，不可逆的な肺実質の破壊が進んでしまうのである。希望的には，もし，病変を早期の状態で発見することができれば，たとえば，禁煙を励行することによって，疾患の進行を抑えることが可能と思われる。

そのような意味で取り上げられた検査法として，$FEV_{1.0}$，$FEF_{25-75\%}$，$\dot{V}max_{50\%}$，$\dot{V}max_{75\%}$，クロージングボリューム，などがある。これらの検査法の評価は，今後の前向き研究成績や，多数の対照群を対象とした成績が必要なことなどもあって，なかなか難しい。古くから行われている$FEV_{1.0}$の検査は，最も信頼性のある有意義な検査であることは今や明らかである。今後，さらに優れた検査法が検討されていくだろうが，$FEV_{1.0}$，FVCの測定は必須の検査法として位置づけられることに変わりはない。

要点

1. $FEV_{1.0}$とFVCは簡単に行うことができ，検査機器も簡便なものであるが，非常に貴重な情報が得られる。
2. 動的気道圧縮現象は，COPD患者に一般に認められ，そのことが患者のもつ障害の最大の原因である。
3. 末梢気道（内径が2 mm未満）は，しばしば早期気道病変が発現する場であるが，その病変の発現を検出することが難しい。
4. 換気不均等は気道病変のある患者で共通する変化であり，単一呼吸窒素洗い出し法で検出することができる。
5. クロージングボリュームは，軽度の気道病変でしばしば増加し，また加齢に伴っても増加する。

症例検討へのいざない

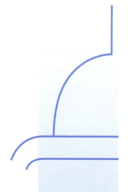

30歳男性。主訴は2週間以上に及ぶ息切れの増強である。彼は，これまでと同じようには走ることができず，夜，仰向けに平らに寝ようとすると息切れが増強するという。非喫煙者で，仕事はソフトウェアの設計である。彼は，夜，かつてないほど寝汗をかくこと，食生活や身体活動性に変わりがないにもかかわらず，体重が3kgほど減ったとも話している。身体所見では，聴診上，喘鳴を聴取しない。心臓の所見をとるために仰向けになると息切れが増強し，座位に姿勢を戻すと改善したとのことである。スパイロメトリーの成績は次のとおりである。

指標	予測値	気管支拡張薬 吸入前	%予測値	気管支拡張薬 吸入後	%予測値
$FEV_{1.0}$(L)	4.5	2.9	64	3.1	69
FVC(L)	5.2	4.2	81	4.2	81
$FEV_{1.0}$/FVC	0.87	0.69	—	0.74	—

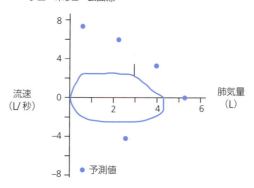

- スパイロメトリーの値をどのように解釈するか？
- 気管支拡張薬の投与前後で呼吸機能に何か変化はあるか？
- フローボリューム曲線は病因にどのような情報を付加するか？

設問

個々の設問について，最も正しい答えを選びなさい。

1 吸気フローボリューム曲線が最も有意義なのは：

   A　固定性上気道閉塞の検出

   B　気管支拡張薬に対する反応の測定

   C　慢性気管支炎と肺気腫の鑑別

   D　末梢気道抵抗の増加の検出

   E　横隔膜疲労の検出

2 単一呼吸窒素洗い出し法について：

   A　軽症の COPD 患者では，一般には正常である

   B　第 3 相の傾斜は，慢性気管支炎患者で増加する

   C　第 3 相では，換気の良好な領域からの呼気が遅くなる

   D　健常者では，呼気の終わりのガスは肺底部から呼出される

   E　呼気流速は可能な限り速くする

3 単一呼吸窒素洗い出し法で測定されるクロージングボリュームは：

   A　加齢に伴って減少する

   B　再現性が高い

   C　末梢気道領域の病変によって影響される

   D　重篤な肺疾患患者において，最も有用である

   E　軽症の COPD 患者では正常である

4 重喫煙歴のある 72 歳女性が 9 か月に及ぶ息切れの悪化と湿性咳嗽を訴えている。スパイロメトリーでは，$FEV_{1.0}$ が 1.1 L，FVC が 2.8 L，1 秒率（$FEV_{1.0}$/FVC）が 39％である。この成績を最も説明できる機序は次のどれか？

   A　肺コンプライアンスの低下

   B　気道の動的気道圧縮現象（ダイナミック・コンプレッション）

   C　気道の張力（radial traction）の増加

   D　肺胞-毛細血管関門の肥厚

   E　横隔膜の筋力低下

5 30 pack-year* の喫煙歴のある 61 歳男性が，6 か月に及ぶ息切れの悪化と乾性咳嗽を訴えている。スパイロメトリーでは，$FEV_{1.0}$ が 1.9 L，FVC が 2.2 L，$FEV_{1.0}$/FVC が 86％である。次のどの疾患がこの所見に一致するか？

   A　喘息

   B　慢性気管支炎

   C　慢性閉塞性肺疾患

* 訳注
1 pack-year とは 1 日 1 箱（20 本）を 1 年間吸い続ける量に相当。本数から計算すると，（1 日の本数/20）×喫煙年数。したがって，30 pack-year は 1 日 1 箱×30 年間吸い続けたのに相当する喫煙歴を意味する。

D 肺線維症

E 肺高血圧症

6 41歳女性が息切れのためスパイロメトリーを行った。彼女は，初回は最大努力を行わなかったため，検査技師からもう一度繰り返すよう指示された。2回目のスパイロメトリーで，彼女がより努力したかどうか判定する変化は次のどれか？

A 肺活量の減少

B フローボリューム曲線の呼気部分の平坦化

C フローボリューム曲線の吸気部分の平坦化

D 呼気終末の呼気流速の増加

E 最大呼気速度の増加

7 57歳男性が慢性的な労作時息切れのためにスパイロメトリーを受ける。フローボリューム曲線は以下の図のとおりである。青の点は予測値を示す。フローボリューム曲線の形を説明する因子は次のどれか？

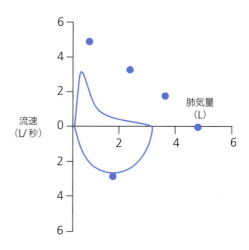

A 肺実質の線維化

B 気道の張力の増加

C 弾性収縮力の増加

D 気道分泌物の増加

E 肺毛細血管数の増加

2 ガス交換
Gas Exchange

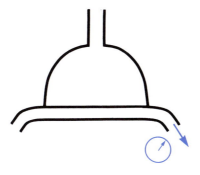

血液ガス
動脈血酸素分圧（動脈血 Po_2）
　測定法
　正常値
　低酸素血症の原因
　間欠的低酸素血症
動脈血 Pco_2
　測定法
　正常値

動脈血 Pco_2 が上昇する原因
動脈血 pH
　測定法
　アシドーシス
　アルカローシス
CO 肺拡散能力
　測定法
　CO 肺拡散能力が減少する原因
　CO 肺拡散能力の解釈

　第1章では，呼吸機能の最も簡単な検査法である努力呼出検査について述べた。さらに，換気不均等を測定するための単一呼吸窒素洗い出し法についても簡単にふれた。この章では，呼吸不全の管理において，最も重要な検査である動脈血ガスについて取り上げる。加えて，もう1つのガス交換に関する検査法である CO 肺拡散能力についても解説する。

血液ガス

● 動脈血酸素分圧（動脈血 P_{O_2}[*2]）

[*1] P_{O_2}
partial pressure of O_2

測定法

急性期患者を管理するうえで，動脈血 P_{O_2} を知るのはしばしば必須のことである。最新の血液ガス電極を使用すれば，動脈血 P_{O_2} の測定は比較的簡単であり，この検査は呼吸不全患者の管理においても必須である。

動脈血は通常，橈骨動脈の穿刺，または橈骨動脈に留置したカテーテルから採取される。この P_{O_2} はポラログラフィーの原理で測定される。すなわち，この検査では，小電圧を電極にかけ，そのときの電流を測定する。

正常値

海抜ゼロメートル付近での若年成人の動脈血 P_{O_2} の正常値は，平均して約 90〜95 mmHg であり，だいたい 85〜100 mmHg の範囲にある。正常値は，加齢とともに漸次下降し，60 歳の平均は約 85 mmHg である。加齢に伴う P_{O_2} 低下の原因は，おそらく加齢により換気-血流比不均等が増加するためと思われる（この章の別の項を参

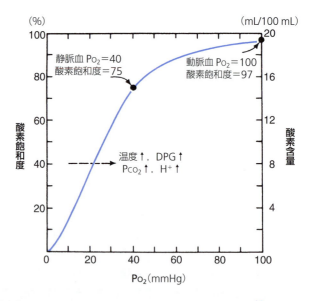

[*2] P_{CO_2}
partial pressure of CO_2

[*3] DPG
diphosphoglycerate

図 2-1　酸素解離曲線上の定点　曲線は，温度の上昇，二酸化炭素分圧（P_{CO_2}[*2]），2,3-ジホスホグリセリン酸（DPG[*3]）の増加および pH の低下で右方へ移動（シフト）する。酸素濃度のスケールは，ヘモグロビンが 14.5 g/100 mL として算出している。

照)．

　動脈血 P_{O_2} を報告するときはいつでも，脳裏に酸素解離曲線を思い描く必要がある．図 2-1 には，正常の酸素解離曲線における 2 つの定点を示している．1 点は動脈血(P_{O_2} ＝100 mmHg，酸素飽和度＝97％)，他の 1 点は混合静脈血(P_{O_2} ＝40 mmHg，酸素飽和度＝75％)の点である．また，この曲線で注目すべきことは，P_{O_2} ＝60 mmHg 以上では酸素飽和度が 90％を超えて，曲線が比較的平坦なことである．曲線は，温度や二酸化炭素分圧(P_{CO_2})，H^+ 濃度が上昇すると右方移動する(これらの変化はすべて，運動している筋肉で認められ，血液から酸素の解離が促進されることが組織にとって有利である)．曲線はまた，赤血球内の 2,3-ジホスホグリセリン酸(DPG)の増加によっても右方移動する．2,3-DPG は保存血では著しく減少するが，長時間続く低酸素症では増加している．

低酸素血症の原因

動脈血 P_{O_2} の減少には，4 つの主な原因がある．

1　肺胞低換気
2　拡散障害
3　シャント(短絡)
4　換気-血流比不均等

　5 つ目の原因として，吸入気 P_{O_2}($P_{I_{O_2}}$[★1])の低下が挙げられるが，高所や低濃度酸素混合気の吸入など特別な状況においてのみみられる．

[★1] $P_{I_{O_2}}$
inspired P_{O_2}

肺胞低換気

これは，単位時間に肺胞に流れ込む新鮮なガスの量(肺胞換気量)が減少していることを意味している．肺胞換気量が減少しているときに，それに対応して安静時酸素消費量が減少していないと，必然的に低酸素血症をまねく．肺胞低換気は，普通は肺外にある病変によって起こり，実際に多くの場合，肺は正常である．

　肺胞低換気の際の 2 つの基本的な生理学的特徴について強調しておく必要がある．第 1 は，肺胞低換気は常に動脈血 P_{CO_2} の上昇を引き起こし，P_{CO_2} 上昇が診断的に価値のある所見となることである．正常肺における動脈血 P_{CO_2} と肺胞換気量の関係は単純で，肺胞換気式から求められる．

$$P_{CO_2} = \frac{\dot{V}_{CO_2}^{★2}}{\dot{V}_A^{★3}} \times K \qquad 〔式 2-1〕$$

[★2] $\dot{V}_{CO_2}$
CO_2 output
[★3] $\dot{V}_A$
alveolar ventilation

　ここで，$\dot{V}_{CO_2}$ は二酸化炭素産生量，$\dot{V}_A$ は肺胞換気量，K は定数である(各記号については，付録 A 参照)．このことは，もし肺胞換気量が半減すると，P_{CO_2} は 2 倍になることを意味している．もし患者の動脈血 P_{CO_2} が上昇していなければ，患者は

低換気状態にはないのである！

　第2は，肺胞低換気による低酸素血症は，フェイスマスクで酸素を投与し，吸入気P_{O_2}を上昇させることで，容易に改善することである．これは，肺胞気式をみれば理解できよう．

$$P_{A_{O_2}} = P_{I_{O_2}} - \frac{P_{A_{CO_2}}}{R} + F$$

〔式 2-2〕

* 訳注
$\dot{V}_{CO_2}/\dot{V}_{O_2}$

　ここで，F は小さな補正因子で，多くの場合，無視される．また，肺胞気P_{CO_2}（$P_{A_{CO_2}}$）と動脈血P_{CO_2}（Pa_{CO_2}）は等しいと仮定される．この式は，もし肺胞気P_{CO_2}と呼吸商（ガス交換率：R）*が一定であれば（肺胞換気量と代謝率が変化しなければそうなる），吸入気P_{O_2}（$P_{I_{O_2}}$）が1 mmHg 上昇するごとに肺胞気P_{O_2}も同じように上昇することを示している．吸入気P_{O_2}を数百 mmHg 上昇させることは容易であるから，純粋な肺胞低換気による低酸素血症はすぐに是正することが可能である．

　動脈血P_{O_2}は，純粋な肺胞低換気では著しく低下しないことを認識することもまた大切である．式 2-2 を参照すると，R＝1 である場合，肺胞気P_{O_2}は，P_{CO_2}が 1 mmHg 上昇するごとに 1 mmHg 低下することがわかる．このことは，P_{CO_2}を 40 mmHg から 80 mmHg へと 2 倍に上昇させるような著しい肺胞低換気では，肺胞気P_{O_2}が 100 mmHg から 60 mmHg にしか低下しないことを意味している．もし R＝0.8 なら，肺胞気P_{O_2}の低下はいくぶん大きく，50 mmHg へと低下する．また動脈

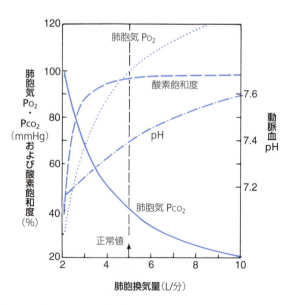

図 2-2　肺胞低換気時のガス交換　おおよその数値を示している．

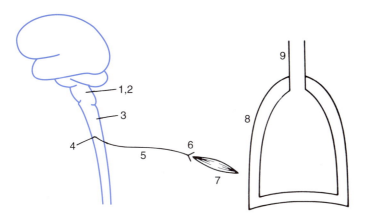

図 2-3　肺胞低換気の原因　詳細は表 2-1 を参照。

表 2-1　肺胞低換気の原因（図 2-3 参照）

1. 薬剤（たとえば，バルビツレートやモルヒネ誘導体）による呼吸中枢の抑制
2. 延髄の疾患（たとえば，脳炎，出血，まれには腫瘍）
3. 脊髄の異常（たとえば，高位頸髄損傷後）
4. 前角細胞病変（たとえば，灰白脊髄炎）
5. 呼吸筋支配神経の病変〔たとえば，Guillain-Barré（ギラン-バレー）症候群やジフテリア〕
6. 神経筋接合部の病変（たとえば，重症筋無力症，抗コリンエステラーゼ薬中毒）
7. 呼吸筋の病変（たとえば，進行性筋萎縮症）
8. 胸郭異常（たとえば，胸部挫傷）
9. 上気道閉塞（たとえば，リンパ節腫脹による気管圧迫）

　血 P_{O_2} は，普通は肺胞気 P_{O_2} の値よりも数 mmHg 低くなっている。そうだとしても，動脈血酸素飽和度はほぼ 80％ である（図 2-2 参照）。しかし，これは肺胞低換気により非常に著しく二酸化炭素の蓄積している状態であり，pH は 7.2 ぐらいで，著しい呼吸性アシドーシスを来しており，患者は非常に悪い状態にある。したがって，低酸素血症は，肺胞低換気において優位の事柄ではないのである。
　肺胞低換気の原因を，図 2-3 と表 2-1 に示す。それに加え，肺胞低換気は，傾眠，赤血球増加症，過食を伴う極端な肥満患者でもみられる。この状態は，Chales Dickens（チャールズ・ディケンズ）の"Pickwick Papers"に出てくる太った少年 Joe になぞらえて，"ピックウィック症候群"と呼ばれている。その肺胞低換気の原因は明確ではない。一部の患者では，中枢神経系の異常も認められるが，肥満に伴う呼吸仕

事量の増加がおそらく関係していると考えられる．また，原因不明の特発性肺胞低換気といわれる，まれな状態もみられる〔Ondine（オンディーヌ）の呪いとして知られる〕．

拡散障害

これは，肺毛細血管血と肺胞気の間で，Po_2 が平衡に達していないことを意味している．図 2-4 は，肺毛細血管での血液の流れに伴う Po_2 の経時的変化を示している．正常安静時には，毛細血管血 Po_2 は，血液が毛細血管内にある総接触時間 3/4 秒のはじめの約 1/3 の時間の間に，肺胞気 Po_2 のレベルに達している．したがって，残りの 2/3 は予備時間となり，平衡に達するまで十分な時間があることになる．かなり激しい運動をして血流が速くなり，接触時間がおそらくは 1/4 秒ぐらいに減ってしまったとしても，ほとんど平衡に達することができる．

しかし，ある種の疾患では，肺胞-毛細血管関門（血液とガスの接点）が肥厚し，拡散はそれだけゆっくりとなるため，完全には平衡に達することができない．図 2-5 は，肺線維症患者の肺組織標本を示している．正常では非常に薄い肺胞壁が，著しく肥厚しているのがわかる．このような肺では，図 2-4 に示すように，拡散がゆっくり起こると考えられる．安静時にみられる低酸素血症は，運動時には血液と肺胞内ガスとの接触時間が減少するために，さらに増強される．

低酸素血症，特に運動時の低酸素血症の原因として拡散障害が関与している疾患には，アスベスト肺，サルコイドーシス，特発性肺線維症（IPF*）（原因不明の線維化性肺胞隔炎）や間質性肺炎を含めたびまん性間質性線維症，肺に病変を起こす膠原病，すなわち，強皮症，リウマチ性肺疾患，エリテマトーデス，多発血管炎を伴う肉芽腫症〔Wegener（ウェゲナー）肉芽腫症としても知られる〕*，Goodpasture（グッドパスチャー）症候群，および上皮内腺癌がある．これらすべての疾患では，少なくとも肺内のある領域で，肺胞気から赤血球への拡散距離が増加し，図 2-4 に示すように，酸素化の経時的経過に影響が及ぼされうる．

しかし，これらの患者において，拡散障害は，低酸素血症の原因として従来考えられていたほど重要ではないと思われる．既に強調したように，健常者の肺は拡散時間に十分な予備がある．加えて，図 2-5 をみるとわかるように，このような異常構造をもつ肺で，その換気，血流の関係が正常に維持されているとはとても思えない．間もなく解説するが，換気-血流比不均等は，低酸素血症の原因として非常に大切であり，これらの病変のある患者においても，それが関与していることは疑いもない．このように，低酸素血症の際，換気-血流比不均等に加え，拡散障害がどのくらい関与しているかを知ることは，非常に困難である．少なくとも運動時の低酸素血症の一部は，拡散障害によることは明らかである（図 5-6 参照）．

低酸素血症が引き起こされるその他の可能性としては，接触時間が極端に減少して

＊ IPF
idiopathic pulmonary fibrosis

＊ 訳注
好酸球性多発血管炎性肉芽腫症という難病である．英語表記では eosinophilic granulomatosis with polyangiitis（EGPA）であり，これまで allergic granulomatous angiitis（AGA）あるいは Churg Strauss syndrome（CSS）と呼ばれてきた疾患である．2012 年に国際的に名称変更がなされた．

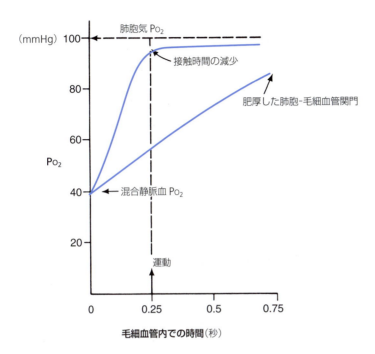

図 2-4 肺毛細血管内での血液の流れに伴う P_{O_2} の変化　運動時には血流が増し，肺胞-毛細血管関門を介する拡散のための時間が減少する。肥厚した肺胞壁は，拡散速度を低下させる。

いる場合がある。たとえば，他の肺領域から多量の血流が流れ込んでくる場合（たとえば，大きな肺塞栓によって），毛細血管内での酸素化のための時間は正常の 1/10 にまで減少する。その場合，図 2-4 に示すことからわかるように，必然的に低酸素血症が起こる。

　拡散障害によって起こされる低酸素血症は，患者に 100％酸素を投与することで是正される。これは，酸素吸入により肺胞気 P_{O_2} が数百 mmHg と大幅に上昇し，その結果，肥厚した肺胞-毛細血管関門のために拡散抵抗が増加していても，肺胞気 P_{O_2} の上昇によってガス拡散が容易となるためである。二酸化炭素排出は，拡散障害があっても，通常，その影響を受けない。確かに，前述した疾患患者の大部分で二酸化炭素蓄積を認めない。事実，典型例では，低酸素血症または肺内受容器のいずれかからの刺激によって換気が過剰となり，動脈血 P_{CO_2} は正常よりやや低下している。

シャント（短絡）

シャントは，静脈血の一部が換気されている肺領域を通過することなく動脈系に達することを意味している。肺内シャントは，しばしば遺伝的背景のみられる動静脈奇形が原因となる。加えて，全く換気がなくて血流のある肺領域，たとえば，肉変化した

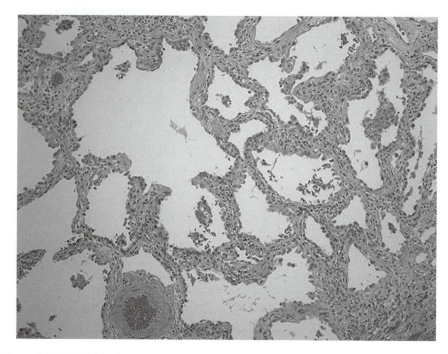

図 2-5　特発性肺線維症(IPF)患者の肺組織標本　拡散が行われる隔壁(バリア)を構成する肺胞壁が著しく肥厚している(図 5-1,5-3，図 10-5 と比較。Corinne Fligner 博士のご厚意による)。※カラー写真は 253 ページを参照。

★1 $\dot{V}_A/\dot{Q}$
ventilation perfusion ratio

＊ 訳注
換気＝0，血流＝あり。

★2 ARDS
acute respiratory distress syndrome

肺小葉はシャントを形成する。後から述べるような例は，換気-血流比($\dot{V}_A/\dot{Q}$★1)の幅広いスペクトラムのなかの1つの極端な状態＊であり，そのため，このような原因で起こる低酸素血症は，換気-血流比不均等のもとに分類するほうが理にかなっていると考えられる。しかし，シャントは 100% 酸素呼吸時のガス交換では特徴あるパターンを示しているので，換気の行われない肺胞もシャントのなかに含めて考えるほうが都合がよい。急性呼吸促迫症候群（ARDS★2）では，しばしば非常に大きなシャントを認める（第 8 章参照）。多くのシャントは，心房中隔欠損症，心室中隔欠損症，または卵円孔開存症などの先天性心疾患でみられるような肺外シャントである。このような患者では，右心系の圧が上昇し，右-左シャントの原因となる。

シャントをもった患者に 100% 酸素を投与した場合，動脈血 P_{O_2} は健常者でみられるようなレベルに上昇することはない。図 2-6 では，毛細血管終末 P_{O_2} は肺胞気のそれと同じ高さまで上昇するが，もしシャントが混合静脈血であれば，シャント血の酸素含量は静脈血と同じくらい低値となる。少量のシャント血が動脈血に混合すると，酸素含量が低下する。酸素解離曲線は P_{O_2} の高い領域では平坦となっているため，P_{O_2} が著しく上昇しても，酸素含量の増加は少なく，そこに P_{O_2} の低い，酸素含量の少ないシャント血が混入すると，その動脈血 P_{O_2} は著しく低下してしまう。し

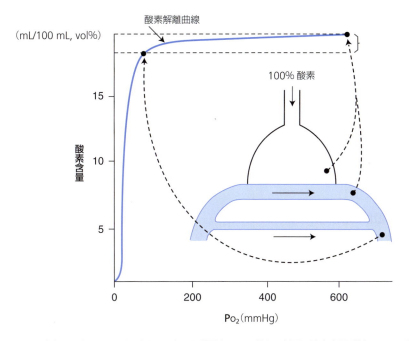

図 2-6 100%酸素吸入時にシャントが原因で生じる動脈血 P_{O_2} の著しい低下　酸素含量が低いシャント血が少量加わることによって，動脈血 P_{O_2} が著しく低下する。その理由は，P_{O_2} が高いところでは酸素解離曲線が平坦になっているためである。

したがって，100% 酸素を吸入したときの動脈血 P_{O_2} を測定すれば，小さなシャントを見いだすことが可能である。

　このような 100% 酸素吸入時に動脈血 P_{O_2} が十分に上昇しない状態は，シャントのときにのみみられ，これが臨床的にも非常に重要な点である。低酸素血症の他の 3 つの原因（肺胞低換気，拡散障害，換気-血流比不均等）の場合，動脈血 P_{O_2} は，100% 酸素吸入時にほぼ健常者でみられる正常のレベルまで上昇する。ただし，換気の悪い肺胞領域のある患者では，窒素を肺胞から完全に洗い出すのに長い時間がかかるため，P_{O_2} が健常者と同じ最終的な高値に達するのに時間を要する。このことが，慢性閉塞性肺疾患（COPD*）患者の動脈血 P_{O_2} が，15 分間の 100% 酸素吸入後においても，400〜500 mmHg 程度にしか上昇してこない理由と考えられる。

　もしシャントの原因が混合静脈血であれば，酸素吸入中のシャント量は，シャント式から計算することができる。

$$\frac{\dot{Q}_S}{\dot{Q}_T} = \frac{C_{c'} - C_a}{C_{c'} - C_{\bar{v}}{}^{*}} \qquad \text{〔式 2-3〕}$$

ここで，$\dot{Q}_S$ と $\dot{Q}_T$ は，シャント血流量と全血流量を示し，$C_{c'}$，C_a，$C_{\bar{v}}$ は，それ

★ COPD
chronic obstructive pulmonary disease

＊ 訳注
文字の上のダッシュ（−）は，混合または平均を意味する。

ぞれ毛細血管終末血，動脈血，混合静脈血の酸素含量を表している。毛細血管終末血の酸素含量は，肺胞気と血液の間で完全な平衡が成立すると仮定し，肺胞気 P_{O_2} から算出される。混合静脈血は，肺動脈に挿入したカテーテルから採血される。式 2-3 の分母は，実測酸素摂取量と心拍出量から見積もることもできる。

シャントが存在しても，通常では，動脈血 P_{CO_2} が上昇することはない。それは，仮に P_{CO_2} が上昇しても，その上昇が化学受容体を刺激することによって，換気量が増加して P_{CO_2} が下降し，上昇した P_{CO_2} が打ち消されてしまうためである。事実，シャントが存在する場合に，低酸素血症による換気刺激が加わることによって，動脈血 P_{CO_2} はしばしば正常よりも低くなる。

換気-血流比不均等

この状態では，肺内の各ガス交換領域で換気と血流とのバランスが悪く，その結果，すべてのガスの移動が非効率的となる。この機序による低酸素血症は最もよくみられる。これが，COPD，間質性肺疾患，あるいは肺塞栓のような血管病変の低酸素血症の原因のすべてではないにしろ，大きな部分を占めている。しばしば，低酸素血症の他の 3 つの原因（肺胞低換気，拡散障害，そしてシャント）を除外することで見極められる。

すべての肺に多少は，換気-血流比不均等が存在する。正常の立位の状態で，換気-血流比（$\dot{V}_A/\dot{Q}$）は，肺尖部から肺底部へと向かって減少するような分布を示している。しかし，肺疾患が起こり進行すると，肺胞レベルで換気と血流の正常な関係が明らかに破壊され，健常者でみられる換気と血流の分布パターンは失われてしまう💧。

いくつかの因子が，換気-血流比不均等による低酸素血症を増強する。その 1 つは共存する肺胞低換気で，たとえば，重症 COPD 患者に鎮静薬が過度に投与された場合にみられる。もう 1 つの因子として，しばしば見過ごされているが，心拍出量の減少が挙げられる。その結果として，混合静脈血 P_{O_2} を低下させることにより，換気-血流比不均等が存在する場合と同じ程度の動脈血 P_{O_2} の低下をまねく。この状態は，軽度の肺水腫を伴う心筋梗塞患者でみられる。

それでは，動脈血ガスの値から，換気-血流比不均等の重症度をどのように評価できるだろうか？ まず第 1 に，動脈血 P_{O_2} がよい指標となる。動脈血 P_{O_2} が 40 mmHg の患者は，動脈血 P_{O_2} が 70 mmHg の患者よりも換気-血流比不均等がより強いと考えられる。しかし，間違っていることもある。たとえば，第 1 の患者の換気量が減少したと仮定して，その結果，肺胞気 P_{O_2} は 30 mmHg 低下し，さらに動脈血 P_{O_2} も同じく低下する。このような状態では，動脈血 P_{O_2} の値だけで考えるのは間違いである。このため，しばしば肺胞気-動脈血 P_{O_2} 較差を計算する。

肺胞気 P_{O_2} としてどの値を用いるべきだろうか？ 図 2-7 は，$\dot{V}_A/\dot{Q}$ 不均等のある肺で，肺胞気 P_{O_2} が，吸気ガスの値から混合静脈血の値までの広い幅のなかにあ

💧 換気-血流比不均等が，どうして低酸素血症の原因となるのかを理解するために，『ウエスト 呼吸生理学入門：正常肺編 第 2 版』の 75～86 ページ（"West's Respiratory Physiology : The Essentials, 10th ed." の 70～82 ページ）を参照。

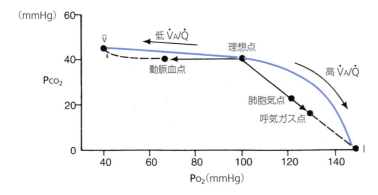

図 2-7 O_2-CO_2 ダイアグラム 混合静脈血(v̄)，吸入気(I)，動脈血，理想点，肺胞気，呼気ガスの各点を示している。曲線は，さまざまな異なった $\dot{V}_A/\dot{Q}$ をもった肺内ガス交換領域の P_{O_2}, P_{CO_2} を示している🔖。

ることを示している。答えは，"理想肺胞気 P_{O_2}" を計算することである。これは，もし換気-血流比不均等がなく，また，呼吸商が変化しないときに，肺がもつ肺胞気 P_{O_2} の値である。それは，次の肺胞気式から計算される。

$$P_{A_{O_2}} = P_{I_{O_2}} - \frac{P_{A_{CO_2}}}{R} + F \qquad \text{〔式 2-4〕}$$

この計算では，肺全体の呼吸商(R)を用い，動脈血と肺胞気 P_{CO_2} は同じである（通常，ほぼそうなっている）と仮定している。こうして得られる**肺胞気-動脈血 P_{O_2} 較差**は，動脈血 P_{O_2} への低換気または過換気の影響を表し，それが，換気-血流比不均等をより純粋に測定しているのである。その他の指標として，生理学的死腔や生理学的シャントがある🔖。

肺の換気と血流の分布に関するそれ以上の情報は，注射した溶液中の不活性ガスが呼気中に洗い出されていく状態を測定する方法によって得られる。ここでは，その詳細は解説しないが，6種の不活性ガスが呼気中へ洗い出されるパターンから，肺内の換気と血流の連続的な分布を知ることができる。図 2-8 は，若年健常者でみられる典型的なパターンを示している。すなわち，ほとんどすべての換気と血流が，換気-血流比の正常値である 1.0 付近の肺内ガス交換領域に達している。第4章で示されるように，この正常のパターンは，疾患肺では著しく障害されている。

低酸素血症をまねく複合する原因

いろいろの原因が混在して低酸素血症が生じることはしばしばみられる。たとえば，自動車事故後に急性呼吸不全に陥り，人工換気されている患者では，著しい換気-血流比不均等に加えて，無換気肺領域を多量のシャント血が流れている（図 8-3 参照）。間質性肺疾患患者には拡散障害が存在するが，これに加えて，確実に換気-血流比不

🔖『ウエスト 呼吸生理学入門：正常肺編 第2版』の 75～82 ページ（"West's Respiratory Physiology : The Essentials, 10th ed."の 70～78 ページ）を参照。

🔖『ウエスト 呼吸生理学入門：正常肺編 第2版』の 198～200 ページ（"West's Respiratory Physiology : The Essentials, 10th ed."の 187～189 ページ）を参照。

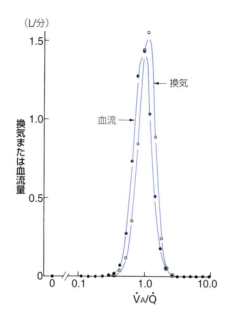

図 2-8　多種不活性ガス洗い出し法によって得られた若年健常者の換気と血流の分布例　ほとんどの換気と血流は，換気-血流比（$\dot{V}_A/\dot{Q}$）の 1.0 付近の肺領域に分布している（Wagner PD, Laravuso RB, Uhl RR, West JB. Continuous distributions of ventilation-perfusion ratios in normal subjects breathing air and 100% O_2. *J Clin Invest* 1974 ; 54 : 54-68）。

均等を伴っており，さらにまた，シャントも伴っている（図 5-7, 5-8 参照）。現状では，低酸素血症の機序を正確に把握することはしばしば不可能であり，特に重篤な患者では難しい。

間欠的低酸素血症

低酸素血症は，肺炎や急性呼吸促拍症候群（ARDS）の患者では数日から数週間続くこととなるし，COPD や肺線維症の患者では生涯続くかもしれない。一方，低酸素血症が，1 分に満たない短時間で繰り返される場合もある。この間欠的低酸素血症は，典型的には睡眠呼吸障害の患者において最もよくみられる。この睡眠呼吸障害には 2 つのタイプがあり，呼吸筋活動のない中枢性無呼吸と，呼吸筋活動はあるが気流のない閉塞性無呼吸である。

　中枢性無呼吸は，重症心不全やいろいろな形の中枢神経障害でしばしば認められる。また，健常者でも高所滞在時には認められる場合がある。中枢性無呼吸の特殊な型として，Cheyne-Stokes（チェーン-ストークス）呼吸がある。これは，1 回換気量が徐々に増加したのち徐々に減少し，次に一定時間の無呼吸をきたすという，繰り返す漸増漸減パターンを呈する病態である。機序として，睡眠中の呼吸パターンを調節するフィードバック機構の不安定性が考えられている。

閉塞性無呼吸は，睡眠呼吸障害としてはより一般的である。最初の症例報告は太った患者においてであったが，必ずしも太った人に限らないことがわかっている。気道閉塞は，舌根沈下，咽頭壁の脆弱性，扁桃腺やアデノイドの肥大，その他咽頭の解剖学的構造が原因となって発生する。吸気時には気道内圧が低下するため，気道が閉塞しやすくなる。大きないびきを伴うことが多く，患者は無呼吸の後に激しく覚醒する場合がある。慢性的な睡眠の分断が起きることもしばしばで，その結果，患者は日中の傾眠傾向，認知能力の障害，慢性疲労，起床時の頭痛を訴えることがある。さらにパラノイア，反抗的性格，激越性うつ病などの人格障害を有する場合もある。未治療の患者では，高血圧，冠動脈疾患，脳卒中など心血管系の合併症リスクが高まるが，これはおそらく無呼吸の間に交感神経活動が高まるためであると考えられている。睡眠中にフルフェイスあるいは鼻マスクによる持続陽圧呼吸療法（CPAP*）を行うことによって，気道内圧を上げ，気道を内張りし支えることが可能となる。一般に最も効果的な治療法とされるが，これに耐えられない患者もおり，その場合は外科的治療が必要となる。

★ CPAP
continuous positive airway pressure

間欠的低酸素血症を来すこれらの病態に加え，最近では虚血プレコンディショニングという概念に関心が高まっている。短時間の低酸素血症を意図的に付加することで，心筋梗塞や末梢血管疾患による急性の四肢虚血に起因する組織の損傷を保護しようとするものである。

組織への酸素輸送

動脈血 P_{O_2} は非常に重要であるが，組織への酸素輸送には他の因子も関与している。たとえば，ヘモグロビンが 5 g/100 mL しかない患者でみられる動脈血 P_{O_2} の低下は，正常の酸素容量をもった人の低酸素血症よりもはるかに重篤なことは明らかである。組織への酸素輸送は，血液の酸素容量，心拍出量，末梢への血流分布によって決まってくる。これらの因子については，さらに第 9 章で述べる。

● 動脈血 P_{CO_2}

測定法

二酸化炭素電極は，本質的には，ガラス pH 電極である。これは重炭酸緩衝液に囲まれ，緩衝液は二酸化炭素が拡散する薄い膜で血液とは分離されている。二酸化炭素は緩衝液の pH を変化させ，その変化が電極で測定され，直接 P_{CO_2} の値として読み取られる。

正常値

正常動脈血 P_{CO_2} は 37〜43 mmHg であり，ほとんど年齢の影響を受けない。きつい

運動時にはわずかに下降し，睡眠中にはやや上昇する傾向にある．時に，動脈穿刺で得た血液の P_{CO_2} が 30 mmHg 台の半ばの値を示すことがある．これは，穿刺の際の急性過換気によるもので，P_{CO_2} の低下に伴って pH の上昇があることで認識される．

動脈血 P_{CO_2} が上昇する原因

二酸化炭素蓄積には，2つの主要な原因，すなわち，肺胞低換気と換気-血流比不均等がある．

肺胞低換気

このことについては，肺胞低換気が低酸素血症と二酸化炭素蓄積をまねくことを解説した際に既に細かくふれているが，二酸化炭素蓄積を起こすことのほうがより重要である（図 2-3 参照）．下記の肺胞換気式は，換気量と肺胞気 P_{CO_2} が反比例することを強調している．

$$P_{A_{CO_2}} = \frac{\dot{V}_{CO_2}}{\dot{V}_A} \times K \qquad \text{〔式 2-5〕}$$

　正常肺では，動脈血 P_{CO_2} は肺胞気 P_{CO_2} にほぼ一致している．肺胞低換気による低酸素血症は，吸入気 P_{O_2} を増加させることで簡単に改善されるが，それに反して二酸化炭素蓄積は，換気量を増加させることによってのみ改善することができる．そのためには，第 10 章で述べるように，人工換気を必要とすることがある．

換気-血流比不均等

このことについては既に解説したが，二酸化炭素蓄積と換気-血流比不均等の関係については，この領域ではまだ混乱がたびたびみられることもあり，もう少し詳細に述べておく必要がある．一時期，換気-血流比不均等は，換気過剰領域が低換気領域の分を補ってくれるので，二酸化炭素排出の障害の原因とならないという議論がなされていた．しかし，これは誤った考え方で，換気-血流比不均等は，たとえば，麻酔ガスも含めて，すべてのガスの移行効率を低下させることを認識することが大切である．

　それでは，慢性肺疾患があり，換気-血流比不均等が疑いなく存在している患者で，しばしば正常あるいはやや低めの動脈血 P_{CO_2} を経験するのはなぜだろうか？　図 2-9 がその説明である．換気と血流の間の正常な関係(A)が病変によって乱され，換気-血流比不均等が生じると，低酸素血症と二酸化炭素蓄積が発現する(B)．しかし，化学受容体は上昇した動脈血 P_{CO_2} に反応し，肺胞換気量を増加させる．その結果，動脈血 P_{CO_2} は正常レベルへと下降していく(C)．しかし，動脈血 P_{O_2} は換気量の増加によっていくぶんか上昇するが，完全に正常化するほどまでには改善しない．この

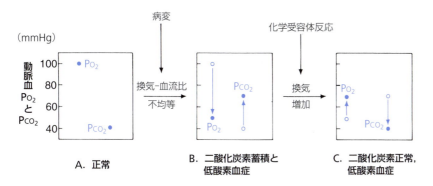

図 2-9 換気-血流比不均等のさまざまな段階における動脈血 P_{O_2} と P_{CO_2}　換気-血流比不均等が生じると，最初は，P_{O_2} の低下と P_{CO_2} の上昇の両方がみられる．しかし，肺胞換気量が増加すると，P_{CO_2} は正常に戻るが，P_{O_2} は異常な低値にとどまる．

ことは，酸素解離曲線の形から説明され，特に低い $\dot{V}_A/\dot{Q}$ をもつ肺領域の動脈血 P_{O_2} に対して強く低下させる影響を及ぼす．一方，高 $\dot{V}_A/\dot{Q}$ をもつ領域は，二酸化炭素排出の効率が非常によいのに反して，酸素の取り込みについては，正常の $\dot{V}_A/\dot{Q}$ をもつ領域と比較してわずかに優位であるにすぎない．その結果として，動脈血 P_{CO_2} は効果的に正常値に向かって下降するが，動脈血 P_{O_2} の上昇は比較的軽度でしかない．

　ある患者では，図 2-9 の B から C の段階への移行がみられず，また，もし移行が起こっていたとしても，再び B に戻り，二酸化炭素蓄積が発現する．その理由は何であろうか？　一般に，これらの患者はしばしば，気道抵抗の著しい増加のために非常に高い呼吸仕事量が課せられている．明らかにこれらの患者は，換気を増加させて過剰のエネルギーを消費することよりも，換気をあまり増加させずに P_{CO_2} が上昇することを選択する．興味あることは，もし健常者が細い管を介して呼吸をさせられ，呼吸仕事量が増加すると，肺胞気 P_{CO_2} がしばしば上昇してくることである．

　なぜ，換気-血流比不均等のある患者の一部は換気量を増加させるのに，増加させない患者もいるのか，ということの理由は完全にはわかっていない．第 5 章でふれるが，肺気腫患者の多くは，その病変がかなり進行している状態でも，正常の P_{CO_2} レベルを保持している．喘息患者でも一般に同じである．これは，肺胞換気量が非常に増加していることを意味している．しかし，たとえば，重症の慢性気管支炎患者の場合，典型例では，その病変のもっと初期の段階で P_{CO_2} が上昇している．これら 2 つの症候群の患者では，中枢神経系の換気調節に，何らかの差が存在するものと考えられる．

● 動脈血 pH*🐱

*🐱 『ウエスト 呼吸生理学入門：正常肺編 第 2 版』の 102〜108 ページ（"West's Respiratory Physiology : The Essentials, 10th ed." の 96〜101 ページ）を参照。

測定法

動脈血 pH は通常，動脈血 P_{O_2} と P_{CO_2} とともに，ガラス電極で測定される．pH は，Henderson-Hasselbalch（ヘンダーソン・ハッセルバルヒ）の式で示されるように，P_{CO_2} と重炭酸イオン濃度に関連している．

$$pH = pK + \log\frac{(HCO_3^-)}{0.03\, P_{CO_2}} \quad \text{〔式 2-6〕}$$

ここで，pK は 6.1 であり，(HCO_3^-) は血漿重炭酸イオン濃度で mEq/L，P_{CO_2} の単位は mmHg で表される．

アシドーシス

アシドーシスは，動脈血 pH の低下，またはそれを引き起こす過程を意味している．時に，血液中の pH の実際の低下を表すのに，酸血症（アシデミア）という用語が使われる．アシドーシスは，呼吸性または代謝性の異常，あるいはその両方によって引き起こされる．

呼吸性アシドーシス

二酸化炭素蓄積が原因であり，その結果，Henderson-Hasselbalch の式の分母が増加し，pH が低下する．二酸化炭素蓄積の両方の機序（原因は，肺胞低換気と $\dot{V}_A/\dot{Q}$ 不均等）が，呼吸性アシドーシスの原因となる．

急性と慢性の二酸化炭素蓄積を区別することは重要である．麻薬過剰摂取後の肺胞

酸塩基平衡異常の 4 タイプ

$$pH = pK + \log\frac{(HCO_3^-)}{0.03\, P_{CO_2}}$$

	一次性（急性）	代償性（慢性）
アシドーシス		
呼吸性	P_{CO_2} ↑	HCO_3^- ↑
代謝性	HCO_3^- ↓	P_{CO_2} ↓
アルカローシス		
呼吸性	P_{CO_2} ↓	HCO_3^- ↓
代謝性	HCO_3^- ↑	しばしば認めない

低換気のある患者は，急性呼吸性アシドーシスを発症する．重炭酸イオン濃度（Henderson-Hasselbalch の式における分子）にはわずかな変化しかなく，P_{CO_2} が増加すると pH は急速に低下する．塩基過剰はそのような症例では正常である．典型的には，P_{CO_2} が 40 mmHg から 80 mmHg へと 2 倍に変化すると，その患者の pH は 7.4 からおよそ 7.2 へと低下する．

対照的に，慢性肺疾患によって換気-血流比不均等が増加した結果，何週間もの長期にわたり慢性に二酸化炭素蓄積が起こった患者では，典型的には，pH の低下はごくわずかしかみられない．これは，上昇した P_{CO_2} への反応として腎尿細管細胞で重炭酸イオンが吸い上げられて血中に増加するためで，その結果，Henderson-Hasselbalch の式の分子が増加する（代償された呼吸性アシドーシス）．これらの症例では，塩基過剰は上昇する（>2 mEq/L）．

これらの関係を，図 2-10 に図式的に示した．急性二酸化炭素蓄積例の傾斜の急な直線（A）とは対照的に，慢性高炭酸ガス血症の傾斜は少なくなっている（B）．また，P_{CO_2} 上昇が 2〜3 日間持続した急性肺胞低換気の患者では，腎臓が重炭酸イオンを吸い上げ，血中に増加させていくことで（A 点から C 点へ），慢性例の直線に向かって移動することに注目してほしい．逆に，長期に及ぶ二酸化炭素蓄積を伴う COPD 患者では，急性肺感染症の発症により，換気と血流の関係が増悪し，B 点から C 点へと，A の線に平行に急速に移動する．しかし，もしこの患者に人工換気が行われ

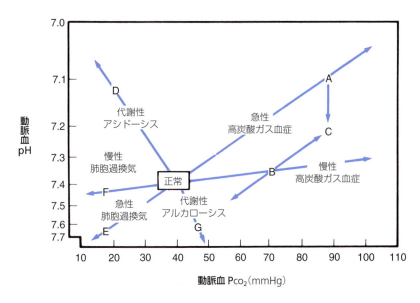

図 2-10　種々のタイプの酸塩基平衡異常における動脈血 pH と P_{CO_2} の関係（Flenley DC. Another non-logarithmic acid-base diagram? *Lancet* 1971 ; 1 : 961-965 を改変）

ると，肺胞換気量が増加して，二酸化炭素排出が急速に起こるため，C 点から B 点へ，あるいはそれ以上の移動が起こる。

代謝性アシドーシス

これは，Henderson-Hasselbalch の式の分子（重炭酸イオン濃度：HCO_3^-）の減少が主要な原因で生じ，たとえば，コントロール不良の糖尿病性ケトアシドーシスが該当する。非代償性代謝性アシドーシスは，図 2-10 において，垂直軸方向への動きとして示される。しかし，実際の臨床では，動脈血 pH の低下は末梢化学受容体を刺激し，それによって換気が増加し，P_{CO_2} が低下する。その結果として，pH と P_{CO_2} は D の線に沿って移動する。

乳酸性アシドーシスは別のタイプの代謝性アシドーシスで，組織低酸素症の結果として生じ，重症急性呼吸不全または心不全に合併してくる。そのような患者が人工換気されると，P_{CO_2} が正常に戻ったときに pH は 7.4 以下にとどまる。

アルカローシス

アルカローシス（またはアルカリ血症）は，動脈血 pH が上昇した結果として生じる。

呼吸性アルカローシス

これは，図 2-10 の E の線で示すように，急性の肺胞過換気の際にみられ，pH は上昇する。もし肺胞過換気が，たとえば，高所におけるように持続すると，代償性呼吸性アルカローシスがみられ，pH は腎臓での重炭酸イオン排出に伴って正常に向かって回復していき，図 2-10 の E から F へと移動する。

代謝性アルカローシス

これは，重篤な長く持続する嘔吐のような異常の際にみられ，血漿重炭酸イオン濃度は，図 2-10 の G に示すように上昇してくる。通常，呼吸性代償はみられないが，それでも P_{CO_2} はわずかに上昇する。代謝性アルカローシスは，長期にわたる肺疾患があり，代償性呼吸性アシドーシスを伴っている患者に対して，あまりに精力的に人工換気が行われたために，P_{CO_2} が急にほぼ 40 mmHg 近くまで下げられたときにも認められる（図 2-10 の B の線から G の線へ）。

CO 肺拡散能力

ガス交換を取り上げたこの章では，今までのところ，動脈血ガスとその意義について述べてきた。しかし，ガス交換の検査として通常行われている一酸化炭素に対する肺拡散能力（CO 肺拡散能力）について，ここで解説するのは都合がよい。

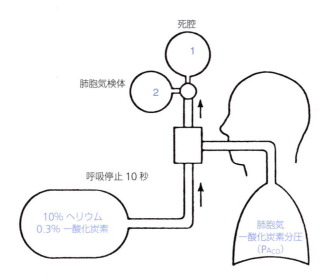

図 2-11 1回呼吸法による一酸化炭素を使った拡散能力（CO肺拡散能力）の測定　被験者は 10% ヘリウムとともに，0.3% 一酸化炭素を含むガスを 1 回，肺活量分吸入し，10 秒間呼吸を停止し，次いで呼気を行う。はじめの 750 mL の呼気ガスは捨て，その後，呼出される肺胞気を集めて分析を行う。

● 測定法

CO 肺拡散能力（Dco*）の測定法として最も普通に行われているのは，1 回呼吸法である（図 2-11 参照）。患者は，残気量位から全肺気量位まで肺活量に相当する 0.3% 一酸化炭素と 10% ヘリウムの混合気を吸い，全肺気量位で 10 秒間呼吸を止め，次いで呼気を行う。呼気のはじめの 750 mL は死腔内ガスが混合しているために捨て，次の約 1 L を集めて分析する。ヘリウムガスの濃度から，肺胞気による吸気ガスの希釈度が算出され，それに基づいて吸気中に含まれる一酸化炭素，すなわち，肺胞気によって希釈された後の肺胞気 Pco が計算できる。呼吸を停止している間，一酸化炭素は肺胞気 Pco に比例して肺胞気から血中へと取り込まれていくと仮定し，CO 肺拡散能力は，肺胞気 Pco 1 mmHg ごとに 1 分間に血中に取り込まれる一酸化炭素量として算出される。

★ Dco
diffusing capacity

● CO 肺拡散能力が減少する原因

肺拡散能力の測定には一酸化炭素が使われるが，低濃度で吸入されたときに，毛細血管血中の Pco は肺胞気 Pco に比較して極端に低値である。その結果，一酸化炭素は毛細血管での流れに沿って，血液へと持続して取り込みが行われる（図 2-4 に示した

> **一酸化炭素に対する拡散能力（CO肺拡散能力）が低下する原因**
>
> **肺胞-毛細血管関門**
> - 間質性肺疾患による肥厚
> - 肺気腫や肺切除による面積の減少
>
> **毛細血管血**
> - 肺塞栓症による血液量の減少
> - 貧血における赤血球数の減少

酸素の経時的変化と対照的）。そのため，一酸化炭素の取り込みは，肺胞-毛細血管関門の拡散の特性と，血液と一酸化炭素の反応速度によって決まってくる。

肺胞-毛細血管関門の拡散の特性は，その厚さと面積によって決まる。したがって拡散能力は，びまん性間質性線維症，サルコイドーシス，アスベスト肺など，膜が肥厚する病変で低下する（図2-5参照）。また，たとえば，肺切除のときのように，肺胞-毛細血管関門の表面積が減少する場合にも低下する。肺気腫でみられるCO肺拡散能力の減少の原因の1つは，肺胞壁や毛細血管の減少である（ただし，以下を参照）。

血液と一酸化炭素の反応速度は，毛細血管内赤血球数が減少したときに低下する。これは，貧血のとき，あるいは肺塞栓症のような毛細血管血液量の減る病態でも起こってくる。この拡散能力は，肺胞気P_{O_2}が高値のときと正常のときに測定することで，膜成分と血液成分に分離することが可能である。

> 『ウエスト 呼吸生理学入門：正常肺編 第2版』の35〜38ページ（"West's Respiratory Physiology : The Essentials, 10th ed."の34〜37ページ）を参照。

● **CO肺拡散能力の解釈**

測定した拡散能力が低下している多くの患者で，その原因についてはっきり説明することができない。その理由は，疾患肺全体に，換気や血流の不均等分布，拡散の特性の不均等があるためである。そのような肺では，肺内各領域からのガスの呼出が不均等に行われる傾向にあり（図1-11参照），このため，一酸化炭素分析（図2-11参照）のために集められる1Lの呼気ガスが肺全体の状態を表しているとは考えにくいことがわかっている。

このため，CO肺拡散能力は肺の拡散能力をみるための特異的な検査というよりは，むしろ肺全体としての血中へのガス移行能力を調べるものであることを強調する意味で，（特にヨーロッパにおいて）トランスファーファクター（transfer factor）という呼び方が時にされている。しかし，このように，結果の解釈に不確実性があるとしても，この検査は，呼吸機能検査室での検査として確固たる地位を有しており，肺疾患の重症度や病型を評価するのにしばしば有意義である。

要点

1. 動脈血ガス(P_{O_2}, P_{CO_2}, pH)の測定は，最近の分析器を使えば，比較的簡単であり，呼吸不全患者の治療において必須の情報である．
2. 低酸素血症の4つの原因は，肺胞低換気，拡散障害，シャント，換気-血流比不均等である．このうち，換気-血流比不均等が最も頻度の高い原因である．
3. 換気-血流比不均等は，酸素と二酸化炭素を含め，肺におけるすべてのガスの交換を障害する．この状態が存在するすべての患者で，動脈血P_{O_2}が低下するが，動脈血P_{CO_2}は肺胞に達する吸気ガスの量が増加していれば，正常に保たれる．
4. 酸塩基平衡異常には，呼吸性または代謝性アシドーシスと，呼吸性または代謝性アルカローシスがある．これらのいずれもが，pH，P_{CO_2}，そして血漿重炭酸イオンの特徴的変化をまねく．
5. 一酸化炭素を用いて測定される拡散能力（CO肺拡散能力）は，肺におけるガスの移行能力をみる有用な検査である．

症例検討へのいざない

自宅を取り囲む山林で発生した山火事による激しい煙が舞うなか，重喫煙歴のある60歳女性が，2日前から悪化する息切れと膿性痰を伴う湿性咳嗽を訴え救急外来を受診した．彼女はちょうど2週間前，慢性の呼吸器疾患の定期的な経過観察のために外来受診しており，そのときは特に新たな訴えはなく，呼吸機能検査の結果も次のとおりであった：

指標	予測値	気管支拡張薬吸入前	%予測値	気管支拡張薬吸入後	%変化
FVC[★1] (L)	3.9	3.2	82	3.3	3
$FEV_{1.0}$[★2] (L)	3.1	1.3	42	1.4	8
$FEV_{1.0}$/FVC	0.79	0.41	51	0.38	−7
TLC[★3] (L)	5.8	6.3	109	—	—
RV[★4] (L)	1.9	2.9	152	—	—
CO肺拡散能力 (mL/分/mmHg)	33.4	15.7	47	—	—

[★1] FVC
forced vital capacity（努力肺活量）

[★2] $FEV_{1.0}$
forced expiratory volume in 1 second（1秒量）

[★3] TLC
total lung capacity（全肺気量）

[★4] RV
residual volume（残気量）

救急外来受診時，体温37.5℃，心拍数105回/分，血圧137/83 mmHg，呼吸数24回/分，室内気吸入時の酸素飽和度82%であった．診察時，彼女

は3つ4つの単語からなる短文しかしゃべれず，呼吸補助筋を使いながら呼吸していた。全肺野において呼気時に喘鳴が聴取され，呼気が延長していた。打診は全体に鼓音を呈しており，吸気時の横隔膜の動きが制限されていた。胸部X線写真では過膨張，横隔膜の平坦化がみられたが，局所的な異常陰影，胸水，心肥大は認められなかった。酸素吸入を開始する前に動脈血ガス分析が施行され，次のような結果であった：

pH	動脈血 P_{CO_2} (mmHg)	動脈血 P_{O_2} (mmHg)	HCO_3^- (mEq/L)
7.27	58	50	27

ネブライザーによる気管支拡張薬投与やコルチコステロイド薬の静脈内投与に加え，よくフィットするマスクを用いた非侵襲的陽圧換気を行ったところ，息切れは減弱し，かなり楽になったようである。

- 2週間前に外来で施行されたスパイロメトリーの異常所見と，救急外来でみられた臨床所見をどのように結びつけることができるか？
- CO肺拡散能力の成績は，彼女の呼吸機能にいかなる情報を与えるか？
- 動脈血ガス分析の結果をどのように解釈するか？
- 救急外来受診時の低酸素血症の原因は何か？
- 非侵襲的陽圧換気を開始後，動脈血 P_{CO_2} にはどのような変化が生じるだろうか？

設問

個々の設問について，最も正しい答えを選びなさい。

1 末梢毛細血管において，ある P_{O_2} の状態で，血液から組織への酸素放出量が増加するのはどのようなときか？

A 血液の温度が低下したとき
B P_{CO_2} が低下したとき
C 血液 pH が上昇したとき
D 赤血球中の 2,3-DPG 濃度が上昇したとき
E 水素イオン濃度が低下したとき

2 慢性肺疾患の患者が，緊急手術を受けることになった。術後の動脈血 P_{O_2}，P_{CO_2}，pH は，それぞれ 50 mmHg，50 mmHg，7.20 であった。酸塩基平衡異常を最も的確に表しているのは次

のどれか？

- A 混合性呼吸性代謝性アシドーシス
- B 非代償性呼吸性アシドーシス
- C 完全代償性呼吸性アシドーシス
- D 非代償性代謝性アシドーシス
- E 完全代償性代謝性アシドーシス

3. 被験者が100%酸素を吸入したとき，動脈血 P_{O_2} が予測されるレベルに到達するのを阻害する低酸素血症の機序は次のどれか？

- A 肺胞低換気
- B 拡散障害
- C 換気–血流比不均等
- D シャント
- E 高所居住

4. 健常者で拡散能力が2倍になることで期待できるのは次のどれか？

- A 中等度運動時の動脈血 P_{O_2} の上昇
- B 麻酔時に投与されるハロタンの取り込みの増加
- C 安静呼吸時の動脈血 P_{CO_2} の低下
- D 被験者が空気を呼吸しているとき，安静時酸素摂取量の増加
- E 著しい高所における最大酸素摂取量の増加

5. 検査室において，患者の動脈血ガス分析について，次のような結果が得られた。pH＝7.25, P_{CO_2}＝32 mmHg, 重炭酸イオン（HCO_3^-）濃度＝25 mEq/L。どのように結論づけるか？

- A 代謝性代償を伴う呼吸性アルカローシス
- B 急性呼吸性アシドーシス
- C 呼吸性代償を伴う代謝性アシドーシス
- D 呼吸性代償を伴う代謝性アルカローシス
- E 検査上のエラー

6. 56歳女性が何か月にも及ぶ労作時息切れを訴えている。呼吸機能検査では，1秒率が83%，全肺気量は予測値の85%，CO肺拡散能力は予測値の53%であった。胸部X線写真では心臓の大きさは正常範囲で，局所的な異常陰影，胸水は認められなかった。造影CTには肺血栓症の所見はなかった。次の診断名のうち彼女の所見を説明できるのはどれか？

- A 喘息
- B 慢性閉塞性肺疾患

C 特発性肺線維症

D 鉄欠乏性貧血

E サルコイドーシス

7 48歳男性。意識レベルの低下のため救急外来に搬送された。動脈血ガス分析の結果は，pH 7.25，動脈血 P_{CO_2} 25 mmHg，動脈血 P_{O_2} 62 mmHg，HCO_3^- 15 mEq/L であった。血液ガスの異常を説明できるものは次のどれか？

A 慢性閉塞性肺疾患の増悪

B 糖尿病性ケトアシドーシス

C 激しい嘔吐を伴う胃腸炎

D 病的な肥満

E 麻薬の過剰摂取

8 健康な21歳女性がマチュ・ピチュを訪れるために，ペルーのリマ（海抜ゼロメートル）からクスコ（標高 3,350 m）に飛行機で向かった。クスコ到着後，すぐに起きるのは次のどれか？

A CO 肺拡散能力の低下

B 肺毛細血管における P_{O_2} 上昇率の低下

C 肺胞低換気

D シャント率（Q_S/Q_T）の上昇

E 代謝性アルカローシス

9 下図の状態 A から状態 B の移動を説明できるのは次のどれか？

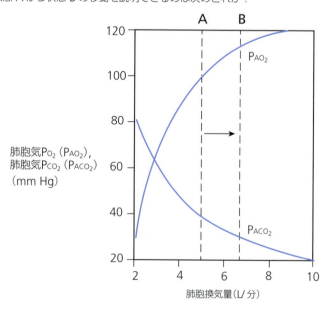

- A 不安発作
- B COPD の増悪
- C Guillain-Barré 症候群
- D 麻薬の過剰摂取
- E 急性灰白髄炎

10 慢性閉塞性肺疾患を有する 61 歳女性。何日かに及ぶ息切れの悪化と咳嗽，喀痰の増加にて病院を受診した（海抜ゼロメートル）。胸部 X 線写真には肺気腫に見合う所見を認めるが，局所的な異常所見はなかった。室内気吸入時の動脈血ガス分析の結果は，pH 7.41，動脈血 P_{CO_2} 39 mmHg，動脈血 P_{O_2} 62 mmHg，HCO_3^- 23 mEq/L であった。低酸素症の原因は次のどれか？
- A 拡散障害
- B 肺胞低換気
- C 吸入気酸素分圧の低下
- D 換気-血流比不均等
- E 肺胞低換気と換気-血流比不均等

3

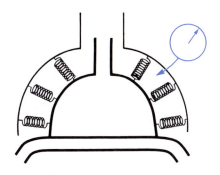

その他の検査法
Other Tests

静的肺気量	測定法
測定法	解釈
解釈	運動負荷テスト
肺弾性	測定法
測定法	解釈
解釈	呼吸困難
気道抵抗	呼吸機能の局所的差異
測定法	測定法
解釈	解釈
換気調節	呼吸機能検査の意義

1章と2章では，2つの簡単な，しかし非常に情報に富んだ呼吸機能検査である努力呼出検査と動脈血ガスについて述べた．この章では，呼吸機能のその他の検査法について簡単に解説する．時の流れに伴って新しく紹介された非常にたくさんの検査法があるが，そのなかから，ここでは最も意義のある検査法だけを取り上げ，それらについて詳細を述べるというよりも，むしろその原理に重点をおく．

静的肺気量

● 測定法

簡単なスパイロメータを用いた肺活量の測定法については，第 1 章で述べた（図 1-1 参照）。この装置はまた，1 回換気量，肺活量，呼気予備量〔機能的残気量（FRC[★1]）から残気量（RV[★2]）を引いたもの〕を測定するのにも使われる。しかし，FRC，RV，全肺気量（TLC[★3]）の測定には，その他の測定装置が必要である。

　機能的残気量（FRC）は，本来は気密性の高い大きな箱で，その中に被験者が座って検査する体プレチスモグラフを使って測定することができる■。マウスピースを閉じ，患者に素早く吸気努力をするように指示する。吸気努力に伴って肺内にあるガスが膨張し，プレチスモグラフ内の空気は逆にわずかに圧縮され，そのため，プレチスモグラフ内圧（ボックス圧）が上昇する。この状態に対して，Boyle（ボイル）の法則を応用して肺気量が算出される。その他の測定法には，ヘリウム希釈法がある。この方法では，スパイロメータに患者を接続するが，接続するときのスパイロメータ内のガスの量とヘリウム濃度はわかっている。この閉鎖回路に接続された患者が繰り返す呼吸に伴って，肺内のガスとスパイロメータ内のガスが混合する結果，ヘリウムが希釈され，その希釈の程度から肺内のガス量（肺気量）を算出することができる。残気量は，FRC から呼気予備量を引いて求められる。

[★1] FRC
functional residual capacity
[★2] RV
residual volume
[★3] TLC
total lung capacity

■『ウエスト 呼吸生理学入門：正常肺編 第 2 版』の 18～19 ページ（"West's Respiratory Physiology : The Essentials, 10th ed." の 17 ページ）を参照。

● 解釈

FRC や RV は気道抵抗の増加している疾患，たとえば，肺気腫，慢性気管支炎，喘息などで典型的には増加している。事実，RV の増加は一時期，肺気腫に必須の所見と考えられていた。RV がこれらの病変で増加してくる理由は，異常に高い肺気量位で気道閉塞が起こるためである。

　FRC や RV の減少は，肺コンプライアンスの低下している，たとえば，びまん性間質性線維症の患者でしばしばみられる。この病態では肺は硬くなり，より小さな肺気量位（レベル）へと向かって縮まろうとする傾向がある。

　もし，FRC が体プレチスモグラフ法とガス希釈法の両方で測定されたとすると，その両方の成績を比較することによって，しばしば示唆に富んだ情報が得られる。体プレチスモグラフ法では，肺内のガスすべてが測定される。しかし，希釈法では，口と直接つながっている肺領域のガス量だけを"測定している"。したがって，（たとえば，囊胞やブレブのような）閉塞した気道の奥にある領域のガス量は，体プレチスモグラフ法では測定されるが，希釈法では測定されず，体プレチスモグラフ法で測定し

た FRC のほうが多くなる．このような差異は，慢性閉塞性肺疾患（COPD*）患者においてしばしばみられる．その理由として，おそらくある肺内領域では換気が不良で，検査時間内に肺胞内ガスと検査ガスとの間に，十分なガス濃度平衡が得られないことが考えられる．

★ COPD
chronic obstructive pulmonary disease

肺弾性

● 測定法

肺圧量曲線を記録するには，気道内と肺周囲の圧を測定する必要がある💧．肺周囲圧をより正しく推定するために，食道内圧が測定されている．カテーテル末端に小さな風船を備えたものを，鼻腔または口腔を介して下部食道内に挿入し，被験者が TLC から RV へ向かって 1 L 呼出するごとに，口腔内圧と食道内圧の差を測定する．結果として得られる肺圧量曲線は，直線関係にはない（図 3-1 参照）．したがって，この曲線上の 1 点だけの傾斜（すなわち，コンプライアンス）から肺弾性を求めることは間違いを引き起こす．しかし一般には，TLC からの呼気時の肺圧量曲線上で FRC とそこから 1 L 高い肺気量位の曲線の傾斜を計算し，コンプライアンスとして報告されている．

肺圧量曲線は，その縦軸に実際の肺気量を L で示すよりは，むしろ予測 TLC に対するパーセントを使って報告されている（図 3-1 参照）．この表し方であれば，体格に差があっても，肺圧量曲線の比較が可能であり，また，成績の変動を少なくすることができる．

💧『ウエスト 呼吸生理学入門：正常肺編 第 2 版』の 120〜121 ページ（"West's Respiratory Physiology：The Essentials, 10th ed."の 111 ページ）を参照．

● 解釈

肺気腫患者では，肺張力が低下している．図 3-1 には，肺気腫患者の肺圧量曲線が左方に移動（シフト）し，傾斜が急となっていることが示されているが，その理由は肺胞壁が破壊され（図 4-2, 4-3, 4-5 参照），その結果として弾性組織が破壊されるためである．このコンプライアンスの変化は不可逆的である．肺圧量曲線は，喘息患者の発作時にもまた左方に移動する．しかしこの変化は，一部の患者では可逆的である．この肺圧量曲線の変化の原因ははっきりしない．加齢に伴って，肺弾性収縮力は減少する傾向にある．

間質性線維症では，肺胞壁に線維性組織が増加し（図 2-5, 5-3 参照），それによって，肺の伸展性が低下する結果，肺弾性収縮力は増加する．リウマチ性心疾患患者では，肺毛細血管圧が上昇し，多少，間質水腫が存在するために，肺弾性収縮力が増加

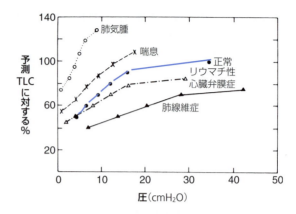

図 3-1 肺圧量曲線　肺気腫，喘息(発作時)では，曲線が左上方に移動しており，リウマチ性心臓弁膜症や肺線維症では，曲線が平坦化している(Bates DV, Macklem PT, Christie RV. *Respiratory Function in Disease.* 2nd ed. Philadelphia：WB Saunders, 1971)。

肺弾性に影響を及ぼす状態	
肺弾性の**減少**	肺気腫
	一部の喘息患者
肺弾性の**増加**	間質性線維症
	間質水腫

する傾向にある。しかし，肺圧量曲線の測定には著しい変動がみられ，図 3-1 に示したようなきれいな成績は，多数の患者の測定値の平均を示していることに留意する必要がある。

気道抵抗

● 測定法

▶『ウエスト 呼吸生理学入門：正常肺編 第 2 版』の 203 ページ("West's Respiratory Physiology：The Essentials, 10th ed." の 192 ページ)を参照。

気道抵抗は，肺胞内圧と口腔内圧の差を流速で除したものと定義される。肺胞内圧は間接的にのみ測定されるが，その 1 つの方法として，体プレチスモグラフ法を使った測定法がある▶。被験者は，気密性の高い箱の中に座り，流速計を介して，速く浅く呼吸する。この際，呼吸に伴って，呼気時に肺胞内ガスが圧縮されると，逆に，体プレチスモグラフ(ボックス)内のガスは拡張して容量がわずかに増加し，体プレチス

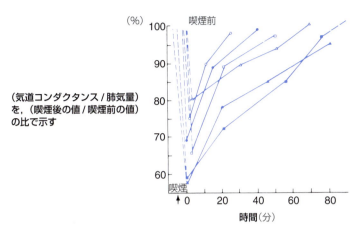

図 3-2　体プレチスモグラフ法で測定される気道コンダクタンスに及ぼす喫煙の影響　縦軸にはコンダクタンスを肺気量（TGV★）で除した値を，喫煙前，喫煙後で測定し，喫煙後の値/喫煙前の値の比で表している（Nadel JA, Comroe Jr, JH. Acute effects of inhalation of cigarette smoke on airway conductance. *J Appl Physiol* 1961 ; 16 : 713-716）。

★ TGV
thoracic gas volume

モグラフ内圧は下降する。そのときの体プレチスモグラフ内圧の変化を測定することによって，肺胞内圧を推定することができる。この方法は，肺気量がほぼ同時に簡単に測定できるという大きな利点がある。図 3-2 は，喫煙の気道抵抗への影響を示しているが，ここでは，気道抵抗の逆数であるコンダクタンスで表されている。

● 解釈

拡張した肺実質によって気道壁に働く張力が増加するため，肺気量が増加すると，気道抵抗は減少する。したがって，どの方法で気道抵抗を測定しても，肺気量と関連させて評価しなければならない。また，末梢気道には，気管から数えて同じ分枝数における枝の数が非常に多く存在し，そのため，断面積の総和は著しく広くなるので，全気道抵抗に占める末梢気道抵抗の割合はごくわずかにしかすぎない。このため，これら末梢気道の初期病変を発見するための特殊な検査法が工夫されている。これらには，フローボリューム曲線の呼気終末部分の流速（図 1-8 参照）やクロージングボリューム（図 1-10 参照）がある。

　気道抵抗は，慢性気管支炎や肺気腫では増加している。慢性気管支炎では，気道内腔に過量の分泌物があり，気道壁は粘液腺の過形成や浮腫のために肥厚している（図 4-6 参照）。肺気腫では，多くの気道において，その周囲にある肺胞壁が破壊されているために，気道を拡張させるように働く張力が減弱している（図 4-1, 4-2 参照）。その結果，安静呼吸時には，気道抵抗はそれほど増加しないが（ほぼ正常の可能性も

気道抵抗に影響を及ぼす状態	
気道抵抗の**増加**	慢性気管支炎
	喘息
	肺気腫
	刺激物吸入（例：喫煙）
気道抵抗の**減少**	肺気量の増加

ある），運動時には，気道に対する動的気道圧縮現象（ダイナミック・コンプレッション）が呼気時にすぐに生じるために（図1-6参照），気道抵抗が著明に増加してくる。これらの患者では，しばしば呼気の開始早期にはかなり高い流速が得られるが，気道圧縮現象で気道が虚脱して気流制限が起こると，突然，低流速に落ち込む（図1-8のフローボリューム曲線を参照）。このような状態では，呼気の駆出圧は静的肺弾性収縮圧に相当し（図1-6参照），肺気腫では，その圧が低下している（図3-1参照）ことを思い起こしていただきたい。

　気道抵抗は，喘息患者でも増加している。その原因としては，気管支平滑筋の収縮と肥大，粘液産生の増加，気道壁の浮腫などがある（図4-13参照）。気道抵抗は，発作時には非常に増加し，肺気量もしばしば増加するが，肺気量の増加と関係している。気道抵抗は，β_2刺激薬のような気管支拡張薬によって減少する。無症状の寛解期でさえも，気道抵抗はしばしば増加している。

　気管閉塞も気道抵抗増加の原因となる。この状態は，たとえば，肥大した甲状腺による外側からの圧迫，または瘢痕や腫瘍による内腔の狭小化（固定性閉塞）などが原因となる。大切なことは，閉塞は吸気時に明らかとなり，吸気のフローボリューム曲線（図1-9参照）を記録することで検出できる点である。さらに，しばしば喘鳴（stridor）が聴かれる。

換気調節

● 測定法

二酸化炭素に対する換気応答（高炭酸ガス換気応答）は，再呼吸法を使って検査することができる。小さなバッグ内に，100％酸素に6〜7％二酸化炭素を混合したガスを入れ，患者はこのバッグから数分間再呼吸する。バッグ内の二酸化炭素分圧（P_{CO_2}★）は，組織で産生される二酸化炭素によって4〜6mmHg/分の速度で増加し，P_{CO_2}が

★ P_{CO_2}
partial pressure of CO_2

1 mmHg 増加するごとに起こる換気の変化を測定することができる。

　低酸素に対する換気応答も，同様にして測定される。この場合，バッグには，24% 酸素，7% 二酸化炭素，残りは窒素ガスを満たしておく。再呼吸を行う間，P_{CO_2} をモニターし，流れの方向を変えられるバイパスと二酸化炭素吸収装置を使って，P_{CO_2} を一定に保つようにする。酸素が肺から取り込まれていくに従い，バッグ内，肺内の酸素分圧（P_{O_2}*）は低下するが，その P_{O_2} の変化に伴って換気量が変化する。

　これら 2 つの方法で，二酸化炭素または低酸素に対する全体的な換気応答についての情報が得られる。しかし，これらの方法では，中枢神経系や神経筋の機能不全のために呼吸しない患者と，胸郭や呼吸筋の機械的異常のため呼吸できない患者とを区別することはできない。呼吸"しない"患者と呼吸"できない"患者を区別するためには，吸気時になされる機械的仕事量を測定する。これを行うために，食道内圧を 1 回換気量とともに記録し，その圧量曲線の面積を算出する🔖。このようにして記録した吸気仕事量は，呼吸中枢の神経出力を測定するための方法として意義がある。

★ P_{O_2}
partial pressure of O_2

🔖『ウエスト 呼吸生理学入門：正常肺編 第 2 版』の 143〜144 ページ（"West's Respiratory Physiology : The Essentials, 10th ed."の 134〜135 ページ）を参照．

● 解釈

二酸化炭素に対する換気応答（高炭酸ガス換気応答）は，睡眠，麻酔薬，遺伝的因子などの影響で抑制される。大切なことは，なぜ，慢性肺疾患患者の一部に二酸化炭素蓄積が起こり，他の患者には起こらないか，ということである。このことに関連して，個人個人で二酸化炭素応答に著しい差がみられており，その差が，慢性肺疾患患者の経過の違いに関連していることが示唆されている。このように，P_{CO_2} の上昇に強い反応を示す患者は，呼吸困難時により苦しみ，一方，弱い反応を示す患者は P_{CO_2} が上昇し，呼吸不全で死亡しているように思われる。二酸化炭素の蓄積と高炭酸ガス換気応答の低下という現象は，病的肥満の人にも同様に認められる。

　低酸素に対する換気応答に影響を及ぼす諸因子については，なお不明な点が多い。しかし，高所に出生したり，チアノーゼのある先天性心疾患患者のように，出生時から低酸素血症のある多くの患者では，その応答は低下している。低酸素換気応答は，睡眠中も保持される傾向にある。

運動負荷テスト

● 測定法

正常肺は，安静時に非常に大きな予備機能をもっている。たとえば，健常者が激しい

運動をしたときには，酸素摂取量と二酸化炭素排出量は，安静時に比べ，少なくとも10倍以上にも増加するが，そのように増加した状態でも，動脈血P_{O_2}の低下またはP_{CO_2}の上昇はみられない。したがって，ごくわずかな機能障害を明らかにするためには，運動負荷テストがしばしば有用である。

そのほか，運動負荷テストを行う理由として，障害の程度を評価することが挙げられる。患者自身に自分たちが行える運動量を評価させると，その評価には著しい差異がみられる。そのため，トレッドミルや自転車エルゴメータを使ったり，廊下を歩いたりするなどの客観的検査は非常に意義がある。時に運動負荷テストは，たとえば，運動誘発喘息，または狭心痛を引き起こす心筋虚血の診断において価値がある。スパイロメトリーや心エコーなどより簡便な検査でわからない場合，運動負荷テストは，運動を制限する第一義的因子が何であるかを評価するうえで助けとなる。

運動時に測定する項目には，運動量，全換気量，呼吸数，1回換気量，心拍数，心電図，血圧，酸素摂取量，二酸化炭素排出量，動脈血P_{O_2}，P_{CO_2}，pHなどがある。拡散能力，心拍出量，血中乳酸濃度など，より特異的な項目の測定も時に行われる。異常なガス交換は，安静時のように，生理学的死腔とシャントを特徴とする。

ある研究者は，運動レベルが増加した際のガス交換率（R，呼吸商）に特に注目している。Rは，運動負荷テストにおいてbreath-by-breath法という連続的な測定方法で求められる。患者が，恒常状態において好気的代謝が可能な最大運動負荷レベルに達すると（これを無酸素閾値あるいは換気閾値ともいう），Rの値は急峻に増加する。これは，低酸素状態の筋肉から放出された乳酸が緩衝され，その結果，二酸化炭素産生量が増加するためである。水素イオンは重炭酸イオンと反応し，好気的代謝で産生される量を上回る二酸化炭素を排出することとなる*。pHの低下はさらなる換気刺激となる。

本格的な運動負荷テストではないテスト（いわゆるフィールドエクササイズテスト）からも多くの情報が得られる。その1つが，6分間歩行テスト（6MWT*）で，患者は，廊下またはその他の平地を6分間，できるだけ速く歩くように指示される。その結果は歩行距離をメートルで表すが，このテストの利点は，実際に生活しているときの状態と同じように行われることである。結果はしばしば，練習で改善される。その他のフィールドエクササイズテストに漸増シャトルウォーキングテストがあり，このテストでは，10m離して置かれた2つのコーン（円錐形の標識）の間を往復歩行するが，テープから流れる信号音に合わせて歩く速さを段階的に増加させる方法である。一方，一定負荷法のシャトルウォーキングテストもあり，これはあらかじめ決めた歩行速度でどれだけ長い距離を歩けるかをみる方法である。これらの試験は，運動能力に制限のある患者においてのみ有用であって，健康的な個人の運動能力を評価するものではない。

＊ 訳注
水素イオンと重炭酸イオンが反応し重炭酸となるが，それがさらに水と二酸化炭素に解離するため二酸化炭素が増えるわけである。

＊ 6MWT
6-minute walk test

● 解釈

ほとんどの患者で，運動時の検査成績の解釈は，運動により異常が強調されてくることを除いて，安静時に行われた検査成績と同様である。たとえば，安静時に拡散能力が正常に比べわずかに低下している間質性肺疾患患者では，運動時に拡散能力はほとんど上昇せず（異常なこと），動脈血 P_{O_2} が著明に低下し，心拍出量は比較的軽度に増加し，強い呼吸困難が訴えられる。図 3-3B は，過敏性肺炎患者の運動時の反応を示している。比較的低い運動レベルで，換気が急速に増加し，動脈血 P_{O_2} と動脈血 P_{CO_2} が低下していることに注目してほしい。

時には，混合性病変のある患者で，運動能を制限している主因が何であるのかを見分けることが可能である。たとえば，心臓と肺の両方の疾患のある患者は，同じように運動能の低下が問題となる。運動負荷テストを行った結果，患者の最大運動負荷量において高い生理学的死腔とシャントを伴う異常なガス交換が明らかになれば，肺疾患との関係は少ないことがわかる。その代わりに，運動に伴って心拍出量が増加する反応が十分ではないこと，つまり，心疾患が主因であることが示唆される。しかし，時には，このようにはっきりと解釈できないこともある。

呼吸困難

呼吸困難は，呼吸に際して不快感を伴う感覚であり，単なる多呼吸（速い呼吸），または過呼吸（換気の増加）とは区別すべきである。呼吸困難は自覚的な現象であり，それを評価することは困難で，呼吸困難の原因となる因子については十分に理解されていない。総括的にいえば，呼吸困難は換気に対する要求が，その要求に反応する患者の能力を超えて認められる場合に起こってくる。その結果，呼吸は困難で不快で，または努力性となる。

換気に対する要求の増加は，血液ガスや pH の変化がしばしば原因となる。運動時の過量な換気は，特に大きな生理学的死腔をもち，肺でのガス交換が効率よく行えないような患者で普通みられる。これらの患者では，過量の換気を行わなければ，二酸化炭素蓄積やアシドーシスを発症する傾向がある。そのほかに，肺内受容体の刺激が重要な因子である。おそらく間質性肺疾患の多くの患者でみられる運動時の過量換気は，肺毛細血管近傍(J)受容体が刺激される結果であると考えられる（図 3-3B 参照）。

換気刺激への応答能力が減少するのは，普通は肺や胸壁の機械的異常が原因である。しばしば，喘息患者のように気道抵抗の増加が原因となったり，そのほかには後側弯症のように硬化した胸壁が原因となったりすることもある。

呼吸困難の評価はなかなか難しい。その1つとして，1を最低，10を最高とする

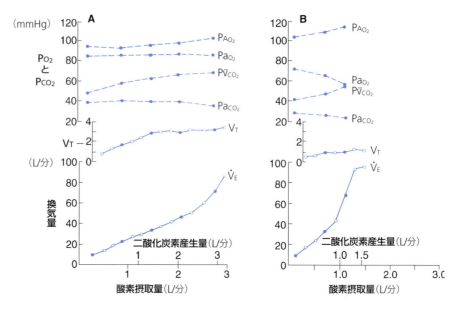

図 3-3　運動負荷テストで得られた成績　A：健常者のパターン，B：過敏性肺炎患者の成績。横軸に示す酸素摂取量の最大量が減少し，健常者に比べ同じ酸素摂取量における換気量が著しく増加して，動脈血 P_{O_2} が明らかに低下していることから，運動能が障害されていることが明らかである。Pa_{CO_2}：動脈血 P_{CO_2}，Pa_{O_2}：動脈血 P_{O_2}，$P_{A_{O_2}}$：肺胞気 P_{O_2}，$P\bar{v}_{CO_2}$：静脈血 P_{CO_2}，$\dot{V}_E$[*1]：換気量，V_T[*2]：1 回換気量（Jones NL. Exercise testing in pulmonary evaluation. *N Engl J Med* 1975；293：541-544, 647-650）

[*1] $\dot{V}_E$
minute ventilatory volume
[*2] V_T
tidal volume

直線のスケール上で，患者自身が感じる呼吸困難が，どの程度なのかを指し示させる方法がある。このタイプの測定法は，気管支拡張薬による治療を行った前と後に評価すると，特に有用である。患者に，平地または階段を呼吸のために立ち止まることなく，どのくらいの距離を歩いたりのぼったりすることができるかを聞き，それに従って息切れの程度を段階に分ける標準質問表に基づいて，しばしば運動耐容能を判定することができる。呼吸困難を評価する Borg（ボルグ）スケールは，この目的のためによく使われる質問票の 1 例である。また，標準運動レベルでの換気量を測定し，それと患者の最大努力換気量との比を呼吸困難指数として表す試みもなされている。しかし，呼吸困難は，単に患者が自覚するものであり，それを客観的に評価することはできないことを認識しておく必要がある。

呼吸機能の局所的差異

● 測定法

肺内における血流，換気の局所的分布は，放射性物質を用いて評価することができる。血流欠損領域を検知するためには，放射性テクネチウム（^{99m}Tc）を標識した凝集アルブミンを静注する方法がある。放射活性の像がγカメラで描き出され，放射性物質の到達していない領域は，放射能欠損領域（"cold" area）として現れてくる。血流分布は，生理食塩水中に溶かした放射性ゼノンガス（^{133}Xe）または他のガスを経静脈的に注入して調べることができる。ガスが肺毛細血管に達すると，肺胞気中へと放出され，その放射線をγカメラで検知する。本法には，単位換気量に対する血流量を知ることができる利点がある。

換気分布は，ガスがスパイロメータから肺胞へ吸入されることを除いては，上述したのと同様にして評価される。1回吸入，または連続呼吸で吸入してから記録することができる。肺塞栓症を診断するに当たり，換気を評価する本法は，上述のテクネチウムを標識したアルブミンを使う手法と組み合わせて行うことができる。しかし，このアプローチは，今では確定診断に際し造影CTに取って代わられるようになった。

▶『ウエスト 呼吸生理学入門：正常肺編 第2版』の25，51ページ（"West's Respiratory Physiology : The Essentials, 10th ed." の24, 49ページ）を参照。

● 解釈

立位での血流分布は不均等で，肺尖部よりも肺底部に非常に多く分布している（図3-4参照）。この差異は重力に起因し，肺動脈，肺静脈，肺胞の圧の相互関係によって説明することができる。運動時には肺動脈圧が上昇し，もっと均等の分布がみられる。また，肺高血圧や心臓の右−左シャントのような病態でも，同様の結果がみられる。たとえば，囊胞やブレブのような局所性肺病変，または線維化のみられる領域では，しばしば局所血流量が減少している。

換気分布もまた重力依存性があり，正常では，肺底部への換気量が肺尖部のそれよりも多くなっている。その理由として，重力のために肺が歪むこと，および肺底部に比べ，肺尖部では大きな肺内外圧差が働いていることなどが挙げられる。ブラのような局所性肺病変では通常，その領域の換気が減少している。喘息や慢性気管支炎，肺気腫，または間質性線維症のようなびまん性肺疾患でも，換気や血流の減少した領域がしばしば検出される。

健常者が残気量から少量の放射性ガスを吸入すると，FRCから吸入した場合の正常のパターンが逆になってくる。これは，残気量位では，胸腔内圧が気道内圧よりも高くなるために，肺底部の気道が閉塞されるからである。FRCで吸入を行ったとし

▶『ウエスト 呼吸生理学入門：正常肺編 第2版』の52ページ（"West's Respiratory Physiology : The Essentials, 10th ed." の50ページ）を参照。

▶『ウエスト 呼吸生理学入門：正常肺編 第2版』の127ページ（"West's Respiratory Physiology : The Essentials, 10th ed." の118ページ）を参照。

ても，同じようなパターンが高齢者で認められる．なぜなら，下肺領域の気道が異常に高い肺気量位で閉塞するからである．同じような所見は，肺気腫，間質性肺水腫や肥満者でもみられる．これらの病変のすべてで，肺底部の気道閉塞が増強している．

その他にも，構造上，機能上の差異が肺内各領域でみられる．立位では，重力の影響で，肺底部肺胞よりも肺尖部肺胞が大きく拡張している．これらの大きな肺胞はまた，大きな力学的ストレスを伴っており，それが細葉中心型肺気腫（図 4-5A 参照）や自然気胸のような疾患の発症に関与していると思われる．

呼吸機能検査の意義

本書は，疾患肺に関するものであり，呼吸機能検査から始めるのが自然である．しかし，これらの検査法の役割は臨床的には限られたものであることを認識することは大切である．これらの検査成績に基づいて特異的な診断がなされるということはまれであり，むしろ，病歴，身体診察，胸部画像所見，その他の臨床検査から得られる情報に加えて，それらの補助的な情報を提供してくれる．呼吸機能検査は，たとえば，喘息患者の気管支拡張薬の有効性を評価したり，肺移植後の拒絶反応をモニタリングする場合など，患者の経過をみる際，特に有効である．また，外科的に肺部分切除を受ける患者の評価，労働者の補償のための障害度の決定，または炭鉱やアスベスト工場など，ある集団における疾患罹患率の評価にも有効である．呼吸機能検査値は，明らかなびまん性肺疾患があったとしても，時には正常範囲内にあることを知っておくことは重要である．

既に強調してきたように，スパイロメトリーは，簡単な装置を使って有益な情報を

★ $\dot{V}_A/\dot{Q}$
ventilation perfusion ratio

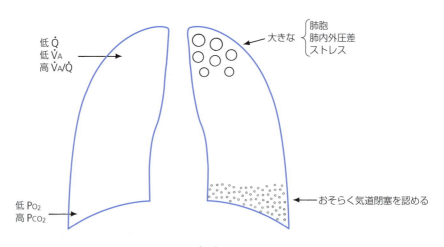

図 3-4　立位での肺の構造と機能の局所的差異　$\dot{V}_A/\dot{Q}$★：換気-血流比

与えてくれる。動脈血ガスは，はるかに測定がやっかいであるが，呼吸不全患者では，その成績が救命的意味をもっている。その他の検査法の意義は，個々の患者の臨床的な問題が何なのかによってかなり違ってくる。そして，これらの検査を行う価値があるかどうかは，呼吸機能検査室の設備，費用，有益な情報を提供してくれる見込みなどに関係している。

> **要点**
>
> 1. 肺弾性収縮力は，肺気腫や一部の喘息患者で低下している。間質性線維症では増加し，間質性肺水腫では軽度に増加する。
> 2. 気道抵抗は，慢性気管支炎，肺気腫，喘息で増加する。肺気量が増加すると減少する。不可逆性気管狭窄では，吸気抵抗と呼気抵抗の両方が増加する。
> 3. P_{CO_2} の増加，P_{O_2} の低下に伴う換気調節は，対象者によって著しく差があり，重症 COPD や重症肥満の患者の臨床病型にも影響する。
> 4. 安静時の肺には非常に大きな予備機能があるが，ガス交換に負荷が加わる運動時の検査情報を得ることはしばしば有益である。
> 5. 呼吸困難は，多くの肺疾患者でしばしば訴えられる重要な症状であるが，それを正しく評価できるのは患者自身である。

症例検討へのいざない

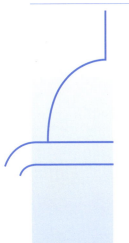

30歳女性。6か月に及ぶ労作時息切れの増悪と乾性咳嗽の評価のため，呼吸器内科外来を紹介され受診した。発熱，体重減少，胸痛はなかったが，彼女は毎週行っていたダンスの練習を息切れのために中止せざるをえなかった。これまで喫煙歴は全くないが，自宅で数種類のペットを飼っている。具体的には，イヌ，ネコ，インコであるが，インコは1年前に呼吸器疾患のために飼えなくなった友人から譲り受けたものである。外来受診時，彼女に発熱はなく，心拍数，血圧，呼吸数は正常で，室内気吸入時の酸素飽和度は96%であった。身体所見では，唯一，両側下肺野に吸気終末の fine crackle（捻髪音）を聴取することのみが異常所見であった。胸部単純X線写真では両側に淡い異常陰影を認めたが，その後の胸部CTでは肺胞を充満するような"スリガラス陰影"がびまん性に認められた。呼吸機能検査所見は次のとおりである：

★1 FVC
forced vital capacity
（努力肺活量）

★2 FEV₁.₀
forced expiratory volume in 1 second（1秒量）

指標	予測値	気管支拡張薬吸入前	%予測値	気管支拡張薬吸入後	%変化
FVC★1（L）	4.37	1.73	40	1.79	4
FEV₁.₀★2（L）	3.65	1.57	43	1.58	0
FEV₁.₀/FVC	0.84	0.91	108	0.88	−3
TLC（L）	6.12	2.68	44	—	—
CO 肺拡散能力（mL/分/mmHg）	32.19	15.13	47	—	—

● 彼女のFRCとRVにはどのような変化がみられるか？
● 鼻から食道まで挿入したカテーテルを用い胸腔内圧を推定した場合，彼女の肺の圧量曲線にはどのような変化があるか？
● 彼女の気道抵抗は，健常者と比べどのように変化しているか？
● 心肺運動負荷テストを行った場合，動脈血 P_{O_2} にはどのような変化があるか？

設問

個々の設問について，最も正しい答えを選びなさい。

1 立位で，肺底部よりも肺尖部のほうが多いのは次のどれか？
 A 血流量
 B 換気量
 C 肺胞気 P_{CO_2}
 D 肺胞の大きさ
 E 毛細血管血液量

2 喘息患者の気道抵抗は：
 A 肺気量の増加により増加する
 B β₂刺激薬吸入により減少する
 C 肺胞壁の破壊により増加する
 D 気道分泌物には影響されない
 E 気道平滑筋の減少により増加する

3 僧房弁狭窄の患者に運動負荷テストを行ったところ，運動強度が低いにもかかわらず，ガス交

換率が急激に 1 を超えていた．考えられる理由は次のどれか？

A 血中乳酸値の異常高値
B 異常な換気量減少
C 異常な心拍出量増加
D 肺コンプライアンスの増加
E CO 肺拡散能力の低下

4 　41 歳女性が，突然の呼吸困難と胸痛を訴えた．彼女は，放射性同位元素で標識したゼノンと，テクネチウムで標識した大凝集アルブミンを用いた換気-血流スキャンの検査を受けた．γ カメラにより，肺の換気と血流を検討できる画像が得られた．換気スキャンでは，両側肺全体にわたり均等なパターンが認められたが，血流スキャンでは左下葉に大きな欠損領域を認めた．これらの所見に基づき，彼女の呼吸困難と胸痛の原因として最も考えられるのは次のどれか？

A 喘息の増悪
B COPD の増悪
C 心筋梗塞
D 気胸
E 肺塞栓症

5 　喫煙歴の長い 65 歳男性が，1 年に及ぶ労作時の息切れを訴えている．聴診では，散在する呼気時の喘鳴と呼気の延長を認めた．胸部 X 線写真では，肺過膨張，横隔膜平坦化，肺尖部での肺血管陰影の減少を認める．スパイロメトリーでは 1 秒量と努力肺活量の減少を認め，1 秒率は 62％であった．さらなる呼吸機能検査で認められる成績は次のどれか？

A 全肺気量の減少
B 気道抵抗の減少
C 肺コンプライアンスの低下
D CO 肺拡散能力の増加
E FRC の増加

6 　68 歳女性が，息切れと慢性咳嗽の評価を目的に呼吸機能検査を受けた．体プレチスモグラフとヘリウム希釈法にて肺気量分画の測定が行われたが，前者は後者に比べ RV が 0.6 L 大きかった．この成績を説明する基礎疾患として考えられるのは次のどれか？

A アスベスト肺
B COPD
C 心不全
D 特発性肺線維症
E 神経筋疾患

Part 2

疾患肺の機能

- **4** 閉塞性疾患
- **5** 拘束性疾患
- **6** 血管病変
- **7** 環境因子，腫瘍，感染による肺疾患

Part 2 では，よくみられる肺疾患の異常機能のパターンについて述べる。

Part

2

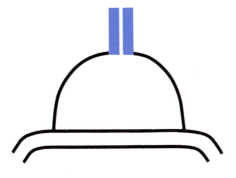

4 閉塞性疾患
Obstructive Diseases

気道閉塞
慢性閉塞性肺疾患（COPD）
肺気腫
　病理
　病変のタイプ
　病因
慢性気管支炎
　病理
　病因
慢性閉塞性肺疾患の臨床的特徴
　タイプA
　タイプB
呼吸機能
　換気能力とメカニクス
　ガス交換
　肺循環
　換気調節
　早期病変
　COPD患者の治療

肺容量減量手術
喘息
病理
病因
臨床的特徴
気管支拡張薬
　βアドレナリン刺激薬
　吸入ステロイド薬
　抗コリン薬
　クロモリンとnedocromil
　メチルキサンチン製剤
　ロイコトリエン受容体拮抗薬
　抗IgE療法
呼吸機能
　換気能力とメカニクス
　ガス交換
限局性気道閉塞
気管閉塞
気管支閉塞

肺の閉塞性疾患は，非常に多く経験されており，いまだ高い罹患率と死亡率を占めている。しかし，閉塞性疾患の種々のタイプを

はっきりと区別することは難しく，そのことが定義や診断を困難なものにしている。しかし，これらの疾患のすべてが，気道閉塞を特徴とする。

気道閉塞

気流に対する抵抗の増加は，(1) 管腔内，(2) 気道壁，(3) 気管支周囲領域の病変が原因となる(図 4-1 参照)。

1. 管腔は，慢性気管支炎におけるように，過量の分泌物によって部分的に閉塞される。部分的閉塞は，急性には肺水腫または異物吸引後に，また術後持続する分泌物などによっても起こってくる。吸入された異物は，局所的な不完全閉塞，または完全閉塞の原因となる。
2. 気道壁に原因がある場合としては，喘息のように気管支平滑筋の収縮によるもの，慢性気管支炎のような粘液腺の肥大によるもの(図 4-6 参照)，または気管支炎や喘息のような壁の炎症や浮腫によるもの，などが挙げられる。
3. 気道外部に原因がある場合として，肺気腫のように肺実質の破壊によって気道を拡張させる方向に働く張力が減弱し，結果として気道狭窄が起こる場合がある。また気管支が，腫脹したリンパ節または腫瘍によって，局所的に圧迫されることもある。気管支周囲の浮腫によって狭窄をまねくこともある(図 6-5 参照)。

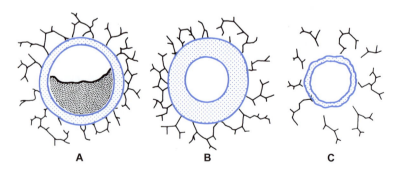

図 4-1 気道閉塞の機序　**A**：管腔は，たとえば，過量の分泌物によって部分的に閉塞される。**B**：気道壁が，たとえば，浮腫または平滑筋の肥厚によって肥厚している。**C**：気道外部に異常のある場合。この例として，肺実質が部分的に破壊され，そのため，気道を拡張させる方向に働く張力が減少することによって気道が狭窄する。

慢性閉塞性肺疾患(COPD)

慢性閉塞性肺疾患(COPD*)は，気腫性変化と末梢気道の炎症性変化，あるいはこの両方が原因となる疾患であり，気流閉塞の存在により定義づけられる。典型例としては，数年間にわたり次第に増強する息切れを訴え，同時に慢性の咳，運動耐容能の低下，過膨張肺，ガス交換障害がみられる。このような患者では，どの程度に肺気腫があり，また慢性気管支炎があるのかを判断することは非常に困難なことがある。そのため，不適当なデータをもとにして妥当でない診断をつけることを避けるために，"慢性閉塞性肺疾患(COPD)"という都合のよい，特徴のない診断名が使われる。

★ COPD
chronic obstructive pulmonary disease

● 肺気腫

肺気腫は，終末細気管支より末梢の，気腔の拡張とその壁の破壊を特徴とする。したがって，肺気腫は解剖学的に定義されていることに注目していただきたい。言い換えるなら，この診断は生前には推定に基づくものであり，実際の患者では画像所見に基づく場合が多い。

病理

典型的な組織所見を図 4-2B に示した。図 4-2A の正常な肺切片標本とは対照的に，肺気腫肺は肺胞壁が失われ，その結果，毛細血管床のかなりの部分が破壊されている。血管を含んでいる肺実質の連なりが，大きく拡張した気腔を交差して走っているのが時にみられる。末梢気道(直径 2 mm 未満)は狭窄し，曲がりくねり，その数が減少している。加えて，これらの気道の壁は薄く，萎縮している。また，大きな気道も減少している。構造上の変化は，肺の大切片を裸眼または拡大鏡で見てもよくわかる(図 4-3 参照)。

病変のタイプ

肺気腫では，種々の病変のタイプが知られている。前述した定義のように，病変は，終末細気管支より末梢の肺実質を侵してくる。この終末細気管支より末梢は細葉といわれるが，そこが均等に傷害されるわけではない。細葉中心型肺気腫では，破壊は細葉の中心部分に限局し，末梢の肺胞洞や肺胞はほとんど傷害を受けない(図 4-4 参照)。対照的に，汎細葉型肺気腫は，細葉全体の拡張と破壊を示している。時には，病変は小葉間中隔付近で最も著明である(傍隔壁型肺気腫)。一方，他の患者では，大きな囊胞またはブラが生じる(囊胞性肺気腫)。

　細葉中心型肺気腫と汎細葉型肺気腫は，異なった肺内局所分布を示す傾向にある。前者は，典型的には，上葉の肺尖部で最も著明で，疾患の進行とともに，下肺へと広

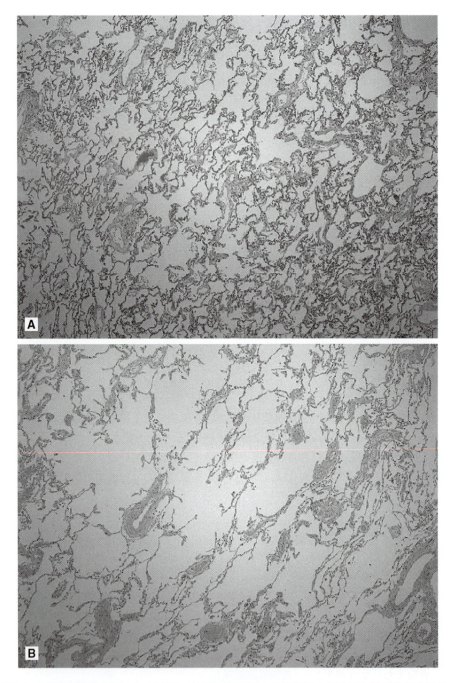

図 4-2　気腫肺の顕微鏡所見　**A**：正常肺，**B**：肺胞壁の減少とその結果としての気腔の拡張を示す（4 倍：Corinne Fligner 博士のご厚意による）。※カラー写真は 253，254 ページを参照。

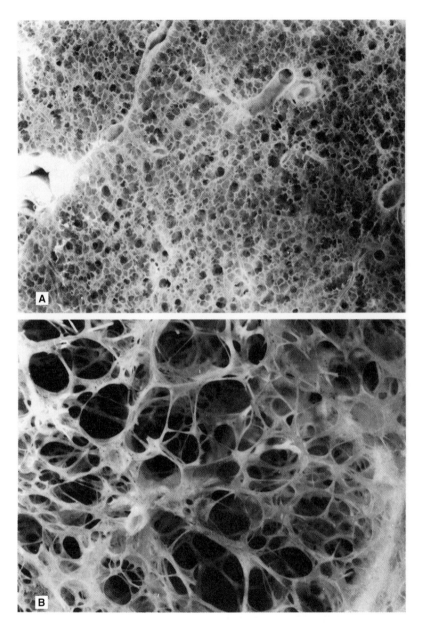

図 4-3　正常肺および気腫肺の切片標本　**A**：正常，**B**：汎細葉型肺気腫（硫酸バリウム浸透法。14 倍；Heard BE. *Pathology of Chronic Bronchitis and Emphysema.* London：Churchill, 1969）。

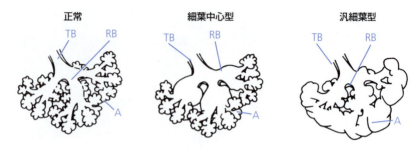

図 4-4　細葉中心型と汎細葉型肺気腫　細葉中心型肺気腫では，破壊は終末および呼吸細気管支に限局している。汎細葉型肺気腫では，末梢の肺胞も侵される。A：肺胞，RB：呼吸細気管支，TB：終末細気管支

がっていく（図 4-5A 参照）。肺尖に好発するのは，肺胞壁の構造異常を起こしやすい，強い力学的ストレスが作用していることを反映しているものと考えられる（図 3-4 参照）。対照的に，汎細葉型肺気腫は，肺内に好発部位はなく，もしあるとしても，下肺葉に比較的多くみられる傾向がある。肺気腫が重篤な場合には，2 つのタイプを区別することは困難で，両タイプが混在することもある。細葉中心型は非常に一般的な病型で，長期の喫煙曝露によるところが大きい。軽症例では何ら機能異常を認めない。

　肺気腫の重篤な型として，α_1 アンチトリプシン欠乏症にみられるものがある（図 4-5B 参照）。この疾患は，下葉から気腫性変化が始まり，Z 遺伝子でのホモ接合体の患者は 40 歳までに発症する。特に，喫煙者では発症しやすい。肺外では，肝臓，大腸，腎臓などにも病変が認められる。現在，α_1 アンチトリプシンを補充する治療が可能である。ヘテロ接合体では，はっきりしていないが，疾患発症の可能性はないと思われる。肺気腫のその他の異型には，片側性肺気腫〔MacLeod（マクラウド）あるいは Swyer-James（スワイヤー-ジェームズ）症候群〕があり，一側肺の X 線透過性が亢進してくる。

病因

1 つの仮説として，酵素のリソソームエラスターゼが肺内の好中球から過量に放出されることが病因と考えられている。この酵素が，肺の構造の維持に大切な蛋白であるエラスチンを破壊する。好中球エラスターゼは，4 型コラーゲンを壊す。この分子は，肺毛細血管の薄くなっている側の強度を保つために重要であり，したがって，肺胞壁の保持のためにも重要である。気道内に好中球エラスターゼを注入された動物は，多くの点で肺気腫に類似する組織学的変化を発現する。

　喫煙は重要な発病因子であり，マクロファージを刺激することによって C5a のような好中球遊走因子を放出させたり，エラスターゼ抑制因子の活性を減弱させること

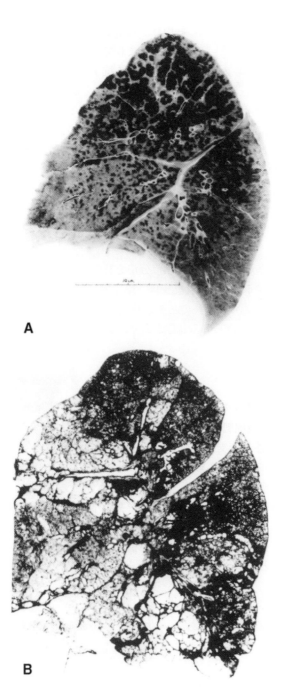

図 4-5 肺気腫の肺内局所分布　A：細葉中心型肺気腫は，上肺野に優位にみられる。B：α_1アンチトリプシン欠乏症が原因である肺気腫が，下肺野に優位にみられる（Heard BE. *Pathology of Chronic Bronchitis and Emphysema*. London：Churchill, 1969）。

によって作用する．加えて，多数の好中球が正常でも肺に取り込まれているが，この過程が喫煙によって増強され，喫煙は取り込まれている白血球を活性化する．

　この仮説は，正常ではエラスターゼを抑制する抗プロテアーゼが欠乏していることが機序とされている．α_1アンチトリプシン欠乏による肺気腫の発現と同じ立場で病因をとらえている．1つ不思議なのは，なぜ，ヘビースモーカーのなかに肺気腫を発現しない人がいるのかという点である．α_1アンチトリプシン欠乏症において，遺伝的因子が明らかに重要であるように，大気汚染が発病因子として関与している可能性がある．燃料からの煙による大気汚染，たとえば，換気の悪い部屋で木を燃やすストーブの使用は，現在世界的にもCOPDの重要な原因と認められている．

● 慢性気管支炎

慢性気管支炎は，気管支からの過量の粘液分泌を特徴とし，そのため，過量の喀痰が喀出される．したがって，慢性気管支炎は，臨床的に定義づけられる（肺気腫の定義と異なる）．臨床的に，過量の喀痰の基準としては，たとえば，「1年間に少なくとも3か月，ほとんど毎日痰がみられる状態があり，少なくともそれが2年間みられること」と決められている．

病理

その特徴は，大きな気管支の粘液腺肥大（図4-6参照）と，末梢気道の明らかな慢性炎症性変化である．粘液腺肥大は，腺と壁の厚さの比として表され，正常では0.4未満であるが，重症慢性気管支炎では0.7を超える．この比率は，"Reid（リード）指数"として知られている（図4-7参照）．過量の粘液が気道内に認められ，半固形の粘液栓が小気管支を閉塞する．

　加えて，末梢気道は狭小となり，細胞浸潤や壁の浮腫といった炎症性変化を示している．肉芽組織がみられ，気管支平滑筋が増生し，気管支周囲線維化が起こっている．慢性気管支炎の初期の病理学的変化は末梢気道に認められ，それが大きな気管支へと進展していくことが示されている．

病因

慢性気管支炎の主な原因も喫煙である．この吸入される刺激物に繰り返し曝露されることによって，慢性の炎症が引き起こされる．もし，患者が著しい湿性の（ゴロゴロいうような）咳を訴えていることがわかれば，その患者が喫煙者であることはまず間違いない．スモッグや工場の煙などによる大気汚染も，慢性気管支炎のもう1つの明らかな原因である．

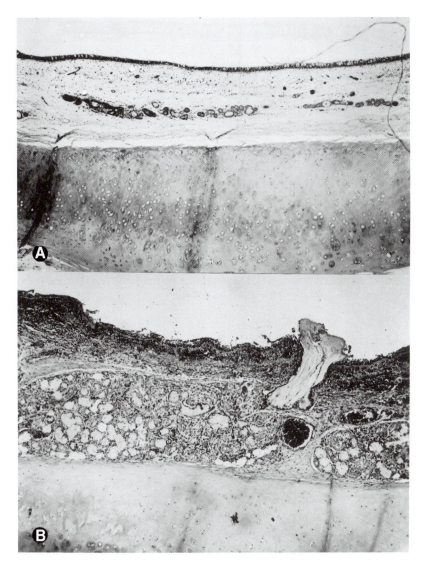

図 4-6　慢性気管支炎の組織学的変化　**A**：正常の気管支壁，**B**：慢性気管支炎患者の気管支壁。粘液腺の著しい肥大や肥厚した粘膜下組織，細胞浸潤を認める（3×60 倍）。図 4-7 の気管支壁の図と比較のこと（Thurlbeck WM. *Chronic Airflow Obstruction in Lung Disease*. Philadelphia, PA：WB Saunders, 1976）。

● 慢性閉塞性肺疾患の臨床的特徴

既に示したように，慢性気管支炎は臨床的な定義がなされており，確実な生前診断が

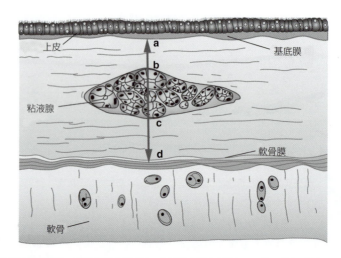

図 4-7 正常気管支壁の構造　慢性気管支炎では，粘液腺の厚さが増している．その厚さは，Reid 指数〔(b−c)/(a−d)〕として表される(Thurlbeck WM. *Chronic Airflow Obstruction in Lung Disease*. Philadelphia, PA：WB Sauders, 1976)．※カラー写真は254ページを参照．

可能である．しかし，病歴，身体所見，画像所見（特にCT画像）などの結果を総合することによって，臨床的にかなり確実性の高い肺気腫の診断が可能ではあるが，肺気腫の確定診断には，生前には通常は得ることのできない組織学的な裏づけが必要である．結果として，対象となる患者に存在する肺気腫の程度を知ることは難しい．そのため，慢性閉塞性肺疾患（COPD）という診断名がなお，意義のあるものとなっている．

　COPDとして取り扱われるカテゴリーにおいて，2つの極端な臨床的表現型：タイプAとタイプBがあることが認められている．一時期，これら2つの病型は，タイプAは肺内にみられる気腫の程度，タイプBは慢性気管支炎の程度と相関していると考えられていた．しかし，このみかたは疑問を呈された．それにもかかわらず，2つの異なった病態生理学的特徴を示す症例は存在するため，タイプA，タイプBという臨床的な表現は，現在でも有用である．臨床的には，ほとんどの患者が両方の病変のタイプを有している．

タイプA

典型的には，50歳代半ばの男性にみられ，最近3〜4年間，次第に増強する息切れを訴えている．咳は認めないか，あってもごく少量の白色喀痰を伴う程度である．身体所見では，最近の体重減少が明らかな無力性体型を示す．チアノーゼは認めない．胸郭は過剰に拡張し，呼吸音は弱く，副雑音は聴取されない．胸部X線写真（図4-8B参照）では，横隔膜が下降，平坦化し，縦隔が狭小で，側面像では，胸骨後部

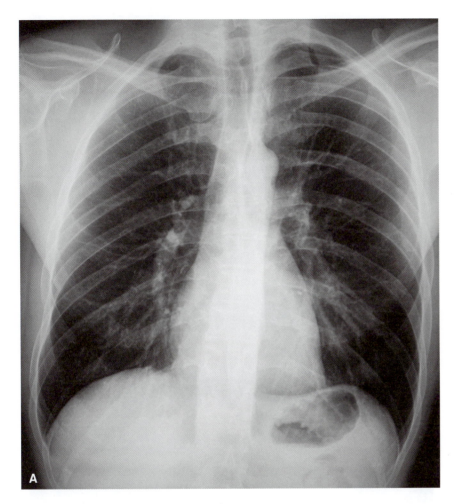

図4-8　正常肺と肺気腫のX線写真　A：正常肺

のX線透過性が増加(胸骨と心臓の間の空隙が増す)し，肺過膨張が確認される．さらに，胸部X線写真上，末梢肺血管の減少と狭小化により，特に肺尖部で透過性の亢進がみられる．CTではさらなる情報が得られる．図4-9Aは正常肺を，図4-9Bは肺気腫患者の軸方向のCT画像を示す．肺全体に散在する気腫がみられる．このような患者は，"pink puffer(赤あえぎ型)"とも名づけられている．

タイプB

典型的には，50歳代の男性にみられ，数年間にわたり，喀痰を伴う慢性の咳の病歴をもっている．喀痰は次第に程度が重くなり，はじめ冬の間だけみられたのが，ほと

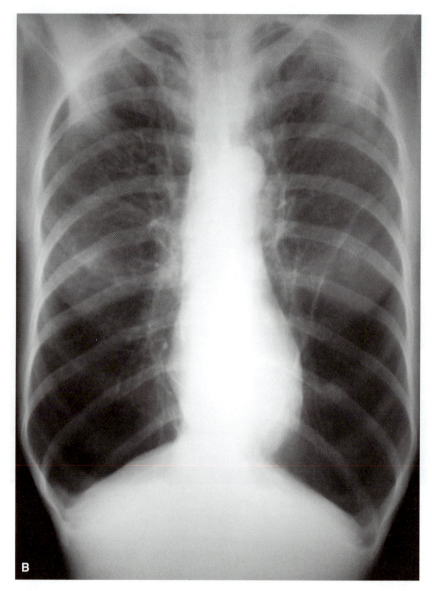

図 4-8（続き） B：下降し平坦化した横隔膜，縦隔の狭小化，X 線透過性の亢進があり，肺気腫の過膨張のパターンを示している。気腫性変化は，特に下肺野で著明である。

＊ 訳注
1 pack-year とは 1 日 1 箱（20 本）を 1 年間吸い続ける量に相当。本数から計算すると，（1 日の本数 /20）×喫煙年数。

んど 1 年を通して認められるようになる。化膿性痰を伴う急性増悪がしばしば起こってくる。労作時の息切れは次第に増悪し，進行性に運動耐容能が低下する。患者は，ほとんど例外なく，長年に及ぶ喫煙者である。喫煙量は，1 日に喫煙する箱の数×喫煙年数から"pack-year＊"を求め，定量的に表される。

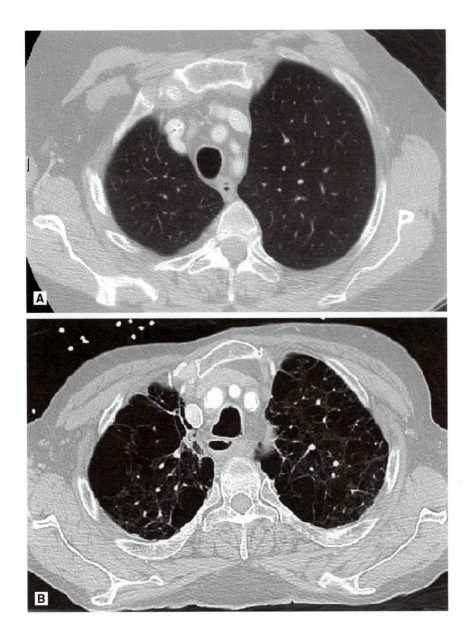

図 4-9　A：胸部 CT での正常肺の画像。B：肺気腫患者の CT 画像。肺全体に散在する気腫がみられる。

　身体所見では，赤血球増多症（多血症）と多少のチアノーゼを伴い，ずんぐりした体型をしている。聴診上，断続性ラ音やいびき音が聴かれる。頸静脈圧上昇や足首の浮腫など，液体貯留の所見がみられる。胸部 X 線写真は，心肥大，肺野のうっ血，古

COPD 患者のタイプ A とタイプ B の特徴

タイプ A : "pink puffer（赤あえぎ型）"
- 経年的に増強する呼吸困難
- 咳はわずかか，認めない
- 著しい胸部の過膨張
- チアノーゼは認めない
- 呼吸音の減弱
- 正常の頸静脈圧
- 下腿浮腫は認めない
- 動脈血 P_{O_2}[*1] は中等度に低下
- 動脈血 P_{CO_2}[*2] は正常

タイプ B : "blue bloater（青ぶくれ型）"
- 経年的に増強する呼吸困難
- 痰を伴う頻回の咳
- 胸部の過膨張はないか，あっても軽度
- しばしばチアノーゼを認める
- ラ音，いびき音が聴かれる
- 頸静脈圧が上昇
- 下腿浮腫がみられる
- しばしば P_{O_2} が著しく低下
- しばしば P_{CO_2} が増加

[*1] P_{O_2}
partial pressure of O_2 （酸素分圧）

[*2] P_{CO_2}
partial pressure of CO_2（二酸化炭素分圧）

い感染によると考えられる紋理の増強などを示している。平行線〔tram line（トラムライン）といわれる〕がみられ，おそらく気管支の炎症による壁の肥厚が原因と考えられる。もし患者に生存中に重症な気管支炎がみられたとすると，剖検では，気管支の慢性炎症性変化がいつも認められる。しかし，同時に，重篤な気腫が認められることもある。これらの患者は，時に"blue bloater（青ぶくれ型）"と呼ばれる。

2つのタイプの本質的な差異は換気調節にあると考えている医師もいる。それらの医師たちは，Bタイプの患者では，より重症の低酸素血症と，その結果としての肺性心が高い頻度で認められ，その原因は，特に睡眠時の著しい換気ドライブの減少であると考えている。

● 呼吸機能

COPD の病理学的所見の結果により特徴的にみられる呼吸機能障害の大部分は既に前述し，また図 4-2〜4-7 に示した。

換気能力とメカニクス

1秒量（$FEV_{1.0}$[*3]），努力肺活量（FVC[*4]），FVC に対する1秒量の比である1秒率（$FEV_{1.0}/FVC$），最大中間呼気速度（$FEF_{25-75\%}$[*5]），呼気肺活量の 50% および 75% における最大呼気流量（$\dot{V}max$[*6]$_{50\%}$ および $\dot{V}max_{75\%}$）がすべて減少してくる。これらのすべての測定値は，気道内腔の過量粘液，または炎症性変化による気道壁の肥厚（図 4-1A, B 参照），または気道を拡張させるように働く張力の減少（図 4-1C 参照）などの，いずれかの原因によって，気道が閉塞されていることを反映している。FVC の

[*3] $FEV_{1.0}$
forced expiratory volume in 1 second

[*4] FVC
forced vital capacity

[*5] $FEF_{25-75\%}$
forced expiratory flow 25-75%

[*6] $\dot{V}max$
maximal expiratory flow

減少は，異常に高い肺気量位（レベル）で呼出時に時期尚早に気道閉塞が起こることによって，残気量（RV[★1]）が増加するためである。このことにも，図4-1に示す3つの機序すべてが関与している。

　スパイログラムの検査では，努力呼出時，ほとんどの肺気量位での流速が著しく減少し，呼気時間が著明に増加していることがわかる。事実，この呼気時間の延長を，ベッドサイドで閉塞を判定するのに有用で簡単な指標と考えている医師もいる。しばしば呼出検査法は，患者がまだ呼気を続けている際に，息切れのために終了される。努力呼出時にほとんどの肺気量位で流速が低いのは，一部は気腫肺の弾性収縮力の減少を反映している。すなわち，この肺弾性収縮力は，動的気道圧縮現象（ダイナミック・コンプレッション）が起こっている状態で気流を生じるための駆出圧となっており，それが低下しているために低い流速となる（図1-6参照）。典型的には，重症例で，$FEV_{1.0}$は0.8L未満に減少している。一方，健康な若年者では，（年齢，身長，性別にもよるが）4L以上の値である。この正常値は，年齢，身長，性別によって変わることに留意する必要がある（付録A参照）。

　一部の患者では，$FEV_{1.0}$，FVC，1秒率が，気管支拡張薬（例：0.5% サルブタモール*を3分間）噴霧吸入後に，著しく増加する。しかし，気流閉塞は完全には可逆的ではない。数週間以上にわたって気管支拡張薬に著明に反応するのは喘息を示唆しており，この病変は，慢性気管支炎にオーバーラップすることもある（喘息性気管支炎）。

　呼気フローボリューム曲線は，重症例では，はなはだしい異常を示す。図1-8には，中等度に高い流速が短い間みられた後，気道虚脱や動的気道圧縮現象によって，気流制限が生じ，流速は著明に低下することが示されている。図示した曲線は，しばしば下に向かって凸のえぐられたような形をしている。流速は各肺気量位で著しく減少し，気道閉塞が早期に起こるため，高い肺気量位で呼出が止まってしまう（図1-5B参照）。しかし，気道は，周囲の肺胞壁によって吸気時には外向きに牽引され開いた状態に保たれるので，吸気フローボリューム曲線は正常，ないしはほぼ正常である（図1-9参照）。

　全肺気量（TLC[★2]），機能的残気量（FRC[★3]），残気量（RV）のすべてが，典型的に肺気腫では増加する。残気率（RV/TLC）は40%を超える（若年健常者では30%未満）。体プレチスモグラフ法とガス希釈法（ヘリウム平衡法）によるFRCの測定値には，しばしば著明な差がみられ，前者による測定値が1L以上高くなっている。その理由は，著しく歪められた気道の末梢側に，口と直接つながりのない領域が存在するためである。しかしこの差は，しばしば，換気不良領域でガス平衡がゆっくり起こることによってもみられる。これらの静的肺気量は，慢性気管支炎でもしばしば異常を示すが，肺気量の増加の程度は，一般にははるかに軽度である。

　肺弾性収縮力は肺気腫で減少し（図3-1参照），肺圧量曲線は，正常に比べ左上方に移動（シフト）する。この変化は，組織破壊や，肺胞壁の破壊の結果として組織弾性

[★1] RV
residual volume

* 訳注
原著はalbuterolだが，日本の一般名に差しかえた。

[★2] TLC
total lung capacity
[★3] FRC
functional residual capacity

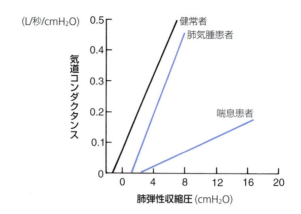

図4-10　閉塞性肺疾患における気道コンダクタンスと弾性収縮圧との関係　肺気腫患者の成績は，健常者のそれに近い。このことは，肺気腫患者での気道抵抗の増加は，主に肺弾性収縮力の減少に原因があることを示している。対照的に，喘息患者では，気道内腔狭小のため，この2つの関係を示す直線は著しく異常である(Colebatch HJH, Finucane KE, Smith MM. Pulmonary conductance and elastic recoil relationships in asthma and emphysema. *J Appl Physiol* 1973 ; 34 : 143-153)。

★ Ptp
transpulmonary pressure

が減少していることを反映している。TLCでの肺内外圧差（Ptp★）は低下している。肺気腫が存在しない，合併疾患のない慢性気管支炎では，その肺実質がほとんど侵されないため，肺圧量曲線はほぼ正常にとどまる。

　気道抵抗（肺気量に関連）は，COPDで増加している。その増加には，図4-1に示されているすべての因子が関与している。しかし，気道の内因性狭窄または内腔の分泌物などによる（図4-1A, B参照）気道抵抗の増加と，気道を拡張させる方向に働く弾性収縮力の減少（図4-1C参照）による気道抵抗の増加とは区別することが可能である。これは，抵抗を静的肺弾性収縮力と関連させてみることによって可能である。

　図4-10は，10人の健常者，10人の肺気腫患者（気管支炎を除く），10人の喘息患者の気道コンダクタンス（抵抗の逆数）と肺内外圧差の関係を示している。この測定は，静かに努力をしないでゆっくり呼出する状態で行われた。肺気腫患者では，コンダクタンスと肺内外圧差の関係がほぼ正常となっていることに注目してほしい。言い換えれば，肺気腫患者の換気能力の低下は，ほとんどすべて肺弾性収縮力の減少のためということができる。肺弾性収縮力の減少は，努力呼出時の駆出圧を減少させるだけでなく，気道を拡張させる方向に働く張力の減少のため，気道虚脱をまねくことになる。肺気腫患者の直線がわずかに右に偏位することは，この疾患における気道の歪みや数の減少を反映していると考えられる。

　対照的に，喘息患者の直線では，気道コンダクタンスは各肺弾性収縮力レベルにおいて著しく減少している。このように，これらの患者でみられる高い抵抗は，気管支平滑筋の収縮や，気道の炎症性変化によって，気道内腔の狭窄が起こるためと考えら

れる．気管支拡張薬であるイソプロテレノール吸入後，喘息患者の直線は，健常者のそれに向かって移動する（図 4-10 には示されていない）．肺気腫のない慢性気管支炎患者では，生前にそのような患者を選ぶことが不可能なために，成績が得られていない．しかし，図 4-10 は，原因の異なる気道閉塞の各タイプで，どのような変化が起こるかを明らかにしている．

ガス交換

換気-血流比不均等は，COPD 患者では必ずみられ，その結果，二酸化炭素蓄積を伴ったり，あるいは伴わずに，低酸素血症が起こってくる．典型的なタイプ A の患者は，ごく軽度の低酸素血症（PO_2 はしばしば，60 mmHg 台の後半から 70 mmHg 台にある）があり，動脈血 PCO_2 は正常にある．対照的に，タイプ B の患者は，しばしば重篤な低酸素血症（PO_2 はしばしば，50 mmHg 台から 40 mmHg 台）と，PCO_2 の上昇を伴い，特に進行例で，PCO_2 の上昇を認める．

肺胞気-動脈血 PO_2 較差は常に増加し，特に重症の気管支炎患者でその傾向がある．O_2-CO_2 ダイアグラム上の理想肺胞気の考え方に基づけば（図 2-7 参照），生理学的死腔量と生理学的シャントがともに増加することがわかる．死腔量は，特に肺気腫患者で増加し，それに対して，生理学的シャントの増加は，特に気管支炎患者で普通にみられる．

これらの差異がみられる理由は，不活性ガス洗い出し法の成績から明らかである．まず，図 2-8 に示す健常者の典型的なパターンを参照していただきたい．次に，進行したタイプ A の患者でみられる典型的な分布を示した図 4-11 を比較していただきたい．患者は 76 歳男性で，数年間にわたり増強する呼吸困難の病歴がある．胸部 X 線写真上では，小さな肺血管影が減少し，過膨張が認められた．動脈血 PO_2 と PCO_2 はそれぞれ，68 mmHg と 39 mmHg であった．

この分布では，かなりの量の換気が，高い換気-血流比（$\dot{V}_A/\dot{Q}$★）をもつ領域に認められる（図 2-8 と比較）．これは，理想肺胞気の考え方では生理学的死腔として示され，ガス交換の視点からは，かなりの量の換気が無駄になっていることを示している．対照的に，異常に低 $\dot{V}_A/\dot{Q}$ 領域に分布する血流は，ごくわずかである．このことから，この患者が比較的軽度の低酸素血症にとどまっていることを説明できるし，事実，生理学的シャントは，計算上，ほんのわずかしか増加していなかった．

上述した成績は，図 4-12 に示されている 47 歳男性で，進行した慢性気管支炎とタイプ B の病変をもつ患者の分布とは対照的である．この患者は，ヘビースモーカーで，多年にわたり咳と痰を認めていた．動脈血 PO_2 と PCO_2 はぞれぞれ，47 mmHg と 50 mmHg であった．高 $\dot{V}_A/\dot{Q}$ 領域（生理学的死腔）への換気の分布がいくぶん増加している．しかし，低 $\dot{V}_A/\dot{Q}$ 領域（生理学的シャント）へ多量の血流が分布しており，それが重篤な低酸素血症に関与している．換気のない肺胞への血流（真性

★ $\dot{V}_A/\dot{Q}$
ventilation perfusion ratio

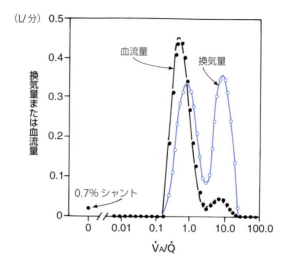

図 4-11 タイプ A の COPD 患者の換気-血流比（$\dot{V}_A/\dot{Q}$）の分布　高 $\dot{V}_A/\dot{Q}$ 領域（生理学的死腔）への換気量が著しく多いことに注意（Wagner PD, Dantzker DR, Dueck R, et al. Ventilation-perfusion inequality in chronic pulmonary disease. *J Clin Invest* 1977 ; 59 : 203-206）。

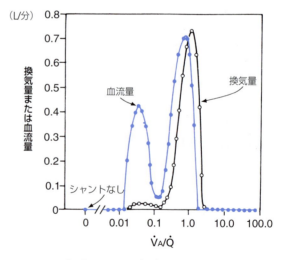

図 4-12 タイプ B の COPD 患者の $\dot{V}_A/\dot{Q}$ の分布　低 $\dot{V}_A/\dot{Q}$ 領域（生理学的シャント）への血流が多量にみられる（Wagner PD, Dantzker DR, Dueck R, et al. Ventilation-perfusion inequality in chronic pulmonary disease. *J Clin Invest* 1977 ; 59 : 203-206）。

シャント）がないことは明らかである．事実，数パーセント以上の真性シャントは，COPD ではほとんどみられない．図 4-11, 4-12 に示したのは，典型的なパターンではあるが，COPD 患者の間では，著しい差があることに注目されたい．

運動時に動脈血 P_{O_2} は下降，ないし上昇する。その変化は，換気量と心拍出量の反応の仕方と，換気と血流の分布の変化の仕方によって変わる。少なくともある患者では，P_{O_2} が下降する主な原因は心拍出量の増加が制限されることにあり，そのことが換気-血流比不均等の存在下で低酸素血症を増強する。二酸化炭素蓄積のある患者においては，しばしば換気応答が制限されているために，運動時により高い P_{CO_2} 値を示す。

換気-血流比不均等の理由は，肺気腫における肺構築の破壊（図 4-2, 4-3 参照）や慢性気管支炎における気道の異常（図 4-6 参照）を考えれば明らかである。単一呼吸や多呼吸窒素洗い出し法でみられるように，換気不均等の存在は十分に証明されている（図 1-10 参照）。加えて，放射性物質を使った局所呼吸機能検査では，換気と血流がともに各領域間で不均等なことが示されている。血流不均等分布は，そのほとんどが毛細血管床の部分が破壊されたためである。

気道閉塞はガス交換に悪影響を及ぼすが，これらの患者でみられる側副換気がその影響を減少させている。近接している肺胞間や末梢気道間には，それぞれ相互に連絡経路が正常でも存在している。これらは，多くの研究成績として示されている。これらの患者で無換気領域への血流が非常に少ない事実*（図 4-11, 4-12 参照）は，特に重症な慢性気管支炎のような気道の一部がおそらく完全に閉塞している場合にも，側副換気の存在によって完全閉塞の末梢にも多少換気があることになり，シャントを少なくするのに有効に働いていることを示すものである（図 1-12 参照）。

換気-血流比不均等の量を減らす因子としては，ほかに低酸素性肺血管収縮がある🔻。肺胞気 P_{O_2} の低下に対して起こる局所的な反応は，換気不良部分，または無換気領域への血流を減少させ，それによって，動脈血低酸素血症を減少させることになる。COPD 患者が，サルブタモールなどの気管支拡張薬を投与されると，時に動脈血 P_{O_2} 値がわずかに低下することがある。これはおそらく，β アドレナリン刺激薬の血管拡張作用によって，換気不良領域への血流が増加するためである。このような変化は，喘息患者でさらに著明である（図 4-17, 4-18 参照）。

軽度から中等度の COPD 患者では，換気-血流比不均等が存在するにもかかわらず，動脈血 P_{CO_2} はしばしば正常である。これは，動脈血 P_{CO_2} が上昇傾向を示すと，それが中枢性化学受容体を刺激し，それによって肺胞換気量が増加してくるためである（図 2-9 参照）。疾患がさらに重症になると，動脈血 P_{CO_2} も上昇する。これは，特に気管支炎患者（タイプ B）において起こりやすい。呼吸仕事量の増加が重要な因子であるが，また，これらの疾患患者のなかには，二酸化炭素に対する呼吸中枢の感受性が減少している患者がいることも明らかである。

もし動脈血 P_{CO_2} が上昇すると，pH は下降し，呼吸性アシドーシスが起こってくる。ある患者では，動脈血 P_{CO_2} の上昇が非常にゆっくりしているため，腎臓は重炭酸イオンを血中に吸い上げることによって適正な代償をすることができ，pH はほぼ

＊訳注
シャント血流が少ないことを意味する。

🔻『ウエスト 呼吸生理学入門：正常肺編 第 2 版』の 54 ページ（"West's Respiratory Physiology : The Essentials, 10th ed." の 52 ページ）を参照。

正常に保たれる（代償性呼吸性アシドーシス）。COPDの増悪時や急性の呼吸器感染症ではP_{CO_2}がより急激に上昇し，急性呼吸性アシドーシスに至る（「第8章　呼吸不全」を参照）。

　これらの患者においては，ガス交換に関するその他の情報が，CO肺拡散能力（トランスファーファクター）を測定することで得られる（図2-11参照）。1回呼吸法で測定される拡散能力は，特に重症の肺気腫患者で減少している。対照的に，肺実質の破壊の少ない慢性気管支炎患者では，しばしば正常値の範囲にある。

肺循環

肺動脈圧はしばしば，COPD患者で，その疾患の進行に伴って上昇する。いくつかの因子がその原因として関与している。肺気腫では，毛細血管床の大部分が破壊され，血管抵抗が増加する。低酸素性血管収縮がまた肺動脈圧を上昇させ，しばしば肺感染による増悪が肺胞低酸素症を増強するために，上昇している肺動脈圧を一過性にさらに上昇させる。アシドーシスは，低酸素性肺血管収縮を増強させる。進行した患者では，細動脈壁に組織学的な変化が起こってくる。もう1つは，これらの患者では，低酸素血症への反応として，しばしば赤血球増多症が起こり，これによって，血液粘稠度が増加してくる。これは，最も低い動脈血P_{O_2}を呈する傾向にある重症気管支炎患者において，最もよくみられる。

　下腿浮腫や怒張した頸静脈などの所見を伴う液体貯留が，特にタイプBの患者でみられる。右心はしばしば肥大して，X線写真上，ならびに心電図上で，特徴的所見を示す。"肺性心"という言葉がこのような状態に使われる。しかし，右心不全とみなすべきかどうかについては，なお議論されている。心拍出量は，Starling（スターリング）曲線の上方で作動しているため，通常は増加しており，運動時に心拍出量はさらに増加する。

換気調節

前述したように，COPD患者の一部，特に重症慢性気管支炎患者では，肺胞換気量が十分に増加しないために，二酸化炭素蓄積が起こってくる。どうして，ある患者では二酸化炭素蓄積を起こし，ある患者はそうならないのかについては，完全にはわかっていない。1つの因子として，高い気道抵抗のために呼吸仕事量が増加することが考えられる。その結果，呼吸による酸素使用量が著しく多くなる（図4-13参照）。もし，健常者が高い抵抗を介して呼吸をするよう求められると，吸入する二酸化炭素に対する換気応答（高炭酸ガス換気応答）は異常に少なくなる。したがって，酸素消費量が著しく制限されている患者では，呼吸仕事量が減少していることは有利であり，それに伴って，酸素使用量が減少するので，換気を増やして正常の動脈血P_{CO_2}を維持することを避けようとする。しかし，気道抵抗と動脈血P_{CO_2}の相関関係は乏し

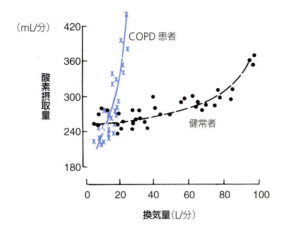

図 4-13 COPD 患者の随意的な過換気時の酸素摂取量　健常者に比べて非常に高値であることに注目(Cherniack RM, Cherniack L, Naimark A. *Respiration in Health and Disease*. 2nd ed. Philadelphia, PA : WB Saunders, 1972.)。

く，その他の因子が関与しているものと思われる。

　吸入した二酸化炭素に対する換気応答の測定値は，健常者の間で著しい個人差を示している。その理由として，一部は遺伝的因子が挙げられる。ある患者では，二酸化炭素に反応して呼吸中枢出力が減少していることが示され，多くの患者は換気に対する機械的閉鎖があり，ある患者では，その両方が存在する。このように，重篤な換気-血流比不均等と呼吸仕事量の増加に直面している患者の換気応答は，これらの因子によって，ある程度予測することができる。

早期病変

これまで主に，既に完成された病変をもつ患者の呼吸機能について取り上げてきた。しかし，これらの患者の病変を元に戻すことはほとんどできず，治療は主に，気管支拡張薬による症状の改善，感染の予防やコントロール，呼吸リハビリテーションに限られる。最近，非常に多くの関心を集めているのは，禁煙や大気汚染のような危険因子を取り除くことにより病変の進行を止め，また，正常に回復させることを期待して，早期病変のある患者を見いだすことである。

　全気道抵抗のうち，末梢気道(内径＝2 mm 未満)抵抗が占める割合は非常に少なく，そのため，これらの領域に起こっている病理学的変化は，通常の機能検査ではみつけられないことを第 1 章で強調した。COPD のごく早期の病変が，おそらくこれらの末梢気道に起こってくるといういくつかのエビデンスがある。$FEV_{1.0}$，$FEF_{25-75\%}$，$\dot{V}max_{50\%}$，$\dot{V}max_{75\%}$ やクロージングボリュームの変化から，初期の病変を検出することができるか否かに興味が注がれている。しかし，臨床の場で用いられる正常値な

どはまだ明らかではない．

COPD 患者の治療

禁煙がほぼすべての患者にとって最も大切なステップであり，呼吸機能の経年的低下を抑えることができる唯一の方法である．職場での汚染や大気汚染への曝露も，可能な限り避けるべきである．$β_2$刺激薬や抗コリン薬を含めた気管支拡張薬は，気流閉塞の程度，身体活動性の制限度，増悪の頻度により使い方に違いがあるものの，すべてのCOPD患者において治療の中心に位置づけられる．吸入ステロイド薬もよく使われるが，一般的により重症度が高く，また増悪頻度の高い患者に適応となる．一方，マクロライド系抗菌薬であるアジスロマイシンは，増悪頻度の高い患者に継続的に処方される．呼吸リハビリテーションは，慢性安定期の症例であれば重症度にかかわらず処方され，生活の質（QOL[*1]）ならびに運動耐用能を改善させる．慢性呼吸不全として長期酸素投与が適応となる症例においては，酸素療法は患者の生命予後の改善に寄与する．その利点は，平均肺胞気Po_2を上昇させることであり，低酸素性肺血管収縮を抑え，重症患者において予後不良の因子である肺高血圧症をある程度改善させる．

肺容量減量手術

過膨張肺の容量を減少させる手術は，選択された患者に対して有効である．生理学的根拠は，肺容量が減少すると，気道を拡張させる方向に働く張力が増加し，そのために動的気道圧縮現象で制限される気流が改善する．加えて，吸気筋，特に横隔膜は縮まって短くなり，その結果，機械的効率が改善する．当初は気腫性嚢胞の切除が強調されていたが，現在は，もっとびまん性の肺気腫の患者でも，良好な成績が得られている．目的は，気腫性病巣で無血管領域を切除し，ほぼ正常な領域は保存することであった．外科的適応を決めるための基準には，通常，1秒量が予測値の45％未満であること，エアトラッピング（空気とらえ込み現象）や肺過膨張に見合う肺気量分画の成績があること，CT[*2]画像で上葉優位の気腫性変化が認められること，呼吸リハビリテーションを施行したにもかかわらず運動能力が低いこと，が挙げられる．適切に症例を選択すれば，肺容量減量手術（LVRS[*3]）は，スパイロメトリー，肺気量分画，QOL，呼吸困難を改善することができるし，一部の症例では生存率も改善する．

喘息

喘息は，種々の刺激に対して気道の過敏性が亢進していることを特徴とする．また，喘息では，気道の炎症と広範な狭窄が認められ，その重症度が自然に，あるいは治療によって変化する．

[*1] QOL
quality of life

[*2] CT
computed tomography（コンピュータ断層撮影）

[*3] LVRS
lung volume reduction surgery

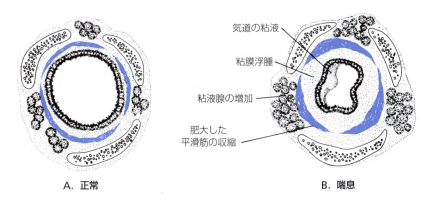

図 4-14　喘息の気管支壁の図　正常の気道 (A) に比べ，喘息の気道壁では，収縮する平滑筋，浮腫，粘液腺肥大，管腔内の分泌物などがみられる。

● 病理

気道の平滑筋が肥大しており，それが発作時に収縮して，気管支収縮を起こしてくる（図 4-1B 参照）。加えて，粘液腺の肥大，気管支壁の浮腫，好酸球とリンパ球の著明な浸潤がみられる（図 4-14 参照）。粘液が増加し，その性状は異常で，濃く，ねばねばしており，ゆっくりと移動する。重症患者では，多くの気道は粘液栓で閉塞され，咳をすると一部が喀出される。喀痰は，典型的には白色で，喀出しにくい。慢性喘息患者では，上皮下の線維化が普通に観察され，これはリモデリングと呼ばれる過程の一部分を表している。合併症のない喘息では，肺胞壁の破壊はみられず，多量の膿性気管支分泌物を認めることはない。時に，喀痰中にたくさんの好酸球を含み，それによって，膿性痰のような外観を呈し，感染の合併と間違えられる。

● 病因

すべての喘息患者に共通してみられる 2 つの特徴は，気道過敏性と気道の炎症である。最近の研究では，気道過敏性は，炎症の結果であることが示唆されており，気道の炎症が，気道過敏性の亢進，気道の浮腫，粘液の過分泌，炎症細胞の浸潤など，喘息に特徴的とされるすべての病態の原因となると考えている研究者もいる。しかし，気道平滑筋の根本的な異常，または気道のトーヌスの調節異常が，一部の患者にはみられる。

　疫学的研究によると，喘息は，大多数の患者で幼児期に始まり，アレルギー素因がしばしば重要な役割を果たしていることが示唆されている。しかし，環境因子は重要

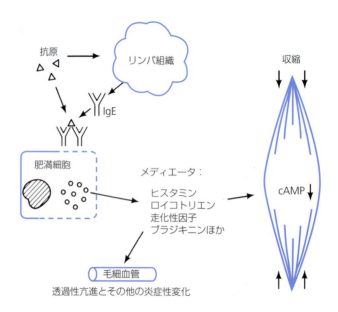

★ cAMP
cyclic adenosine monophosphate

図 4-15　アレルギー喘息患者における病因となる変化（詳細は本文参照）　cAMP★：サイクリックアデノシーリン酸

であり，近代的で豊かな西欧諸国で，過去 20〜40 年間に，喘息の有病率や重症度が増加している原因となっている可能性がある．典型的な幼児期感染症への頻回の曝露や，糞便による汚染にさらされる環境は，喘息の頻度の低下に関係している．これらの報告やその他の報告は，免疫応答が発達する決定的に大切な時期にある小児が，典型的な幼児期の感染症の病原体にしばしば曝露されていないと，アレルギー素因や喘息をより高い頻度で発現することを示唆しており，"衛生学的な仮説（hygiene hypothesis）"へと通じるものがある．有病率が増していることを説明するその他の仮説には，肥満，体力適正の低下，公害物質への曝露などが提唱されている．

　気道炎症が出現する原因が何であるかは，常にはっきりしているわけではない．たとえば，アレルギー喘息では，ある抗原が原因となるというように，患者によっては，原因が明らかである（図 4-15 参照）．しかし，運動誘発喘息，またはウイルスによる気道感染症後にみられる喘息など，アレルギー喘息以外の喘息が，どのようにして発症するのかははっきりしていない．大気汚染，特に自動車排気ガスに含まれるミクロン以下の小粒子が関与している可能性もある．

　単一の炎症細胞，または炎症性メディエータが，喘息でみられる所見のすべての原因となっているとは考えられない．好酸球，肥満細胞，好中球，マクロファージ，好塩基球すべてがかかわっている．気道上皮細胞や神経細胞，特にペプチド作動神経の神経細胞などの非炎症性細胞が，炎症の発現にかかわってくる証拠もある．ほとんど

の喘息患者において，好酸球が中心的役割を果たしていると考えている研究者もいる．特異的抗原に対して反応すること，炎症性細胞の機能のモジュレータとしての役割を果たしていることの両方の理由から，リンパ球，特にTリンパ球が関与していることも明らかにされている．

喘息では，多くの炎症性メディエータが証明されている．サイトカインはおそらく重要で，特にTh[*1]-2，活性化したヘルパーTリンパ球に関連するものは重要である．これらのサイトカインには，IL[*2]-3，IL-4，IL-5，IL-13が含まれる．これらのサイトカインは，少なくとも，炎症性細胞や免疫細胞の機能の調節や，気道における炎症反応を支持する役割を一部分担っている．そのほかに，特に急性の気管支収縮に役割を果たしている炎症性メディエータとして，ロイコトリエンやプロスタグランジンのようなアラキドン酸代謝物質，血小板活性化因子（PAF[*3]），ニューロペプチド，活性酸素，キニン，ヒスタミン，アデノシン，などがある．

喘息には，遺伝的因子がある．ある母集団を対象とした研究によると，環境因子と遺伝的因子の両方がかかわる，複雑な遺伝的異常であることが示唆される．遺伝的異常は単一の遺伝子特性ではなく，多くの遺伝子特性による．連鎖解析によって，喘息と多くの染色体の遺伝子座との関連性が明らかにされている．

[*1] Th
helper T cell（ヘルパーT細胞）

[*2] IL
interleukin（インターロイキン）

[*3] PAF
platelet-activating factor

● 臨床的特徴

喘息は普通，小児期に始まるが，どの年齢でも起こりうる．患者は，アレルギー性鼻炎，湿疹，じんま疹などのアトピー体質を示唆する既往歴を認めることがあり，喘息発作が特異的な抗原，たとえば，ブタクサまたはネコに関係していることがある．このような患者は，アレルギー喘息といわれる．そのような患者の多くは，総血清Ig[*4]Eの増加，特異的IgEの増加，末梢血中好酸球増多症を認める．アレルギーの病歴がなく，外的アレルゲンがわからない場合，時には"非アレルギー喘息"という用語が使われる．

すべての喘息患者に気道過敏性がある．その結果，煙，冷気，運動のような非特異的刺激によって発症する．気道過敏性（または過敏性の亢進）は，メタコリンまたはヒスタミンの濃度を上昇させながら吸入させ，$FEV_{1.0}$（または気道抵抗）を測定して検査する．$FEV_{1.0}$が20％低下するときの濃度を，PC_{20}（誘発閾値20）とする．運動負荷試験前後にスパイロメトリーを行い，$FEV_{1.0}$が運動負荷後にどのくらい低下するかをみる場合もある．

喘息の増悪，これは"喘息発作"と呼ばれることが多いが，空気の質の変化，ウイルス感染，寒い環境での運動などに引き続き起こることが多い．しかし，引き金となる原因がはっきりしない場合もある．一部の患者では，アスピリン内服後に誘発されるが，その原因はシクロオキシゲナーゼ経路が阻害されるためである．このアスピリン

[*4] Ig
immunoglobulin（免疫グロブリン）

喘息には，遺伝的因子がかかわっていると思われる。発作中，患者は非常に強い呼吸困難，起坐呼吸を認め，不安に満ちた状態になり，そして胸部絞扼感を訴えることもある。呼吸補助筋が活発に働く。肺は過膨張し，楽音性いびき音が全肺野で聴取される。脈は速く，奇脈（吸気時に収縮期圧，脈圧が著しく低下する）がみられることもある。喀痰は喀出しにくく，粘っこい。胸部X線写真では過膨張所見がみられるが，それ以外は正常である。喘息重積状態は，気管支拡張薬とコルチコステロイドによる治療にもかかわらず，寛解を認めないまま，数時間から場合によっては数日間も発作が続く状態を意味している。しばしば激しい疲労，脱水，著明な頻脈などの徴候がみられる。胸部聴診音は十分な呼吸ができなくなるために，むしろ異常に静かとなり，精力的な治療が緊急に必要となる。

　喘息の重症度にもよるが，発作のない時期は症状がなく，検査所見やスパイロメトリーも正常な患者がいる。一方，発作のない時期でも症状が持続し，コントロールのために日々処方を必要とする患者もいる。

● 気管支拡張薬

気管支収縮を回復させたり，収縮を阻止する薬剤が，喘息患者治療の主役をなしている。

βアドレナリン刺激薬

βアドレナリン受容体には2種類ある。$β_1$受容体は，心臓，その他に存在し，その刺激によって心拍数が増加し，心筋の収縮力が増加する。$β_2$受容体の刺激は，気管支，血管，子宮の平滑筋を弛緩させる。部分的，または完全な$β_2$受容体選択的刺激薬が，現在では非選択的刺激薬に代わって用いられている。サルブタモールと

喘息に対する気管支拡張薬

βアドレナリン刺激薬
- $β_2$受容体選択的刺激薬が，現在ではもっぱら使われている
- 長時間作用薬は慢性安定期の管理には有用であるが，吸入ステロイド薬と常に併用しなければならない
- 短時間作用薬は，緊急時のレスキューのために使用する

吸入ステロイド薬
- これらの薬剤は噴霧吸入で使われ，軽症の場合を除く患者に適用される

補助的な薬剤
- ロイコトリエン受容体拮抗薬，メチルキサンチン製剤，クロモリンは，有用な補助的薬剤である

levalbuterolが最もよく使われる。これらの薬剤は，中等度の作用時間をもつ。ホルモテロールやサルメテロールのような長時間作用薬は毎日使用することができるが，常に吸入ステロイド薬と一緒に使わなければならない。これらのすべての薬剤は，肺内のβ_2受容体に結合し，アデニルシクラーゼの活性を増加させて，直接平滑筋を弛緩させる。これによって，細胞内サイクリックアデノシン一リン酸（cAMP）濃度を上昇させることによって，喘息発作を減少させる（図4-15）。また，気道浮腫や気道炎症に対しても有効である。これらの薬剤の抗炎症作用は，細胞表面のβ_2受容体に結合することによって，直接，炎症細胞機能を抑制して発揮される。これらの受容体には多型性があり，それが反応の仕方に影響を及ぼす。

これらの薬剤は噴霧吸入されるが，定量噴霧器またはネブライザーが好んで用いられる。喘息発作時に頻回に使用すると，薬剤に対して耐性となることがある。しかし，慢性安定期の患者の管理として使用する際には一般にあまり問題とはならない。

吸入ステロイド薬

コルチコステロイドは，2つの異なる作用をもっている。すなわち，炎症・免疫応答を抑制し，β受容体発現またはその機能を増強する。喘息は本質的に炎症性の疾患であるため，吸入ステロイド薬は重症度にかかわらず症状のあるすべての患者に対して第1選択薬となるコントローラーである（すなわち毎日使用する薬剤である）。吸入ステロイド薬がより重症度の高い患者に適用されるCOPDとは対照的である。現在のガイドラインでは，1週間のうちに2回以上症状のある場合，1週間に2回以上吸入β刺激薬を使用する場合，喘息症状のために夜間頻回に覚醒する場合には，吸入ステロイド薬を推奨している。現在，いろいろな種類の吸入ステロイド薬が入手可能であり，指示どおりに使用すれば，体循環に吸収されるコルチコステロイド量はわずかであり，ほとんど重篤な副作用の問題はない。患者の多くは，ステロイド薬とβ_2刺激薬の配合薬を吸入している。

抗コリン薬

抗コリン薬はCOPD患者の管理に非常によく使用されるが，大部分の喘息患者においては治療方針のなかに一般には取り入れられていない。しかし，副交感神経系が喘息の病態において役割を演じているといういくつかのエビデンスがある。長時間作用性抗コリン薬であるチオトロピウムは，吸入ステロイド薬やβ_2刺激薬による治療を強力に行っても症状のとれない患者に対し，有効な可能性があるとするエビデンスが最近いくつか示されている。しかし，これは今のところ標準的な治療方針ではない*。

クロモリンとnedocromil

これらの薬剤の詳細な作用機序はいまだ不明であるが，肥満細胞を安定化させること

* 訳注
チオトロピウム（商品名はスピリーバ）には現在喘息の適応もあるので，吸入ステロイド薬とβ_2刺激薬による治療でもコントロール不良な症例に対しては，日常診療において使用される場合も多いと思われる。

（図 4-15）やその他の幅広い効果により，気管支れん縮を抑制すると思われる。寒く乾燥した環境での運動に先立って発作を予防する場合や，ネコに対するアレルギーを有する患者がそのような環境を訪問する際の予防など，これらの薬剤の使用は限定的である。

メチルキサンチン製剤

テオフィリンやアミノフィリンなどのメチルキサンチン製剤は，気道平滑筋のホスホジエステラーゼを阻害することで気管支拡張効果を発揮する。過去には非常によく用いられたが，抗炎症効果や気管支拡張効果がステロイド薬や β_2 刺激薬に比べると弱く，中毒のリスクがあること，定時処方の際には血中濃度をモニタリングしなければならないことなどから，現在はあまり使用されなくなった。

ロイコトリエン受容体拮抗薬

ロイコトリエン C4，D4，E4 は喘息におけるアレルギー反応に深く関与することが判明しており，ロイコトリエン受容体拮抗薬（例：モンテルカストや zafirlukast）や 5-リポキシゲナーゼ阻害薬（例：zileuton）が現在処方されている。軽度から中等度の症例では，吸入ステロイド薬の代わりに使用される場合があるが，より重症例では，吸入ステロイド薬を含む既存の治療に加えることで，さらなる上乗せ効果を発揮する場合がある。これらの薬剤は，アスピリンや非ステロイド性抗炎症薬によって喘息が悪化する症例[*1]には特に有効である。

* 訳注 1
これらの病態をアスピリン喘息と呼ぶ。

抗 IgE 療法

IgE に対するモノクローナル抗体であるオマリズマブは，高用量吸入ステロイド薬でもコントロール不良で，血清 IgE 値が高く，原因となる抗原に対し陽性反応を示す中等度から高度の喘息患者に適応がある。どの患者が治療によく反応するかが予測できず，非常に高価であり，アナフィラキシー反応を含む過敏症のリスクがあるため，その使用は限定される[*2]。

* 訳注 2
実際には，適応を慎重に判断する必要があるという意味である。本邦ではかなり使用されている。

● 呼吸機能

慢性気管支炎や肺気腫の患者がそうであったように，喘息患者の呼吸機能上の変化は，一般にその病理学的変化の結果として起こるものである。

換気能力とメカニクス

発作時には，$FEV_{1.0}$，1 秒率，$FEF_{25-75\%}$，$\dot{V}max_{50\%}$，$\dot{V}max_{75\%}$ を含めた呼気流速のすべての指標が著しく低下する。FVC は，最大呼気の終わりのほうに向かって早期

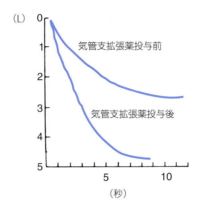

図 4-16　喘息患者での気管支拡張薬による治療の前と後の努力呼出検査の例　治療後に，呼気流速と肺活量が著しく増加している点に注目(Bates DV, Macklem PT, and Christie RV. *Respiratory Function in Disease*. 2nd ed. Philadelphia, PA：WB Saunders, 1971)。

に気道閉塞が起こるため，通常は減少する。発作と発作の間にあるときに，患者には症状がなく身体所見が正常であっても，通常は換気能力の異常が認められる。

　気管支拡張薬に対するこれらの指標の反応は，喘息では非常に重要である（図4-16 参照）。0.5％ サルブタモールを 2 分間噴霧吸入させるか，定量噴霧式吸入器を使い何回か吸入してから，その前後で検査を行う。典型的には，発作時に気管支拡張薬を投与すると，すべての指標が明らかに増加し，その変化が気道の反応性をみるのに有用である[*1]。増加の程度は，疾患の重症度により変化する。喘息重積状態では，気管支の反応性がなくなるために，わずかの変化しかみられない（そのような発作時には呼吸機能検査は通常行わないが）。繰り返しになるが，寛解期の患者では，気管支拡張薬の投与によって呼吸機能の改善が認められたとしても，通常はごくわずかである。

　気管支拡張薬による治療後の $FEV_{1.0}$ と FVC の相対的変化が，気管支れん縮が完全に改善したかどうかを示していることが明らかにされている。喘息発作時には，治療後の $FEV_{1.0}$ と FVC は同じ比率で増加する傾向にあり，そのため，1 秒率は低値にとどまり，ほとんど一定している。しかし，気管支平滑筋のトーヌスがほぼ正常の場合には，$FEV_{1.0}$ が FVC よりも多く改善し，そのため，1 秒率は，正常の約 75％ に近づいてくる。

　喘息患者のフローボリューム曲線は，肺気腫でみられるような，下に凸のえぐられた形は示さないが，典型的な閉塞性障害のパターンを示す（図 1-8 参照）。気管支拡張薬投与後は，すべての肺気量位で流速が増加し，曲線全体が TLC と RV が減少した方向に移動する[*2]。

　静的肺気量は増加し，発作時には，FRC と TLC の著しい増加が報告されている。

* 訳注 1
気道可逆性試験という。

* 訳注 2
フローボリューム曲線とともに，RV も記録した場合で，発作時には，TLC, RV が増加している。

RVの増加は，平滑筋トーヌスの増加，気道壁の浮腫や炎症，異常な分泌物の貯留などの結果として，努力呼出の際に，気道閉塞が早期に，高い肺気量で起こるためである。FRCとTLCが増加する原因は，まだ十分にわかっていない。しかし，肺弾性収縮力が減少し，肺圧量曲線が左上方に移動する（図 3-1 参照）。この変化も，気管支拡張薬が投与された後，正常に戻ってくる。この肺弾性収縮力の変化には，肺胞表面張力の変化が関与していることが示されている。肺気量の増加は，気道を拡張させる張力を増加させることになり，気道抵抗を減少させる傾向がある。ヘリウム希釈法で測定されるFRCは通常，体プレチスモグラフ法で測定されるものよりも著しく低値であり，この差は，気道閉塞の存在，または換気不良領域でガス平衡に達する時間が長くなっていることを反映している。

体プレチスモグラフ法で測定される気道抵抗は増加しており，気管支拡張薬使用後に低下する。気管支れん縮はすべての太さの気道に起こり，気道コンダクタンスと肺弾性収縮圧の関係は，著しく異常となる（図 4-10 参照）。太い気管支と中等度の太さの気管支の狭窄は，直接気管支鏡で認められる。

ガス交換

低酸素血症は，喘息では普通に認められ，換気-血流比不均等が原因である。換気不均等の存在を示す証拠は多くあり，放射性ガスを用いた測定では，換気不良領域の存在が示される。また，著しい局所的血流分布不均等がみられ，異なった領域で時間の経過に伴って，一時的な血流減少が認められる。生理学的死腔量と生理学的シャントが一般に異常に多くなっている。

47歳の喘息患者の換気と血流の分布例を，図 4-17 に示した。この患者は，測定時にごく軽い症状しかみられなかった。その換気と血流の分布は，図 2-8 に示した健常者のものとは著しく異なっている。特に，2峰性の分布がみられ，全血流量のうちのかなりの量（約25%）が，非常に低い $\dot{V}_A/\dot{Q}$ 領域（約0.1）に達している。この結果が，この患者の動脈血 P_{O_2} 81 mmHg という軽度の低酸素血症の原因となっている。驚いたことに，この疾患に特徴的な気道内の粘液栓が存在していることから推定される，純粋なシャント（無換気肺胞への血流）はみられない。

この患者に気管支拡張薬であるイソプロテレノールを噴霧吸入したときにFEF$_{25-75\%}$が3.4 L/秒から4.2 L/秒へと上昇した。このように，この患者の気管支れん縮はある程度改善した。そのときの換気と血流の分布の変化を図 4-18 に示した。低 $\dot{V}_A/\dot{Q}$ をもつ肺胞への血流が，全血流量の約25%から50%に増加した結果，動脈血 P_{O_2} が81 mmHgから70 mmHgへと低下していることに注目してほしい。低 $\dot{V}_A/\dot{Q}$ 領域の平均 $\dot{V}_A/\dot{Q}$ は，0.10から0.14へとわずかに増加しており，このことは，これらの領域への換気量の増加が血流量の増加よりわずかに多いことを示している。シャントは，この場合もみられない。

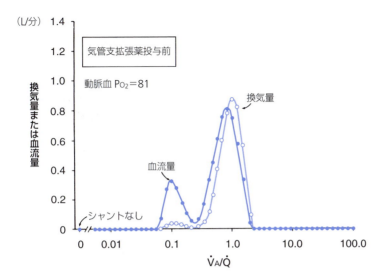

図 4-17 喘息患者の $\dot{V}_A/\dot{Q}$ の分布　2峰性を示し，血流の約25%が $\dot{V}_A/\dot{Q}$ が0.1の領域に達していることに注目。

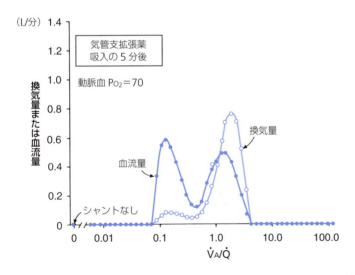

図 4-18 図4-16に示したのと同じ患者において，気管支拡張薬であるイソプロテレノール噴霧吸入した後の成績　低 $\dot{V}_A/\dot{Q}$ 領域への血流が増加し，それに伴って動脈血 P_{O_2} が下降している。

　イソプロテレノール，アミノフィリン，テルブタリンを含め，多くの気管支拡張薬が，喘息患者の動脈血 P_{O_2} を低下させる。低酸素血症が増強する機序としては，低換気領域の血管れん縮の改善によることが明らかである。この血管れん縮は，おそらく気管支収縮と同じように，メディエータが放出された結果として起こっていると思

われる。P_{O_2} の低下は，生理学的シャントと死腔量の増加を伴っている。しかし，実際には，気道抵抗を減少させるような薬剤の好ましい効果が，軽度の低酸素血症の増悪に勝っているのである。

図 4-17, 4-18 に示されるように，無換気肺領域への血流，すなわち，シャントが欠損していることは，特に剖検例の喘息患者で多くの気道に粘液栓が認められる事実からして，なぜそうなるのかと思うような際立った所見である。おそらくその理由は，完全に閉塞した細気管支の末梢部分が，側副換気によって換気が行われるためであろう。このことは，図 1-11 に図式的に示した。同じようなことが，慢性気管支炎患者の肺内にも存在するものと思われる（たとえば，図 4-12 参照）。

喘息患者の動脈血 P_{CO_2} は，疾患の進行した状態を除いて，正常ないし低下している。P_{CO_2} は，換気-血流比不均等のある肺胞への換気が増加することによって，その上昇が防がれている（図 2-9 と比較）。多くの患者で，軽度の低酸素血症により，末梢化学受容体が刺激されたり，肺内受容体が刺激されることによって換気が増加してくるために，P_{CO_2} は発作時 30 mmHg 台の半ば，ないし前半にある。

喘息重積状態では，動脈血 P_{CO_2} は上昇し始め，pH は低下する。これは，呼吸不全の切迫を示す悪い状態で，人工呼吸管理も視野に入れた迅速な集中治療の必要性を意味している（第 10 章参照）。疾患の重症度が十分に評価されず初期治療が不十分であると，しばしば呼吸不全のために重症発作で亡くなることがある。

CO 肺拡散能力は，合併症のない喘息では，正常ないし高値にある。もし減少していれば，肺気腫の合併が疑われる。拡散能力が増加している理由は，おそらく肺気量の増加のためと思われる。健常者では，過膨張によって，拡散能力が増加するが，おそらく血液とガスの接点，すなわち，肺胞-毛細血管関門の面積が増加するためと思われる。

限局性気道閉塞

本章では，これまで，びまん性気道閉塞を来す病態，すなわち，肺気腫や慢性気管支炎のような不可逆性のものと，喘息のような可逆性のものについてのみ述べてきた（慢性気管支炎患者のなかには可逆性を示す者もある）。限局性閉塞は，はるかに少なく，閉塞の起点や重症度に応じて機能の障害はさまざまである。閉塞は，気道の内腔，壁内にあるか，壁の外側からの圧迫の結果としてもみられる（図 4-1 参照）。

● 気管閉塞

気管閉塞は，異物吸入，気管切開によるチューブ挿入後の狭窄，気管内の腫瘍，または腫大した甲状腺や著明な縦隔リンパ節腫脹のような気管外の腫瘍による圧迫の結

果，起こる。この状態では，吸気時と呼気時に喘鳴（stridor）があり，呼気・吸気フローボリューム曲線で異常を認め（図 1-9 参照），気管支拡張薬には反応しない。低換気のために，高炭酸ガス血症と低酸素血症がみられる（図 2-2 参照）。

● 気管支閉塞

気管支閉塞はしばしば，たとえば，ピーナッツやビー玉のような異物の吸入が原因となる。左肺より右肺でしばしば認められるが，これは，左主気管支が右気管支よりも大きな角度で気管と分岐しているためである。そのほかに，悪性または良性気管支腫瘍や，腫大した周囲リンパ節による気管支圧迫でも起こる。特にリンパ節は，その解剖学的関係から，右中葉気管支に影響を及ぼしやすい。

　もし閉塞が完全であれば，混合静脈血中の各ガス分圧の合計が，肺胞気よりも少ないため，血液にガスが拡散していき，吸収性無気肺が起こってくる。虚脱した肺葉は，X 線写真上でしばしば認められ，近接する肺の代償性過膨張と葉間隙の偏位もみられる。無換気肺の血流は減少するが，原因の 1 つには，低酸素性血管収縮によるものがあり，また，肺胞外血管と毛細血管における気量の減少による機械的効果によって，血管抵抗が増加するためでもある。しかし，この領域に流れる血液が存在することが，低酸素血症の一因となる。最も感度の高い検査は，100％酸素呼吸時に，肺胞気−動脈血 P_{O_2} 較差をみることである（図 2-6 参照）。局所性閉塞部位に感染が加わると，肺化膿症が起こる。もし閉塞が区域気管支，またはもっと末梢の気管支であれば，側副換気のため，無気肺は起こらない（図 1-11 参照）。長期にわたり気道の閉塞が続くと，閉塞部位より末梢に感染や気管支拡張を来すことがある。

▶『ウエスト 呼吸生理学入門：正常肺編 第 2 版』の 179 ページ（"West's Respiratory Physiology : The Essentials, 10th ed." の 168 ページ）を参照。

要点

1. COPD の患者は非常に多く，身体能力が著しく低下する。これらの患者は，肺気腫または慢性気管支炎，あるいはその両方が混在している。
2. 肺気腫は肺実質が傷害される疾患であり，肺胞壁の破壊を特徴とし，その結果，肺弾性収縮力の減少と動的気道圧縮現象を認める。
3. 慢性気管支炎は，過量の粘液分泌を伴う気道の炎症である。肺実質は正常，ないしほぼ正常である。
4. 喘息の特徴は，炎症を伴った気道過敏性の亢進である。気道狭窄は，典型的には時間とともに重症度によって変化する。
5. 上記のすべての疾患は，努力呼出検査において，$FEV_{1.0}$，FVC，1 秒率などの低下を伴う著しい変化を来す。

6 喘息は，吸入ステロイド薬やβアドレナリン刺激薬による治療が有効である。
7 禁煙に加え，吸入 β_2 刺激薬や吸入抗コリン薬が COPD 患者において治療の中心となる。より重症度の高い患者には，吸入ステロイド薬の適応がある。

症例検討へのいざない

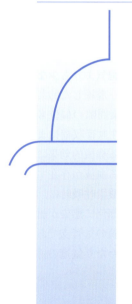

26 歳男性。2 日間に及ぶ息切れの増悪と胸部絞扼感を主訴に救急部を受診した。乾性咳嗽が増えており，吸気時に空気を胸に十分吸い込めない感じがあるという。数年前に喘息と診断されており，吸入ステロイド薬と発作時は短時間作用性吸入 β_2 刺激薬にて治療され，この数年間は良好な経過であった。しかし，数日前からの上気道感染に引き続き，症状改善のため β_2 刺激薬を頻回に使用するようになっていた。本日は吸入薬を使ってもあまり改善がないため，治療目的に来院した。救急部に来院時の身体所見は，体温 37℃，心拍数 110 回/分，血圧 110/75 mmHg，呼吸数 25 回/分，室内気吸入時の酸素飽和度 92％であった。視診では，呼吸に際し胸鎖乳突筋や肋間筋までもが動員されていた。両側肺野にびまん性に喘鳴が聴取され，呼気が延長していた。胸部 X 線では局所的な異常陰影を認めないが，肋間腔の拡大や両側横隔膜の平坦化がみられた。

- 健康なときと比べ，現在の彼の機能的残気量や残気量はどのように変化しているか？
- 喘息は呼気時に気流閉塞を来す疾患であるが，彼はなぜ十分に息が吸えないと感じるのか？
- 最も考えられる低酸素血症の原因は何か？
- 動脈血ガス分析を行った場合，動脈血 P_{CO_2} にはどのような変化があると考えられるか？
- この時点での適切な治療は何か？

設問

個々の設問について，最も正しい答えを選びなさい。

1 次のどの肺気腫のタイプで，肺尖部に優位な病変を認めるか？
　A　α_1 アンチトリプシン欠乏症が原因となる肺気腫
　B　細葉中心型肺気腫

C 汎細葉型肺気腫
D 傍隔壁型肺気腫
E 片側性肺気腫

2 タイプ A の COPD 患者は（タイプ B と対照的に）傾向として：
A 喀痰を伴う咳を強く認める
B 肺気量がより少ない
C 肺弾性収縮力が減少する
D 低酸素血症がもっと強くなる
E 肺性心を発現する可能性が高い

3 喘息患者の発作時に気管支拡張薬を投与したとき，減少するのは次のどれか？
A $FEV_{1.0}$
B 1 秒率
C FVC
D $FEF_{25-75\%}$
E FRC

4 60 pack-year の喫煙歴のある 58 歳男性が，1 年に及ぶ息切れの悪化にてクリニックを受診した。咳はない。身体所見としては，やせ型で，聴診にて肺野のあちこちに喘鳴を聴取，呼気が延長していた。クリニックで施行したスパイロメトリーでは，$FEV_{1.0}$ が予測値の 45％，FVC が予測値の 65％，1 秒率が 58％であった。胸部 X 線写真の背腹像と側面像でみられる所見は次のどれか？
A 両側肺門リンパ節腫脹
B 胸骨後腔の縮小
C 肺血管陰影の減少
D 両側びまん性の陰影
E 肺底部での網状陰影

5 22 歳女性が繰り返す呼吸困難，胸部絞扼感，咳嗽を訴えている。彼女は数か月前にもこれらの症状で救急外来を受診し，サルブタモールの吸入薬を処方され症状が改善した経緯がある。彼女は週 5 回以上は吸入薬を使用し，夜間これらの症状で覚醒する際には少なくとも週 2 回は吸入をしている。スパイロメトリーでは，$FEV_{1.0}$ が予測値の 65％，FVC が予測値の 80％，1 秒率が 65％であった。これらの指標は吸入気管支拡張薬によりすべて有意に改善する。疾患の管理をよりよくするのに毎日使用すべき薬剤は次のどれか？
A 抗 IgE 療法

B　クロモリン
C　長時間作用性吸入抗コリン薬
D　吸入ステロイド薬
E　長時間作用性吸入 β_2 刺激薬

6 　5 pack-year の喫煙歴がある 38 歳男性が，労作時息切れが悪化するために呼吸器の外来を受診した。診察では呼気に喘鳴が聴取され，呼気の延長を認めた。呼吸機能検査では，気道可逆性のない気流閉塞があり，胸部単純 X 線写真では，肺の過膨張，横隔膜の平坦化，両側下肺野での透過性亢進を認めた。この患者において正しいのは次のどれか？

A　呼吸器以外の臓器に問題はない
B　α_1 アンチトリプシン欠損症について検査すべきである
C　Z 遺伝子でのヘテロ接合体患者である可能性が高い
D　有効な治療法はない
E　この疾患では片肺に気腫がみられることが多い

7 　63 歳女性が，18 か月に及ぶ労作時の息切れのために精査を行っている。彼女は教師を退職しており，30 年間の喫煙歴がある。スパイロメトリーでは，$FEV_{1.0}$ が予測値の 59％，FVC が予測値の 78％，1 秒率が 62％であり，気道可逆性はない。胸部 X 線写真では，肺の過膨張，胸骨後腔の拡大，横隔膜の平坦化を認めた。さらなる呼吸機能検査を行った場合，認められるのは次のどれか？

A　FRC の減少
B　残気率の低下
C　TLC の減少
D　CO 肺拡散能力の増加
E　残気量の増加

8 　喘息の既往がある 16 歳の少女が，吸入気管支拡張薬を使っても胸部絞扼感と喘鳴が改善しないため救急部に搬送された。診察時，室内気吸入時の酸素飽和度は 92％で，呼吸補助筋を使いながら呼吸しており，呼気時にびまん性に喘鳴を聴取した。動脈血ガス分析の結果は，P_{CO_2} 22 mmHg，P_{O_2} 62 mmHg であった。鼻カニューラで 2 L/分の酸素吸入後，P_{O_2} は 90 mmHg まで改善した。低酸素血症の原因として最も考えられるのは次のどれか？

A　拡散障害
B　過換気
C　低換気
D　シャント
E　換気-血流比不均等

5

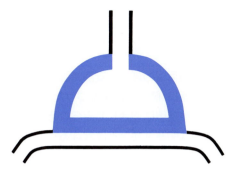

拘束性疾患
Restrictive Diseases

肺実質の病変
肺胞壁の構造
　細胞の種類
　間質
びまん性間質性肺線維症
　病理
　病因
　臨床的特徴
　呼吸機能
　治療とその効果
その他の肺実質の拘束性疾患
　サルコイドーシス

過敏性肺炎
薬剤，毒物，放射線で引き起こされる間質性病変
アスベスト肺
膠原病
癌性リンパ管炎
胸膜病変
気胸
　自然気胸
　緊張性気胸
　呼吸機能
胸水
胸膜肥厚
胸壁の病変
側弯症
強直性脊椎炎
神経筋疾患

拘束性疾患は，肺実質の変化，あるいは胸膜，胸壁，または神経筋組織の病変のために，肺の拡張が制限されるような病態であ

る。これらの病変は，肺活量の減少，安静時肺気量の減少（通常）を特徴とするが，気道抵抗（肺気量に関連づけた気道抵抗）は増加しない。拘束性と閉塞性疾患は混合してみられることもあるが，純粋な型の拘束性疾患は閉塞性疾患とは異なるものである。

肺実質の病変

肺実質という用語は，肺内の肺胞組織のことを指している。ここで，肺実質の構造について簡単に復習しておく。

● 肺胞壁の構造

図 5-1 は，肺胞壁における肺毛細血管の電子顕微鏡写真（電顕像）を示している。酸素が肺胞気から赤血球内のヘモグロビンに達するには種々の組織を通過するが，それらは，肺サーファクタント（この電顕像には示されていない），肺胞上皮，間質，毛細血管内皮，血漿，赤血球などの層である。

細胞の種類
異なる種類の細胞は異なった機能をもち，傷害に対しても反応の仕方が異なる。

Ⅰ型上皮細胞
この細胞は肺胞壁を構成する主要な細胞で，細胞質の部分が著しく伸展して，ほぼ肺胞表面全部を覆っている（図 5-1 参照）。この細胞の主要な機能は肺胞の機械的な支持である。細胞分裂することはまれであり，代謝的には活発でない。Ⅰ型細胞が傷害されると，Ⅱ型細胞に置き換えられ，それが後でⅠ型細胞に変わっていく。

Ⅱ型上皮細胞
この細胞はほぼ球状の細胞（図 5-2 参照）で，肺胞壁に対して支持的作用はほとんどもたないが，代謝面で活発である。この細胞の電顕像は，リン脂質を含んだ層状体を示している。これは小胞体で形成され，Golgi（ゴルジ）体を通過し，最終的には肺胞腔へ押し出されてサーファクタントを形成する。肺胞壁の傷害後，これらの細胞は素早く分裂して肺胞壁表面を覆い，その後，Ⅰ型細胞に変化していく。Ⅲ型細胞も報告されているが，ごくまれにしか認められず，その機能もわかっていない。

▶『ウエスト 呼吸生理学入門：正常肺編 第2版』の123〜124ページ（"West's Respiratory Physiology : The Essentials, 10th ed." の 114 ページ）を参照。

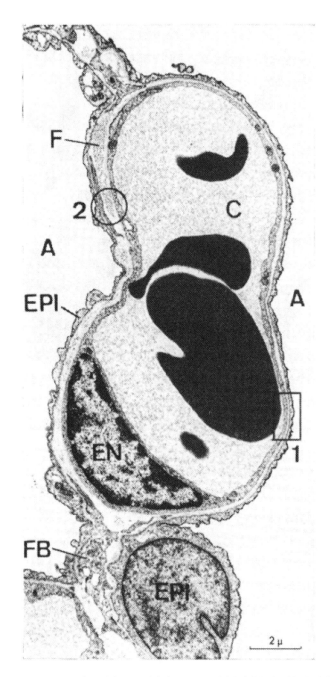

図 5-1 肺胞壁の電子顕微鏡写真（電顕像） A：肺胞腔，EPI：Ⅰ型肺胞上皮細胞の核と細胞質，C：毛細血管内腔，EN：血管内皮細胞の核，F：コラーゲン細線維，FB：線維芽細胞，1：肺胞-毛細血管関門の薄い部分，2：肺胞-毛細血管関門の厚い部分（Weibel ER. Morphological basis of alveolar-capillary gas exchange. *Physiolo Res* 1973；53：419-495）

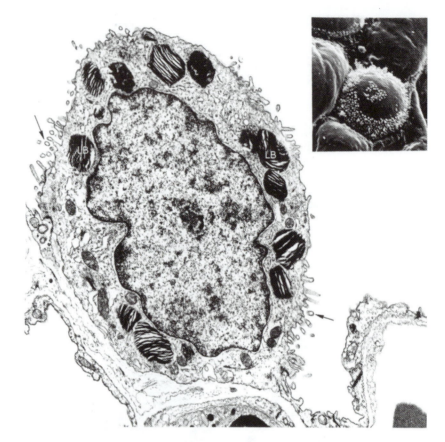

図 5-2 Ⅱ型上皮細胞の電顕像(10,000 倍) 層状体(LB),大きな核,細胞の辺縁で主に濃縮される微絨毛(矢印で示されている),およびオルガネラ(organelle)に富む細胞質がみられる.右上の図は,Ⅱ型上皮細胞の表面を走査型電顕で示したものである.表面には,微絨毛の特徴的な分布がみられる〔3,400 倍;Weibel ER, Gil J. Structure-function relationships at the alveolar level. *In*: West JB (ed). *Bioengineering Aspects of the Lung.* New York, NY: Marcel Dekker, 1977〕.

肺胞マクロファージ

この細胞は肺胞壁を動き回り,異物や細菌を貪食する,清掃の役割をする細胞である.細胞は,取り込んだ異物を消化するためのリゾチームをもっている.

線維芽細胞

この細胞は,肺胞壁の間質の構成成分であるコラーゲンとエラスチンを合成する.種々病変の後で,これらの物質が多量に蓄積し,間質の線維化をまねく.

間質
　間質は，肺胞上皮と毛細血管内皮との間の部分を意味する。図5-1に示すように，毛細血管の一側では間質は薄く，上皮層と内皮層の基底膜が融合して存在する。毛細血管の別の側では，間質は通常，幅広く，Ⅰ型コラーゲン線維を含んでいる。この厚い部分は，主に内皮を介して液体の交換に関与し，薄い部分はガス交換の大部分に関与している。

　間質組織は，肺内の他の部分でもみられる。特に大きな血管や気道の周辺の血管，気管支周囲組織，あるいは葉間中隔にみられる。肺胞壁の間質は，血管周囲の空隙（図6-1参照）とつながっており，毛細血管からリンパ管へ液体が流れる経路になっている。

● びまん性間質性肺線維症

　この病態を表す名称は混乱している。同義語には，特発性肺線維症や間質性肺炎や原因不明の線維化性胞隔炎がある。一部の医師は，"線維症"という用語は，患者の末期まで使わないようにしている。この章の後半で言及するその他の病変の多くのものにもみられることなので，ここで，呼吸機能の変化について詳細に解説する。

病理
　主な特徴は，肺胞壁の間質部分の肥厚である。初期には，リンパ球や形質細胞の浸潤をみる。その後，線維芽細胞が現れ，厚いコラーゲン線維束を形成する（図5-3参照）。これらの変化は，肺内に不規則に分布している。患者によっては，病変の早期に，マクロファージやその他の単核細胞を含む細胞性滲出液が肺胞内に認められる。このような変化は"剥離"と呼ばれる。明らかに肺胞構造は破壊され，瘢痕化によって，終末細気管支や呼吸細気管支が拡張し，"蜂巣肺"と呼ばれる多数の含気性囊胞性の空隙が生じる。

病因
　患者によっては免疫反応が示されているが，病因は不明である。

臨床的特徴
　この疾患は比較的まれで，40歳代〜60歳代までの成人に発症する傾向がある。患者はしばしば，浅表性（せんぴょう）の呼吸を伴い，典型的には労作時に悪化する呼吸困難を訴える。患者はじりじりするような乾性咳嗽を訴えることが多いが，発熱，喀血，胸痛，その他の全身症状はない。

　身体診察時に，重症例では安静時に軽度のチアノーゼがみられる。典型的には，運

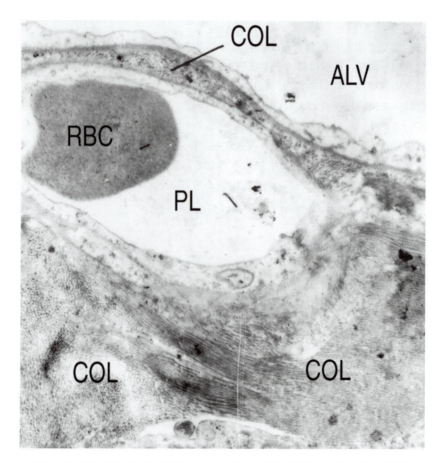

図 5-3 びまん性間質性肺線維症患者の電顕像 コラーゲンの厚い線維束がみられる。ALV：肺胞腔，COL：コラーゲン，PL：血漿，RBC：赤血球。図 5-1 と比較（Gracey DR, Divertie MD, Brown AL, Jr. Alveolar-capillary membrane in idiopathic interstitial pulmonary fibrosis. Electron microscopic study of 14 cases. Am Rev Respir Dis 1968；98：16-21）。

動時に悪化する。細かな捻髪音（これはしばしばラ音とも呼ばれる）が通常，両側肺全体で聴取され，特に吸気の終わりに向かって聴かれる。ばち指はよく認められる。胸部 X 線写真（図 5-4）上，網状または網状粒状陰影が，特に肺底部で認められる。横隔膜近くにみられる斑状影は，肺底部肺虚脱のためと思われる。疾患が進行すると蜂巣状陰影が認められるが，これは胸部 CT にて最も評価しやすい。この所見は，肥厚した組織に囲まれた多数の含気性嚢胞の存在によって認められる（図 5-5）。CT はまた，周囲の線維組織によって拡張された気道を示す。この現象は牽引性気管支拡張と呼ばれる。典型例では肺は小さく，横隔膜は挙上している。

　疾患の進行に伴い，肺性心が合併する。疾患は知らぬ間に進行することが多く，診

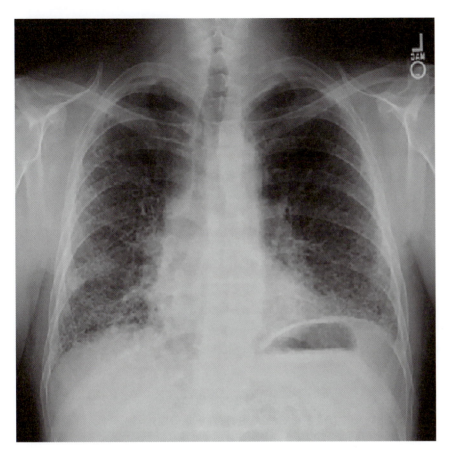

図 5-4　特発性肺線維症患者の胸部 X 線写真　小さく収縮した肺および胸郭と，横隔膜の挙上に注目。双方の肺，特に肺底部に網状あるいは"網様"の陰影がみられる。図 4-8A の正常所見と比較のこと。

断から数年以内に末期の呼吸不全で亡くなるという経過が典型的である。数日から数週間の経過で急性増悪する場合もあり，死亡につながるリスクが高い。

呼吸機能
換気能力と換気メカニクス

スパイロメトリーでは，典型的に拘束性障害のパターンが明らかである(図 1-2 参照)。努力肺活量(FVC^{*1})は著しく減少するが，呼気は素早く行われ，1 秒量($FEV_{1.0}{}^{*2}$)は低値であるが，1 秒率($FEV_{1.0}/FVC$)は正常あるいは異常に高い値を示す。努力呼出スパイログラムの矩形波形は，閉塞性障害のそれと著しい対照を示す(図 4-16 と比較)。最大中間呼気速度($FEF_{25-75\%}{}^{*3}$)は正常，ないしむしろ増加している。フローボリューム曲線は，閉塞性疾患でみる下に凸のえぐられた形は示さず，絶対肺気量に

★1　FVC
forced vital capacity
★2　$FEV_{1.0}$
forced expiratory volume in 1 second
★3　$FEF_{25-75\%}$
forced expiratory flow 25-75%

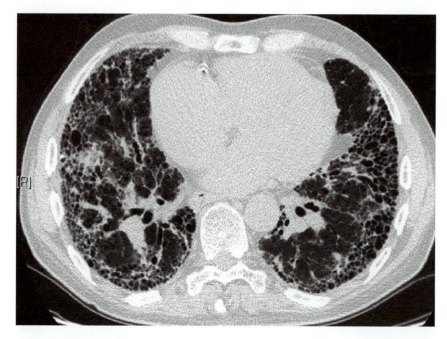

図 5-5　特発性肺線維症患者の胸部 CT の一画面　特に肺末梢にみられる顕著な小葉間隔壁の肥厚と蜂巣状陰影に注目。

関連させてみると，流速は正常よりむしろ高値になっていることがしばしばみられる。これは図 1-5 にも示されており，拘束性疾患の曲線の下降脚が，健常者の曲線

★1 $\dot{V}_A/\dot{Q}$
ventilation perfusion ratio
★2 P_{CO_2}
partial pressure of CO_2（二酸化炭素分圧）

びまん性間質性肺線維症における呼吸機能の特徴
● 浅表性の呼吸を伴う呼吸困難
● すべての肺気量の減少
● 1 秒率（$FEV_{1.0}$ / FVC 比）は正常か高値
● 肺気量との関係でみると，気道抵抗は正常か低値
● 肺コンプライアンスの低下
● 全肺気量（TLC）における胸腔内圧の著明な陰圧
● 主に換気-血流比（$\dot{V}_A/\dot{Q}$★1）不均等による動脈血低酸素血症
● 運動時の低酸素血症の原因となると思われる拡散障害
● 動脈血 P_{CO_2}★2 は正常か低値
● CO 肺拡散能力の低下
● 肺血管抵抗の増加

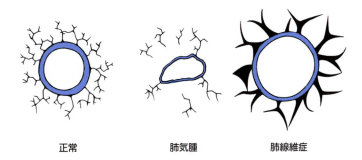

図 5-6　肺気腫および間質性肺線維症患者の気道内径　肺気腫患者では，肺胞構造の破壊に伴う肺弾性収縮力の減少により，気道を拡張させるように働く張力が減少するため，気道が虚脱しやすい傾向にある．対照的に，肺線維症では，気道を拡張させるように働く張力が著しく上昇し，その結果，各肺気量位での気道内径が増大する．

より上方に存在するのが認められる．

全肺気量（TLC[★1]），機能的残気量（FRC[★2]），残気量（RV[★3]）を含めて，すべての肺気量は減少している．しかし，それらの相互の量的関係は，多かれ少なかれ保たれている．肺圧量曲線は平坦で，下方に移動（シフト）している（図 3-1 参照）．その結果，どの肺気量位（レベル）でも，肺内外圧差（Ptp[★4]）が異常に高くなっている．TLC で生じる最大肺弾性収縮圧は，典型的には健常者よりも高値である．

これらの結果のすべてが，肺胞壁の線維化を示す病理所見とよく一致している（図 2-5 と図 5-3 参照）．皮膚の瘢痕が伸展性を減少させるのと同じように，このような線維化組織が肺の伸展性を減少させる．その結果，肺気量は小さく，それを拡張するために異常に高い圧が必要となる．気道自体が特異的に傷害されることはないが，肺気量が減少するために気道内径は狭小化する傾向にある．しかし，周囲肺実質から気道壁を拡張させる方向に働く張力が異常に高いために，各肺気量位における気道抵抗は正常ないしむしろ減少している（図 5-6 参照）．これに関連した病理所見として蜂巣肺があるが，これは，周囲の肥厚した瘢痕組織によって，終末気管支と呼吸細気管支が牽引され，拡張するために起こってくる．

ガス交換

一般には，動脈血 P_{O_2}[★5]，動脈血 P_{CO_2} はともに低下し，pH は正常である．低酸素血症は，通常では病変が進行するまでは安静時には軽度である．しかし，運動時には P_{O_2} はしばしば著明に低下し，チアノーゼがみられることもある．完成されたこの疾患では，生理学的死腔量と生理学的シャントがともに増加する．

これらの患者でみられる低酸素血症に対する，拡散障害と換気-血流比（$\dot{V}_A/\dot{Q}$）不均等の相対的な関与については，長期にわたって論争されてきている．図 2-5，5-3

[★1] TLC
total lung capacity
[★2] FRC
functional residual capacity
[★3] RV
residual volume
[★4] Ptp
transpulmonary pressure

[★5] P_{O_2}
partial pressure of O_2
（酸素分圧）

に示されている組織所見は，肺胞-毛細血管関門（血液とガスの接点）が正常の何倍にも肥厚している（図5-1と比較）ことを示しているので，このことが肺胞気から毛細血管血への酸素の拡散を遅延させると主張するのは当然である．加えて，運動時に低酸素血症が増強するのは，運動によって血流が亢進し，肺毛細血管内を流れる赤血球の速度が増してくる（図2-4参照）ためで，拡散障害の機序と一致する．

しかし，拡散障害が，このような病態における低酸素血症の主な原因ではないことはわかっている．第1には，正常肺は拡散に対して非常な予備力があり，血液のP_{O_2}は毛細血管を通過していくその初期に，肺胞気中のP_{O_2}にほぼ達している（図2-4参照）．加えて，これらの患者には，肺内に著しい換気-血流比不均等が存在する．このことは，図2-5と図5-3に示すような構造上の破壊があれば当然であろう．その不均等性については，単一呼吸窒素洗い出し法*，あるいは放射性ガスを使った局所呼吸機能の測定によって示されている．

2つの考えられる機序について低酸素血症に対する役割を分けて考えるためには，$\dot{V}_A/\dot{Q}$不均等の程度を測定し，低酸素血症のどのくらいが，この機序によるものかを決定する必要がある．実際に，間質性肺疾患患者を対象に，多種不活性ガス洗い出し法で，その点が検討されている．図5-7は，安静時の低酸素血症は，これらの患者に存在する換気-血流比不均等の程度で正しく説明できることを示している．しかし，図5-8は，間質性肺疾患患者の運動時に観察される動脈血P_{O_2}の値は，それらの患

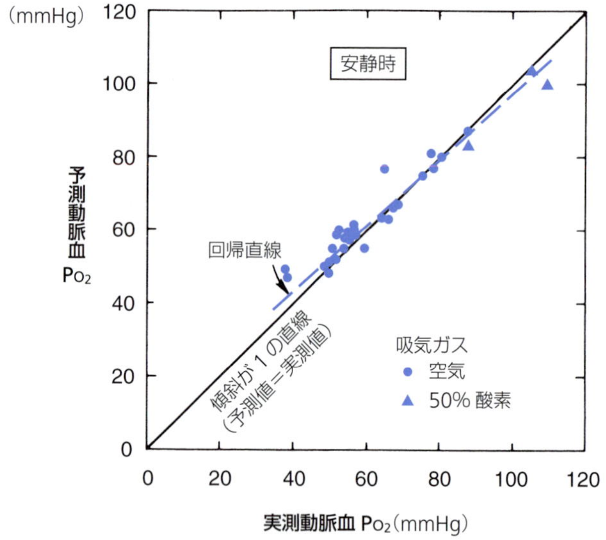

* 訳注
教科書によっては，"単一N_2洗い出し法"と記載することもある．

図5-7 間質性肺疾患患者でみられる低酸素血症の機序に関する研究　この図は，換気-血流比不均等のパターンから予測される動脈血P_{O_2}が実測動脈血P_{O_2}とよく一致することを示している．このように，安静時の低酸素血症は，換気-血流比不均等ですべて説明することができる．

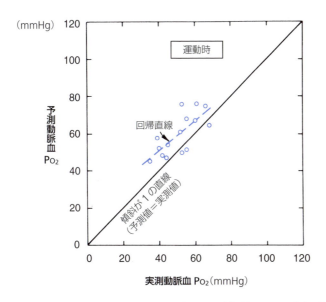

図 5-8 図 5-7 に示した同じ患者の運動時の成績　運動時には実測動脈血 P_{O_2} は，換気-血流比不均等のパターンから予測される値より低値である。このことは，低酸素血症の機序として，換気-血流比不均等以外の機序，すなわち，拡散障害が作用していることを示唆している。

者で測定された換気-血流比不均等の度合いから予想される値よりたいてい低くなっていることを示し，低酸素血症の原因として他の因子が作用していることを示している。これらの患者では，他の因子として，拡散障害が最も考えられる。しかし，拡散障害が原因となる低酸素血症は運動時に明らかで，その場合でさえも，肺胞気-動脈血 P_{O_2} 較差全体の約 1/3 だけに関与している程度である。

　これらの患者では，換気-血流比不均等が明らかに存在するにもかかわらず，動脈血 P_{CO_2} は低下している（一般には，30 mmHg 台の半ばないし前半）。これは，肺胞換気量の増加のためである（図 2-9 と比較）。換気量増加の理由ははっきりしない。この疾患では，肺内受容体の刺激のため，換気調節が異常なことが示されている（下記を参照）。低酸素血症による末梢化学受容体の刺激が，1 つの因子と思われる。動脈血 pH は通常，安静時には正常である。しかし，運動の後半では乳酸蓄積によって，代謝性アシドーシスが起こる可能性があるが，過換気とその結果としての呼吸性アルカローシスのため，動脈血 pH は著しく上昇する（図 3-3 と比較）。疾患の最終段階でみられる呼吸不全時には，P_{CO_2} の上昇により pH が低下する。

　CO 肺拡散能力は，これらの患者では，5 mL/分/mmHg 付近へとしばしば著しく減少している（正常値は，年齢，体格にもよるが，25〜30 mL/分/mmHg 付近である）。この検査値は，診断上，有効な指針で，もし CO 肺拡散能力の低下がなければ，この疾患の診断は疑わしいとすべきである。その減少は，一部は肺胞-毛細血管

関門の肥厚によるものである（図 2-5 参照）。加えて，多くの血管が線維化の過程で閉塞されるために，毛細血管血液量が減少するためである。実測 CO 肺拡散能力が低下する，その他の因子として，肺からの不均等呼気の原因となる換気-血流比不均等が，おそらく関与している。CO 肺拡散能力は，肺胞-毛細血管関門の性状のみを反映するものではないと考えるべきである。

運動

軽度のびまん性間質性肺線維症患者では，安静時よりも運動時に呼吸機能障害がさらに明らかに示される。図 3-3B に示されている変化は，過敏性肺炎患者のものであるが，典型的なものである（下記を参照）。最大酸素摂取量と二酸化炭素排出量は，図 3-3A の正常値に比べて著しく制限されている。運動時の換気量の増加の程度は著しい。この著しい増加は，主に最大運動時に 60 回/分以上にも達する呼吸数の著しい増加のためである。

酸素摂取量，二酸化炭素排出量の増加には比例しないような著しい換気量の増加のために，肺胞気 $P{CO_2}$ と動脈血 $P{CO_2}$ は下降し，肺胞気 $P{O_2}$ は上昇する。しかし，前に示したように，動脈血 $P{O_2}$ は下降し，肺胞気-動脈血 $P{O_2}$ 較差が増大する。この成績をまねく原因はある程度，肺の拡散障害で説明できる（図 5-8 参照）。しかし，運動時の低酸素血症の大部分は，換気-血流比不均等が原因である。

運動時に動脈血 $P{O_2}$ を低下させる理由の 1 つとして，心拍出量の増加が異常に少ないことが挙げられる。これらの患者では，典型的には肺血管抵抗が増加している。これは，特に運動時に明らかで，肺動脈圧がかなり上昇する。高い血管抵抗は，間質性肺線維症により肺毛細血管床の多くが閉塞されることが原因と考えられる（図 2-5 参照）。その他の因子には血管平滑筋の肥大があり，その結果，細動脈が狭小化する。換気-血流比不均等が存在するときに異常に心拍出量が減少すると，低酸素血症の原因となることを認識することは大切である。このことをみる方法の 1 つは，低心拍出量が混合静脈血の $P{O_2}$ を低下させることである（第 9 章参照）。その結果，ある換気-血流比の値をもった肺領域（肺ユニット）において，混合静脈血 $P{O_2}$ が正常のときに比べ，低い $P{O_2}$ をもつ血液の酸素化が不十分となる。

この因子の重要性は，我々の研究で間質性肺疾患患者で得られた成績を考えると明らかである。運動時に酸素摂取量が約 300 mL/分から 700 mL/分に増加すると，動脈血 $P{O_2}$ は 50 mmHg から 35 mmHg へ低下する。心拍出量は 4.6 L/分から 5.7 L/分へわずかに増加する。この運動量における心拍出量の正常値は，約 10 L/分である。このため，混合静脈血 $P{O_2}$ は 17 mmHg へと低下する（正常値は約 35 mmHg）。計算で求めてみると，もし，心拍出量が 10 L/分に増加していれば（そして，換気-血流比不均等のパターンは変化していないなら），動脈血 $P{O_2}$ はおよそ 10 mmHg は高い値になることがわかる。

換気調節

これらの患者で，特に運動時に浅表性の呼吸が認められることについては，既に言及した．その理由はわかっていないが，その呼吸パターンは，肺内刺激受容体またはJ（肺毛細血管近傍）受容体に生じる反射のためと考えられる．前者は気管支または上皮層に存在し，肺弾性収縮力増加のために気道への張力が増加する（図 5-6 参照）ことによって刺激される．J受容体は肺胞壁にあり，間質の線維化性変化によって刺激される．ヒトでこれらのいずれかの受容体の活動性が増加していることを直接証明した研究はない．しかし，実験動物での研究では，これらの反応が浅表性の呼吸の原因となることが示唆されている．

浅表性の呼吸は，肺コンプライアンスの低下している患者の呼吸仕事量を減少させる．しかし，他方では，解剖学的死腔換気量が増加し，肺胞換気量が減少するために，適切な呼吸量の調節が行われなければならない．

治療とその効果

びまん性肺線維症*は，ほとんどの患者が診断から5年以内に死の転帰をたどるという疾患である．これまでは生存率を改善する治療法がなかったが，チロシンキナーゼ阻害薬であるニンテダニブや抗線維化薬であるピルフェニドンが呼吸機能の経年的低下を抑制する可能性が示され，現在使用される頻度が増加している．肺移植は，厳格な適応基準を満たす患者を対象にしばしば行われている．

* 訳注
日常診療では，原因不明の特発性間質性肺炎および肺線維症と称することが多い．

● その他の肺実質の拘束性疾患

びまん性間質性肺線維症の呼吸機能変化は，その他の肺実質の拘束性疾患にとって1つの例となるものであるため，ある程度詳しく述べた．ここで，その他の拘束性病変について簡単に説明し，それらの疾患の呼吸機能パターンの差について解説する．

サルコイドーシス

この疾患は，特徴的な組織所見をもつ肉芽腫性病変の存在を特徴とする．病変はしばしば，多臓器に生じる．

病理

特徴的なのは，巨細胞とリンパ球とともに大きな組織球で構成される非乾酪性類上皮性肉芽腫である．この病巣は，リンパ節，肺，皮膚，眼，肝臓，脾臓，その他に形成

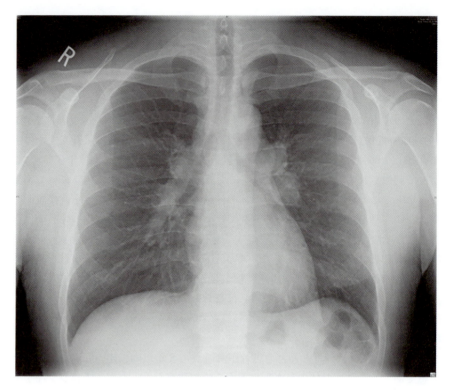

図5-9 サルコイドーシスの1期症例の胸部X線写真　両側肺門リンパ節腫脹があるが，肺実質には所見がない。

される。肺病変が進行すると，線維性変化が肺胞壁にみられる。

病因

免疫学的病因が最も考えられるが，まだはっきりしていない。可能性の1つは，未知の抗原が肺胞マクロファージによって認識され，その結果，Tリンパ球が活性化され，インターロイキン（IL*）-2が産生されることである。活性化されたマクロファージは，線維芽細胞を刺激する種々の産生物を放出し，それによって，間質に線維性組織が沈着すると考えられる。

* IL
interleukin

臨床的特徴

複数の病期が認められる。

- 0期：CTによって，腫大した縦隔リンパ節（リンパ節腫脹）を認めるが，胸部単純X線写真に所見はない。
- 1期：両側肺門リンパ節腫脹と，しばしば右傍気管リンパ節腫脹がみられる（図5-9）。呼吸機能に障害はない。多発関節痛と結節性紅斑を伴う場合は，この病態

をLöfgren(レフグレン)症候群と呼ぶ。
- **2期**：両側肺門リンパ節腫脹に加え，上中肺野に優位な網状陰影を認める。
- **3期**：上中肺野に優位な網状陰影を認めるが，肺門リンパ節腫脹は減弱する。
- **4期**：上肺野に優位な線維化を認め，肺気量は減少し，牽引性気管支拡張がしばしば認められる。

疾患には色々なステージがあるが，必ずしも低いステージから高いステージに進むわけではない。低いステージの患者の多くは無症状であり，何か他の理由(入社時の健診など)でX線写真を撮る際にサルコイドーシスと診断される場合が多い。症状が出現する場合には，呼吸困難と乾性咳嗽が典型的である。サルコイドーシスでは関節炎，ぶどう膜炎，耳下腺腫脹を来すことがあり，また心臓や中枢神経系にさまざまな合併症を来す*。

* 訳注
心臓や中枢神経系の合併症が死因になることもあり注意が必要である。

呼吸機能

この疾患の0期，1期では，呼吸機能障害はみられない。2期，3期では，典型的には拘束性障害を認めるが，胸部X線写真から予想されるほどには，実際の呼吸機能は障害されていない。

究極的には著しい肺線維症が起こり，機能的には著明な拘束性障害のパターンを示す。すべての肺気量は減少するが，1秒率は保たれている。肺コンプライアンスは著明に低下し，肺圧量曲線は平坦化し，右下方に移動する(図3-1参照)。安静時動脈血P_{O_2}は低下し，特に運動時に著しく低下する。動脈血P_{CO_2}は正常ないし低下しているが，最終的に呼吸不全を併発すると上昇してくる。CO肺拡散能力(トランスファーファクター)は，著明に低下する。進行した状態では，肺性心も起こる。

治療

Löfgren症候群を含め低いステージの患者の多くは治療を必要とせず，自然に寛解する。通常，治療としては全身的なコルチコステロイド療法が行われるが，呼吸機能や呼吸器系の症状が悪化する場合，また呼吸器以外の他臓器の合併症がある場合に開始される。

過敏性肺炎

過敏性肺炎は外因性アレルギー性胞隔炎とも称されるが，吸入された有機塵に対する3型アレルギー(時に4型アレルギー)を介する過敏反応により生じる肺実質の疾患である。有機塵への曝露は通常，職業的に生じ，多量であるが，家庭内のアレルゲンに対し反応する場合もある。沈降素が血清中に証明される。

"外因性"という用語は，原因抗原が外部からのものであることを意味し，原因不明の"内因性"線維性胞隔炎(上述したびまん性間質性肺線維症)とは対照的に，抗原が確

認できる。大量曝露が過敏性肺炎の原因となることが示されている。よくみられる疾患例として，農夫肺はかびた干し草中にいる好熱性放線菌(*Actinomyces*)の胞子によるものである。トリ飼育者肺は，羽や糞からのトリ抗原に原因がある。空調病や砂糖きび肺(砂糖きび労働者にみられる)などもある。

病理
肺胞壁は肥厚し，組織球の集団とともに，リンパ球，形質細胞，時に好酸球が浸潤し，組織球はある領域では小肉芽腫を形成する。細気管支が通常侵され，管腔内に滲出物がみられる。線維化性変化は，原因となる抗原(アレルゲン)に長期曝露されると，進行した患者でみられる。

臨床的特徴
この疾患には，急性型または慢性型がある。急性型では，曝露後4～6時間で呼吸困難，発熱，振るえ，咳が訴えられ，24～48時間持続する。患者はしばしば，安静時にも呼吸困難を訴え，全肺領域で細かな捻髪音を聴取する。この疾患には，以前に急性発作を経験することなしに慢性型で発症するものがある。これらの患者では通常，数年間にわたり進行性の呼吸困難がみられる。急性型では，胸部X線写真は正常であるが，しばしば胸部CTでは小結節陰影やスリガラス陰影が認められる。慢性型では，上肺野の線維化は一般的であり，胸部単純X線写真でもCTでも認められる。

呼吸機能
既に完成された病態では，典型的な拘束性パターンがみられる。すなわち，肺気量の減少，肺コンプライアンスの低下，運動時に増悪する低酸素血症，正常ないし低下した動脈血P_{CO_2}，CO肺拡散能力の低下などがみられる(図3-3)。病初期には，種々の程度の気道閉塞がみられることもある。

治療
最も重要な治療は，原因となる抗原を除去することが原則である。長期間の全身的なコルチコステロイド療法を必要とする患者もいるが，原因となる抗原への曝露が続く限り改善が望めない。

薬剤，毒物，放射線で引き起こされる間質性病変
種々の薬剤が，間質性肺線維症に先行して急性型の肺の反応を起こす。これらの薬剤には，ブスルファン(慢性骨髄性白血病の治療に使われる)，抗菌薬であるnitrofurantoin，抗不整脈薬であるアミオダロン，抗癌剤であるブレオマイシンが含まれる。その他の抗癌剤もまた，線維化を起こす可能性がある。ブレオマイシン投与後の高濃

度酸素曝露は急性中毒性変化を引き起こしうるが，それに続いて，薬剤を使用してから数年後であっても間質性肺線維症を生じる。除草剤であるパラコート摂取は，急速に致命的な間質性肺線維症を発症させる。治療的に行われる放射線照射で，照射野に肺が含まれる場合は，急性間質性肺炎からさらに肺線維症をまねく。

アスベスト肺
何年間ものアスベスト線維への慢性曝露の結果，びまん性の間質の線維化が生じる。この疾患については第7章で詳しく述べるが，その臨床像，呼吸機能，ガス交換障害は特発性肺線維症に類似する。

膠原病
典型的な拘束性パターンをもつ間質性肺線維症は，全身性硬化症(強皮症)の患者でみられる。呼吸困難はしばしば重篤で，胸部X線所見または呼吸機能の変化から予想される以上に強く訴えられる。そのほか，肺線維症を起こす膠原病には，全身性エリテマトーデスと関節リウマチがある。

癌性リンパ管炎
これは，肺リンパ流を介して癌組織が広がっていく状態を指しており，主に胃癌，乳癌に合併する。呼吸困難が優位で，呼吸機能上，典型的な拘束性パターンがみられる。

胸膜病変

● 気胸

肺から，またはまれに胸壁を貫通する創傷のため胸壁を介して，胸膜腔に空気が入り込むことがある。胸腔内圧は，肺と胸壁の弾性収縮力のために，正常では大気圧より低くなっている。空気が胸膜腔に入ると肺は虚脱し，胸郭は拡張する🔖。これらの変化は，胸部X線写真上明らかで(図5-10 参照)，肺は部分的ないし完全に虚脱し，胸郭は過膨張し，患側の横隔膜は下降し，時には気胸側から反対側へ向かって縦隔の偏位がみられる。これらの変化は気胸の程度が強く，特に緊張性気胸がある場合に最もはっきりしている(下記を参照)。

🔖 『ウエスト 呼吸生理学入門：正常肺編 第2版』の129〜130ページ("Respiratory Physiology: The Essentials, 10th ed."の121ページ)を参照。

自然気胸
自然気胸の原因は2つに分けられる。まず特発性に分類されるのは，気胸が何の基

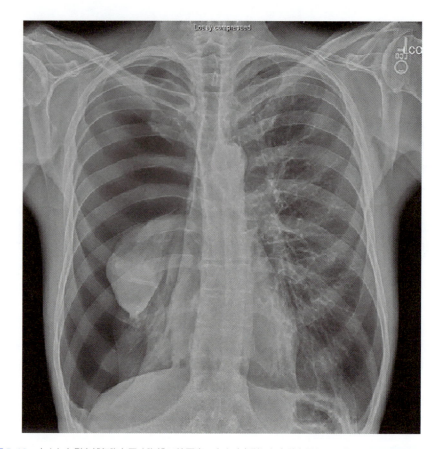

図 5-10　大きな右側自然気胸を示す胸部 X 線写真　小さく虚脱した右肺を示している。

* 訳注 1
つまり，長身のやせ形である。

* 訳注 2
本邦では X 線による診断が一般的である。

礎疾患もなく発症する場合である。典型的には背の高い[*1]若い男性に生じやすいが，このタイプは，立位で肺尖部に強い機械的なストレスがかかることで，肺の表面に存在する小さなブレブが破裂することにより発症する（図 3-4 参照）。一方，二次的な気胸は，COPD，嚢胞性線維症，ニューモシスチス肺炎など肺の基礎疾患に続発するタイプである。また，機械的な人工呼吸の際に気道内圧が高いと発生することがある（第 10 章参照）。

　いずれにせよ，症状は突然の呼吸困難を伴う片側の胸膜痛である。大きな気胸では，聴診上，患側の呼吸音が減弱する。胸部 X 線写真で確定診断が得られるが，最近では胸部超音波も用いられる[*2]。

　気胸は，大気圧に比べ，静脈血に含まれる各ガスの分圧の合計が著しく低いために，徐々に吸収されていく。気胸の程度が強い場合や基礎疾患がある場合には，胸腔ドレナージによる加療が必要である。胸壁を介し胸腔ドレーンを挿入し，これを水封

> **自然気胸**
> - 基礎疾患の有無にかかわらず発症しうる
> - 突然発症する呼吸困難，胸膜痛を伴う
> - 血液によって，徐々に吸収される
> - 気胸の範囲が大きい場合には，胸腔ドレナージが必要となる
> - 繰り返す気胸には，外科的治療が必要となる
> - 緊張性気胸には，医学的な緊急処置が必要である

式のボトルに連結する。この処置により，ドレーンを通って胸腔内から空気が抜けるが，入ってはいかないようにすることができる。繰り返す気胸では，臓側，壁側胸膜の癒着を起こさせるための外科的治療が必要となる（胸膜癒着術）。

緊張性気胸

気胸患者のごく一部で，肺と胸膜腔の間に生じた穴の部分が一方通行弁のように作用する場合がある。その結果，吸気時に胸膜腔に入った空気は，呼気時に出ることができなくなる。これにより，気胸はどんどん大きくなり，胸腔内圧が大気圧より著しく上昇し，そのために胸腔への静脈血の還流が障害されることになる。

これは，医学的な緊急処置が必要な事態であり，増強する呼吸促迫，頻脈，頸静脈の怒張，ならびに気管偏位や心尖拍動の移動などの縦隔偏位を表す徴候などによって認識することができる。胸部X線では特徴的な所見が得られるが，診断はX線所見を待つことなく臨床的に進められる場合が多い*。治療は，まず患側の胸壁に針を刺すことで胸腔内圧をすみやかに減弱することである。その後，胸腔ドレナージを行う。

呼吸機能

予測されるように，気胸では，$FEV_{1.0}$ や FVC が減少する。しかし，実際には，呼吸機能検査は，急性の呼吸困難の評価のためにはあまり行われないし，気胸の診断には有用ではない。

● 胸水

胸水は胸膜腔に認められる空気ではなく，液体を意味している。胸水の存在自体は病気ではないが，しばしば重篤な疾患に伴って認められ，常にその原因追究が必要である。

* 訳注
患者は循環不全に陥るので，現場ではX線を依頼し所見を確認するだけの時間的余裕がないのが通常である。救命処置が優先すると考えていただきたい。

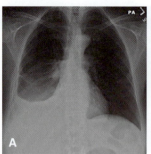
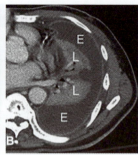
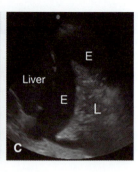

図5-11 胸水の画像所見 **A**：胸部単純X線写真。濃く均一な陰影が，右の横隔膜と右の心陰影を不明瞭にしている。陰影の上部の辺縁は曲面を呈し，これは"メニスカスサイン"と呼ばれるが，胸水貯留を強く示唆する所見である。**B**：胸部CT画像。肺（L）は周囲の胸水で圧排されている。**C**：胸水（E），肺（L），肝臓（Liver）を示す胸部超音波画像。肺は周囲の胸水で圧排されるために濃度がより上昇し，通常よりも視認しやすい。胸部X線写真とは異なり，超音波では胸水は黒く見える。

　胸水量が多量になると，患者はしばしば呼吸困難を訴え，また，基礎疾患による胸膜痛を訴える。胸部所見はしばしば有用で，患側胸郭の動きの減少，呼吸音の消失，打診上の濁音などがある。胸部X線写真，CT，超音波が胸水の診断には用いられる（図5-11A〜C）。
　胸水は，その中の蛋白含量とLDH（乳酸脱水素酵素）濃度の値により，滲出液と漏出液に分けられる。滲出液を来す疾患は多岐にわたるが，最も多いのは悪性腫瘍と感染症である。漏出液は，重症の心不全や，肝硬変，慢性腎疾患など浮腫を来す疾患で発生する。胸水のドレナージは症状の緩和にはつながるが，再発を抑えるためには原因となる疾患の治療をまず行うべきである。呼吸機能は，気胸と同じように障害されるが，それを測定する必要はない。
　胸水貯留の異型として，膿胸，血胸，乳糜胸があり，それらはそれぞれ，胸腔内に膿，血液，リンパが認められる場合である。

● 胸膜肥厚

　時に，長期間にわたって胸水が貯留していると，硬直し，収縮した線維性胸膜が形成され，肺に副木を当てたようになり，胸部の拡張を妨げることになる。その結果，著しい拘束性の機能障害をまねくことになり，特に両側にみられる場合には障害が著しい。このため，症例によっては，外科的に除去する必要がある。

胸壁の病変

● 側弯症

胸部の骨格の変形は，拘束性病変の原因となる。側弯症は脊椎の側方弯曲を指し，後弯症は脊椎の後方への弯曲を指す。拘束性病変の原因としては側弯症のほうが重要で，障害は特に高位脊椎で弯曲が形成されるほど強くなる。この状態はしばしば，肋骨の後方への突出を伴っており，後弯症が合併しているようにみえる。ほとんどの患者で原因は不明であるが，時に骨結核または神経筋疾患が原因となることがある。

初期の症状として，労作時呼吸困難が訴えられる。呼吸は速く浅くなる傾向がある。のちには，低酸素血症が発現し，明らかな二酸化炭素蓄積と肺性心を合併する。喫煙者では，気管支炎が普通にみられる。

呼吸機能では，すべての肺気量が減少する。肺気量に関連させた気道抵抗はほぼ正常である。しかし，肺底部気道が閉塞することも部分的に影響して，換気不均等が存在する。肺の一部は圧迫され，しばしば無気肺領域がみられる。

低酸素血症は，換気-血流比不均等が原因である。進行例では，二酸化炭素に対する換気応答の低下がしばしばみられる。この低下は，胸壁変形により，呼吸仕事量が増加していることを反映している。胸壁が硬いだけでなく，呼吸筋の効率も落ちている。機能している肺血管床は減少し，それによって肺動脈圧が上昇し，肺胞低酸素症（肺胞気 P_{O_2} の低下）により低酸素性肺血管収縮が起こるため，肺動脈圧の上昇がさらに増強される。静脈うっ血や末梢浮腫が発現する。患者は，併発する肺感染症，または呼吸不全で死亡することがある。

● 強直性脊椎炎

原因不明の強直性脊椎炎では，徐々に，しかし執拗に脊椎関節の不動化，肋骨の固定化が起こってくる。そのため，胸壁の動きは著明に減少する。FVC と TLC が減少するが，1秒率や気道抵抗は正常に保たれる。胸壁コンプライアンスは低下し，おそらく肺気量減少に伴う二次的変化として，しばしば換気不均等がみられる。一方，ほぼすべての患者で，肺実質は正常に保たれ，横隔膜の動きも保持されている。肺尖部に線維化を来す症例はごくわずかである。呼吸不全は起こらない。

神経筋疾患

呼吸筋またはそれらへの神経支配を障害する疾患には，灰白脊髄炎(ポリオ)，Guillain-Barré（ギラン-バレー）症候群，筋萎縮性側索硬化症，重症筋無力症，ボツリヌス菌中毒，筋ジストロフィー（表 2-1 と図 2-3 参照）がある。これらの疾患すべてに，呼吸困難，呼吸不全が起こる。これらの患者で深呼吸ができないことは，FVC，TLC，最大吸気量，$FEV_{1.0}$ の減少に現れている。肺実質には障害がないので，通常，CO 肺拡散能は正常である。

　呼吸に最も大切な筋は横隔膜であり，進行性疾患をもっている患者は，横隔膜が障害されるまで，しばしば呼吸困難を訴えないことを覚えておくべきである。それまでに，換気予備量は著しく障害される。病変の進行程度は，FVC や血液ガスの測定によってモニターできる。患者が生み出すことのできる最大吸気圧と最大呼気圧は低下する。補助呼吸（第 10 章参照）も必要となる。

要点

1. びまん性間質性肺線維症は，呼吸困難，運動耐容能の低下，肺の縮小，肺コンプライアンスの低下を特徴とする拘束性肺疾患の典型例である。
2. 肺胞壁はコラーゲンの著しい浸潤と毛細血管の破壊を認める。
3. 気道抵抗は増加しない。実際に，努力呼出検査では，気道を拡張させるように働く張力が増加して気道が拡張するため，異常に高い流速が認められる。
4. 肺胞-毛細血管関門の肥厚によって酸素の拡散は障害され，低酸素血症が認められ，特に運動時に顕著となる。しかし，ガス交換障害の最も重要な因子は，換気-血流比不均等である。
5. その他の拘束性疾患は，胸膜，または胸壁の疾患，または神経筋疾患が原因となる。

症例検討へのいざない

47歳女性。悪化する労作時の息切れと倦怠感の精査を目的に呼吸器内科外来に紹介された。彼女は百貨店の店員として働いているが，日常の業務ですら息切れのため歩行が困難となった。彼女には慢性の乾性咳嗽があるが，喀血，胸痛，発熱，関節痛，皮疹，眼症状などはなかった。診察時，室内気吸入時の酸素飽和度は93%である。吸気終末時にラ音を両側肺野に聴取するが，心臓，腹部，皮膚には所見はなく，ばち指も認められなかった。胸部X線を施行し，次のような所見が得られた。

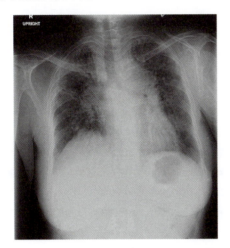

指標	予測値	気管支拡張薬吸入前	%予測値	気管支拡張薬吸入後	%変化
FVC (L)	2.73	1.53	56	1.59	4
$FEV_{1.0}$ (L)	2.28	1.12	49	1.10	−2
1秒率	0.83	0.73	88	0.69	−6

気管支鏡検査を施行，経気管支肺生検で得られた肺の病理組織学的検討にて非乾酪性肉芽腫が認められた。

- TLCとCO肺拡散能力にはどのような変化があるか？ 健常者に比し，彼女の肺の圧量曲線にはどのような変化があるか？
- 動脈血ガス分析を行った場合，彼女の酸塩基平衡状態にはどのような変化が生じているか？
- 運動時に，彼女の肺胞気-動脈血酸素分圧較差はどのようになるか？

設問

個々の設問について，最も正しい答えを選びなさい。

1. 全く喫煙歴のない67歳男性が，半年に及ぶ呼吸困難と乾性咳嗽の増悪を訴えている。診察時，呼吸数が増加しており浅い呼吸であった（浅表性の呼吸）。下肺野に fine crackle（捻髪音）を聴取，ばち指が認められた。胸部X線写真では，肺気量の減少と両側下肺野に網状・結節状陰影がみられた。この患者の呼吸機能検査では，次のうちどのような所見が得られるか？
   A $FEV_{1.0}$の増加
   B FVCの増加
   C 1秒率の上昇
   D TLCの増加
   E 肺気量で補正した気道抵抗の増加

2. びまん性間質性肺線維症患者の低酸素血症について：
   A 一般に運動時に増悪する
   B 主に拡散障害が原因である
   C 運動時にCO肺拡散能力が著しく増加することに関連している
   D 一般には，二酸化炭素の蓄積に関連している
   E 運動時には改善するが，その理由は心拍出量が異常に増加するためである

3. びまん性間質性肺線維症の患者で，同じ肺気量位で比較した最大呼気速度が健常者より高値である理由は：
   A 呼気筋が機械的に著しく有利な状態にある
   B 気道の内径が狭くなっている
   C 動的気道圧縮現象が健常者よりも生じやすい
   D 気道を拡張させるように働く張力が増加している
   E 気道抵抗が増加している

4. 2人の患者が同じ日に呼吸機能検査を目的に紹介となった。1例目は進行した筋萎縮性側索硬化症（ALS[*]）であるのに対し，2例目は特発性肺線維症である。この2人の患者の呼吸機能検査所見を比較した場合，ALSでは正常範囲内にあるのに対し，肺線維症では異常になるのは次のどれか？
   A CO肺拡散能力
   B $FEV_{1.0}$
   C FVC

[*] ALS
amyotrophic lateral sclerosis

D　1秒率
　　E　TLC

5　COPDのある59歳女性が，突然の左胸膜痛と呼吸困難を訴え救急部を受診した．診察中，呼吸困難が増悪し，頻脈と血圧の低下を来した．身体所見では，頸静脈の怒張，気管の右方偏位がみられ，左肺の呼吸音が消失していた．この時点で行うべきことは次のどれか？
　　A　心電図
　　B　吸入気管支拡張薬
　　C　機械的人工呼吸
　　D　左胸の針による減圧
　　E　全身的なコルチコステロイド療法

6　62歳女性が，持続する乾性咳嗽と18か月にわたり労作時の息の切れが増悪するために，呼吸器内科外来で精査を行っている．診察時，室内気吸入時の酸素飽和度は96％であったが，外来で歩行したところ90％まで低下した．聴診では両側下肺野に捻髪音を認めるが，他には特記すべき所見はなかった．胸部X線写真では肺気量の減少と両側下肺野に網状陰影を認め，胸部CTでは，両側下葉に蜂巣肺と肺胞隔壁の肥厚がみられた．この患者の呼吸機能検査で認められるパターンは次のどれか？

選択肢	$FEV_{1.0}$	FVC	1秒率	TLC	CO肺拡散能力
A	正常	正常	正常	正常	正常
B	正常	正常	正常	正常	減少
C	減少	減少	低下	増加	減少
D	減少	減少	正常	減少	減少
E	減少	減少	正常	減少	増加

7　38歳男性が入社前の健診の一環として胸部X線写真を撮影した．X線では両側肺門リンパ節腫脹を認めるが，肺実質には異常がなかった．呼吸器内科外来を紹介受診，自覚症状ならびに他覚的所見とも異常はなかった．気管支鏡検査で経気管支肺生検を施行したところ，非乾酪性の肉芽腫が認められた．この患者について正しいのは次のどれか？
　　A　動脈血ガス分析ではP_{CO_2}が上昇している
　　B　胸部以外の臓器障害のリスクはないと思われる
　　C　呼吸機能検査では異常は認められない
　　D　この疾患のこのステージでは自然寛解は通常みられない
　　E　治療を行わないと，明らかな肺線維症を発症する

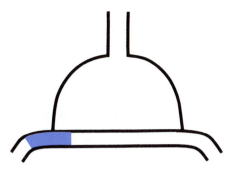

血管病変
Vascular Diseases

肺水腫
  病態生理
  病因
    毛細血管静水圧の上昇
    毛細血管透過性の亢進
    リンパドレナージの減少
    間質圧の低下
    膠質浸透圧の低下
    原因不明の肺水腫
  臨床的特徴
  呼吸機能
    メカニクス
    ガス交換
    換気調節
    肺循環

肺塞栓症
  病因
  臨床的特徴
    中等大の塞栓
    大きな塞栓
    小さな塞栓
  診断
  呼吸機能
    肺循環
    メカニクス
    ガス交換

肺高血圧症
  特発性肺動脈性肺高血圧症
  肺性心

肺動静脈奇形

肺血管系の病態生理は，非常に重要である．肺水腫は肺血管系自体の病気ではないが，多くの心肺疾患に合併し，生命を脅かす．肺塞栓症はしばしば，診断を見落とされ，致命的な結果をまねく．特発性肺動脈性肺高血圧症の病態生理は，いまだに十分に理解されていない状況であるが，最近の薬物療法の進歩により予後は改善している．

肺水腫

肺水腫は，肺の血管外間隙や組織への異常な液体貯留である．種々の心疾患や肺疾患の重大な合併症で，生命を脅かす危険な状態である．

● **病態生理**

図 5-1 に，肺毛細血管が内皮細胞によって内面を覆われ，間質組織で囲まれていることが示されている．この図が示すように，この間質は，毛細血管の一側で菲薄となり，2 枚の基底膜が融合して形成され，他側では，厚く幅広くなり，Ⅰ型コラーゲン線維を含んでいる．この後者の幅広くなった部分が，液体交換（液体成分の出入り）にとって特に重要である．間質と肺胞腔の間には，肺胞上皮があり，主にⅠ型肺胞上皮細胞で構成され，その表面はサーファクタントの薄層が覆っている（図 5-1 には示されていない）．

毛細血管内皮は，水や，微粒子やイオンを含めた多くの溶質が容易に透過しうる性質をもっている．血管内皮を介する蛋白質の移動は制限されている．対照的に，肺胞上皮の透過性は著しく低く，小さなイオンでさえも，その受動的な拡散による透過が著しく阻止されている．加えて，上皮は，Na^+-K^+ ATPase★ ポンプを介して，活発に肺胞から間質腔へと水分を移動させている．

静水圧は液体を毛細血管から間質へ押し出そうと働き，一方，浸透圧はそれらを毛細血管内に保持しようと働く．内皮を介する液体の動きは，Starling（スターリング）の式に従って決まる．

$$\dot{Q} = K[(P_c - P_i) - \sigma(\pi_c - \pi_i)] \qquad [式 6-1]$$

ここで，$\dot{Q}$ は毛細血管外に流出する液体の総量，K は濾過係数，P_c と P_i は毛細血管と間質腔（間質液）の静水圧，π_c と π_i は毛細血管と間質腔の膠質浸透圧，σ は反射係数（reflection coefficient），である★📘．最後の係数は，内皮を介しての水の透過に比較して，蛋白質透過を阻止する膜の効率を示しており，内皮細胞を障害するような疾患では，この係数が減少し，透過性が亢進する．

この公式は概念的に価値のあるものだが，実際的にはその応用に限度がある．4 つの圧のうち，毛細血管内の膠質浸透圧だけがある程度わかっているが，その他ははっきりしない．毛細血管内膠質浸透圧は約 25～28 mmHg である．毛細血管静水圧はおそらく，動脈圧と静脈圧の中間にあると思われるが，立位の際には，肺尖部から肺底部に向かって著明に変化する．間質液の膠質浸透圧はわからないが，肺内リンパでは約 20 mmHg である．問題は，このリンパが毛細血管周囲の間質液と全く同じ蛋白含量であるかどうかである．間質静水圧は不明であるが，一部の生理学者は，大気

★ ATPase
adenosine triphosphatease（アデノシン三リン酸ホスファターゼ）

★📘『ウエスト 呼吸生理学入門：正常肺編 第 2 版』の 57～58 ページ（West's "Respiratory Physiology : The Essentials, 10th ed."の 54 ページ）を参照．

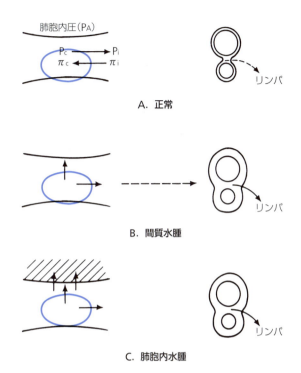

図6-1 肺水腫の病期　**A**：正常でも肺からわずかなリンパ流がある。**B**：間質水腫を示す。この段階では，リンパ流が増し，血管周囲，気管支周囲間隙にリンパのうっ滞による拡張がみられ，肺胞壁間質の厚さが増している。**C**：肺胞上皮を介して，一部液体が通過し，肺胞水腫が生じる。

圧よりかなり低いであろうと考えている。肺毛細血管における σ の値はおよそ 0.7 である。おそらく Starling の式から求められる正味圧（net pressure；すべての圧の和）は外側に向かっていて，それがおそらく 20 mL/時のリンパ流を起こさせていると考えられる。

　肺毛細血管を出た液体は，肺胞壁の間質腔へと移動し，血管周囲や気管支周囲の間質へと流れていく（図 6-1 参照）。この組織は通常，肺動脈，静脈，気管支周囲で薄い鞘を形成し，リンパ管を含んでいる。肺胞自体は明らかにリンパ管を欠いている。しかし，液体が血管周囲や気管支周囲間質に達すると，その一部はリンパ管に運ばれ，その他は粗い間質組織を通って移動する。リンパ管は，リンパを能動的に気管支や肺門のリンパ節へと送っている。

　もし，多量の液体が毛細血管から漏れ出ると，2 つの因子がこの流れを妨げようとする。その第 1 は，蛋白に比較して水分の漏出速度が速いために蛋白質が希釈され，間質液の膠質浸透圧が低下することである。しかし，この因子は，毛細血管の透過性が著明に増加している場合には作動しない。第 2 は，間質腔の静水圧の上昇で，そ

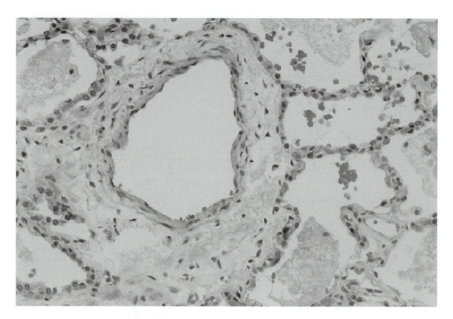

図 6-2　間質水腫による小肺血管周囲間隙の拡張　一部に肺胞水腫もみられる（写真は Edward Klatt 博士のご厚意による）。※カラー写真は 255 ページを参照。

の結果，正味濾過圧が減少する。この両方が作用して，毛細血管外への液体の漏出を減少させている。

　肺水腫の発生には，2 つの段階がみられる（図 6-1 参照）。第 1 は間質水腫で，図 6-2 に示すように，血管周囲と気管支周囲の間質組織のふくらみで特徴づけられる。拡張したリンパ管がみられ，リンパ流が増加している。加えて，毛細血管の分厚い側の間質の肥厚が生じる。この時期には，胸部 X 線写真上に軽度の変化がみられる（下記参照）が，呼吸機能障害はごく軽度で，病変を認識することは困難である。

　第 2 の段階は肺胞水腫である（図 6-3 参照）。この時期には，液体が肺胞上皮を介して肺胞腔内へと漏出してきて，1 つずつの肺胞腔内に貯留していく。肺胞表面張力のために，水腫を起こした肺胞は大きさが縮小する。換気は障害されるが，その肺胞への血流はある程度保たれているため，シャント血流が生じ，そのため，低酸素血症は避けられない。水腫液は末梢気道へ，さらに大きな気道へと移動し，多量の泡沫状痰を喀出する。この痰は，赤血球が存在するために，しばしば桃色をしている。間質水腫から肺胞水腫へ移行させるものが何なのかについては十分にわかっていない。しかし，リンパ管に過重の負荷がかかり，間質腔圧の上昇が著しいために，液体が肺胞内へと流れていくものと思われる。おそらく肺胞上皮が傷害され，その透過性が亢進している。このような変化の存在によって，肺胞腔内貯留液中に蛋白質や赤血球が含まれていることが説明できる。

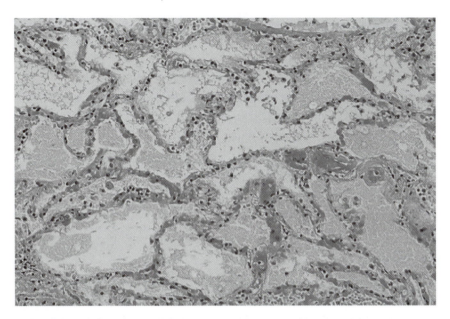

図 6-3　肺胞腔内の水腫を示すヒト肺の切片（Edward Klatt 博士のご厚意による）。※カラー写真は 255 ページを参照。

肺水腫の病期

1. **間質水腫**
   - 肺からのリンパ流が増加
   - 血管周囲と気管支周囲の間質組織のふくらみ
   - 胸部 X 線写真上，肥厚した小葉間隔壁を反映する線状陰影
   - 呼吸機能障害はごく軽度
2. **肺胞水腫**
   - しばしば重篤な呼吸困難と起坐呼吸
   - 桃色の泡沫状痰の喀出
   - 胸部 X 線写真上の著しい均等影
   - しばしば著しい低酸素血症

● 病因

肺水腫の病因については，表 6-1 に示すように，7 つの機序に分けて解説する。

表 6-1　肺水腫の原因

機序	誘因
毛細血管静水圧の増加	心筋梗塞，僧帽弁狭窄，過剰補液，肺静脈閉塞症
毛細血管透過性の亢進	吸入または循環する毒素，敗血症，放射線照射，酸素中毒，急性呼吸促迫症候群（ARDS*）
リンパドレナージの減少	中心静脈圧の上昇，癌性リンパ管炎
間質圧の低下	胸水または気胸ガスの急激な採取除去，過膨張
膠質浸透圧の低下	過剰補液，低アルブミン血症
低酸素性肺血管収縮	高所
原因不明のもの	神経原性，過膨張，ヘロイン

★ ARDS
acute respiratory distress syndrome

毛細血管静水圧の上昇

原因として最もよくみられるもので，しばしば，急性心筋梗塞，高血圧性左心不全，僧帽弁疾患などの心疾患に合併して生じる。これらすべての病態で左房圧が上昇し，そのために肺静脈圧，毛細血管圧が上昇する。この事実は，右心カテーテル法で，肺静脈圧とほぼ等しい肺動脈楔入圧（肺小動脈に楔入されたカテーテルで測定される圧）の測定で認識される。

　これらの疾患で肺水腫が起こるかどうかは，圧の上昇速度に関係している。たとえば，僧帽弁疾患のある患者では，肺静脈圧が長年にわたって徐々に上昇し，臨床的に水腫の所見を呈することなく，著しく高値に達する。1つには，リンパ管の管径やその数が増加し，増加したリンパ流に順応するためである。しかし，これらの患者では，しばしば著しい間質水腫がみられる。対照的に，急性心筋梗塞または急性の僧房弁閉鎖不全症の患者は，肺静脈圧の上昇が軽度であっても，上昇の経過が急速であり，肺胞水腫が起こる。

　非心原性肺水腫もみられる。水腫は過量の生理食塩水や血漿，血液の静注により，毛細血管圧が上昇するために促進される。肺静脈閉塞症のような肺静脈の疾患もまた，水腫の原因となる。

　これらすべての病変でみられる水腫の原因の1つは，静水圧自体の上昇であり，それがStarlingの式の平衡を乱すことになる。しかし，毛細管圧が高いレベルへと上昇すると，毛細血管壁に毛細血管内皮や肺胞上皮，時には壁の全層の断裂も含む超微形態学的変化が生じることが示されている。この結果，肺胞腔への液体，蛋白質，細胞の移動を伴う透過性亢進が生じる。この状態は，毛細血管ストレス不全として知られている。

　毛細血管圧の軽度の増加とStarlingの式の平衡が乱された場合，毛細血管壁の透過性を妨げる性質が維持されているため，肺胞水腫液の蛋白含量は少ない。この状態

は低透過性水腫として知られている。従来から，この状態は，次項で解説するように，毛細血管透過性が亢進したときに認められる肺胞水腫とは対照的にとらえられている。透過性が亢進した場合には，多量の蛋白質が毛細血管から喪失し，そのために肺胞内の水腫液は，比較的高い蛋白濃度をもっている(透過性亢進型肺水腫)。水腫液は一般に，傷害された毛細血管壁から流出した赤血球を含んでいる。しかし，毛細血管圧の非常に高い上昇があれば，高圧によって毛細血管壁が傷害されているため(ストレス不全)，透過性亢進型肺水腫も生じてくる。事実，肺毛細血管の上昇の程度に基づいて，低透過性から透過性亢進型肺水腫まで，連続的なスペクトラムが認められる。

毛細血管透過性の亢進
上述した状況とは別に，さまざまな状態で，毛細血管透過性の亢進が生じる。吸入された毒素(たとえば，塩素，二酸化イオウ，酸化窒素)，あるいは循環血液中の毒素(たとえば，アロキサンや内毒素)が，このような機序によって肺水腫の原因となる。治療の目的で行われた肺への放射線照射も水腫を起こし，最終的には間質性肺線維症をまねく。酸素中毒でも同様の所見を呈する。その他の原因として，急性呼吸促迫症候群(ARDS)がある(第8章参照)。すでに述べたように，典型的には，水腫液の蛋白含量は高く，多くの血球が含まれる。

リンパドレナージの減少
肺水腫をまねく他の原因が存在するときにリンパドレナージの減少を伴えば，他の原因の影響を増強することになる。その1つとして，ARDS，心不全，過剰補液では，中心静脈圧が上昇する。この状態では，胸管による正常のドレナージが明らかに障害される。その他の原因として，癌性リンパ管炎のようなリンパ管の閉塞がある。

間質圧の低下
Starlingの式からもわかるように，間質圧の低下は水腫を促進させると考えられる。しかし，臨床的に間質圧の低下する状態が起こるかどうかははっきりしていない。しかし，多量の片側性胸水貯留または気胸の患者において，急速に肺の拡張が起こると，患側に肺水腫が生じることがあり，これは再膨張肺水腫(再拡張性肺水腫)と呼ばれる。おそらくこれは，1つには，肺が拡張したときに，間質腔に作用する大きな機械的な力に関係している。しかし，水腫液は，透過性亢進型肺水腫の性状であり，おそらく肺胞壁の強い力学的ストレスが，毛細血管壁に超微形態学的変化を生じさせたものと考えられる(ストレス不全)。

膠質浸透圧の低下
膠質浸透圧の低下自体が肺水腫の原因となることはまれであるが，他の水腫の誘因の

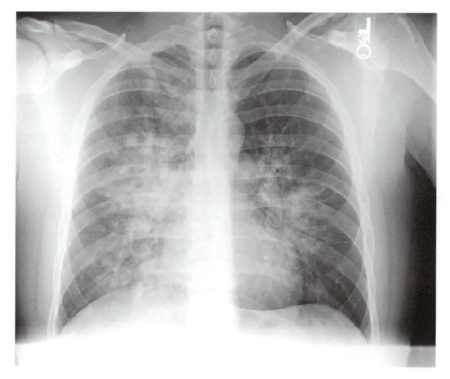

図 6-4 高所に登ったことが原因となる肺水腫患者の胸部 X 線写真　斑状陰影が特に右肺に認められる（写真は Peter Hackett 博士のご厚意による）。

あるところに本因子が加わると，水腫が起こりやすくなる．生理食塩水の過剰投与は，本因子の関与として重要な例である．その他の例として，ネフローゼ症候群の低蛋白血症がある．

原因不明の肺水腫

これには，肺水腫のいくつかの型が含まれる．高地肺水腫は，時に登山家やスキーヤーにみられる（図 6-4 参照）．肺動脈楔入圧は正常であり，肺静脈圧の上昇が原因とは思えない．しかし，肺動脈圧は低酸素性血管収縮のために上昇している．細動脈の収縮が不均等であることと，高圧に対して保護されていない領域の毛細血管床に，ストレス不全に相当する超微形態学的変化が発現することについては，現在までにエビデンスが得られている．この仮説によって，肺胞水腫液の蛋白含量が高くなっている理由を説明することができる．治療は低地へ下りることである．下山が遅れたり不可能なときには，可能であれば酸素吸入を行い，またカルシウムチャネル拮抗薬やホスホジエステラーゼ阻害薬など肺血管拡張薬は，肺動脈圧を低下させるために使用す

る。

　神経原性肺水腫は，外傷による脳損傷やくも膜下出血など，重症の中枢神経系傷害に引き続き発症する。その機序は，これもまた，交感神経系の活動性亢進に伴って，体血圧ならびに肺毛細血管圧が著しく上昇し，その後に肺毛細血管のストレス不全が生じるためと考えられる。

　機械的人工呼吸中の肺の過膨張も，おそらく肺胞壁に加わる大きな機械的力が毛細血管壁を傷害するために，肺水腫を引き起こす原因となるであろう。

　ヘロインの過剰摂取も，ヘロインとメサドンのように注射と経口的に投与されたオピオイドとが相まって，過剰摂取をより複雑化する。この詳しい機序は不明である。

● 臨床的特徴

肺水腫の臨床像は，水腫の病因によってある程度異なるが，一般に共通する特徴が認められる。通常，呼吸困難が最も顕著な症状であり，呼吸は典型的には速く浅い(浅表性の呼吸)。軽度の水腫では，安静時にはわずかの症状しかみられないが，労作時呼吸困難は必ず認められる。起坐呼吸(臥床すると呼吸困難が増強する)が，特に心疾患に起因する患者によくみられる。夜間発作性呼吸困難〔患者は夜間に重症の呼吸困難や喘鳴(wheezing)のために目覚める〕や周期性呼吸がみられる。咳はしばしばみられ，病初期には痰を伴わない。しかし，劇症の肺水腫では，桃色の泡沫状痰が多量に喀出される。チアノーゼも認められる。

　聴診上，病初期の肺水腫では，吸気時に細かな捻髪音が肺底部で聴かれる。さらに重症例では，気道の狭窄のために喘鳴も聴取される。異常心音または心雑音が，心原性水腫でしばしば聴かれる。

　肺水腫の原因が何であるかによって，胸部X線写真は，心肥大や血管影の増強を示している。間質水腫はX線写真上，肥厚した小葉間隔壁を反映する線状陰影を呈する。KerleyのBラインといわれるが，これらの線状陰影は，短い，水平の線状の所見で，下肺野の胸膜表面近くで始まっており，小葉間隔壁の水腫によるものである。さらに重症の水腫では，斑状陰影が現れる(図6-4参照)。時には，これらが肺門部より放射状にみられ，いわゆるコウモリ(bat's-wing)状陰影，または蝶形陰影と呼ばれる変化を示す。このような陰影の分布が現れる理由は明らかではないが，血管周囲や気管支周囲のふくらみ，特に肺門領域の大血管周囲に著明にみられる水腫に関係しているものと思われる(図6-1, 6-2参照)。

● 呼吸機能

肺水腫患者は非常に重症であり，治療のために必要な情報が得られるわけでもないの

で，詳細な呼吸機能検査はほとんど行われていない。最も重要な異常は，メカニクスとガス交換にある。

メカニクス

肺水腫は，肺の伸展性を減少させ，肺圧量曲線は右下方に移動する（図 3-1 と比較）。この肺圧量曲線の変化にとって重要な因子は，肺胞腔内への液体貯留で，肺胞水腫が肺表面張力に影響して，病変部位の肺気量を減少させ，肺圧量曲線へのそれら領域の関与を減少させる。加えて，間質水腫自体がおそらく肺の弾性特性を障害することによって，肺を硬化させていると思われる。しかし，このことをはっきり証明するのは困難である。水腫肺は，人工換気に際して異常に高い拡張圧を必要とし，また，能動的に拡張されないと，異常に小さな肺気量に向かって虚脱していく傾向がある（「第10章」参照）。

　気道抵抗は一般に増加し，特に大きな気道に水腫液が貯留する場合に増加する。気管支壁の刺激受容体への刺激によりみられる反射的気管支収縮もまた関与している。肺胞水腫がなくても，間質水腫があれば，気管支周囲のふくらみのために，末梢気道抵抗が増加する可能性がある（図 6-1 参照）。これは，気管支周囲水腫が末梢気道を圧迫するためか，あるいは少なくとも周囲肺実質から気管支に拡張させるように働く張力が伝わるのを遮断してしまうためと考えられる（図 6-5 参照）。この機序がまた，クロージングボリュームを増加させることが示されており（図 1-10 参照），このために，肺底部は間欠性呼吸をする傾向にある。

ガス交換

間質水腫は，肺ガス交換にほとんど影響を及ぼさない。時には肺拡散能力の減少は，肺胞-毛細血管関門（血液とガスの接点）の水腫性肥厚のためと考えられるが，根拠に乏しい。末梢気道周囲の間質水腫によるふくらみ（図 6-1, 6-5 参照）が，肺底部領域の間欠性呼吸をまねき，低酸素血症が起こると考えられるが，実際にはその重要性ははっきりしていない。

　肺胞水腫では，主に非換気領域に血流があるために，重篤な低酸素血症を起こしてくる（すなわち，シャント：図 10-2 参照）。非換気領域とは，水腫液で満たされた肺胞，あるいは水腫液で完全に閉塞された気道の末梢にある領域である。低酸素性血管収縮は真性シャントを減少させるが，しばしば真性シャント量が大きくて，重症水腫では，肺血流の約 50% 以上に達することがある。PEEP は，主に大きな気道から水腫液を除去することによって，しばしばかなりのシャント量を減少させる（図 10-2 参照）が，肺全体の水分量は減少させない。

　低換気-血流比（$\dot{V}_A/\dot{Q}$*）をもった肺領域もまた，低酸素血症に関与している。これらはおそらく，水腫液で部分的に閉塞された気道の末梢領域，または水腫肺胞に近接

* $\dot{V}_A/\dot{Q}$
ventilation perfusion ratio

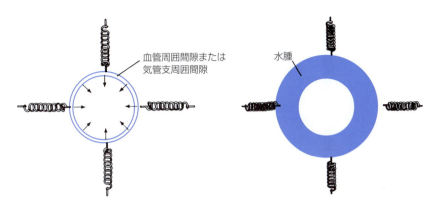

図 6-5 血管周囲または気管支周囲領域の間質水腫によって，いかに血管径または気道径が減少するかを示すダイアグラム　ふくらみは，これらの血管や気道を拡張させるように働く周囲実質の張力が伝わるのを遮断するように作用している。

しているため，換気が減少している領域に相当する。これらの肺領域は，高濃度酸素療法中に特に虚脱しやすい（図 9-4, 9-5 参照）。しかし，酸素療法は，低酸素血症を改善するために必須である。急性心筋梗塞後の肺水腫が原因となる低酸素血症をさらに悪化させる因子は心拍出量の減少で，これが混合静脈血 P_{O_2}[★1]（$P\bar{v}_{O_2}$）を低下させる。

肺胞気 P_{CO_2}[★2]（$P_{A_{CO_2}}$）は，肺水腫ではしばしば正常ないし下降している。その理由は，非水腫性肺胞への換気量が増加しているためである。この換気の増加は，1つには動脈血低酸素血症によって，ならびにおそらく肺受容体の刺激によっても起こる（次項参照）。しかし，劇症の肺水腫では，二酸化炭素蓄積や呼吸性アシドーシスが起こってくる。

[★1] P_{O_2}
partial pressure of O_2
（酸素分圧）
[★2] P_{CO_2}
partial pressure of CO_2（二酸化炭素分圧）

換気調節
肺水腫患者は典型的には浅表性の呼吸をしている。これは，肺胞壁にある J 受容体の刺激と，おそらく他の迷走神経求心線維の刺激によると思われる。浅迫性の呼吸が，異常に高い弾性呼吸仕事量を減少させる。動脈血低酸素血症が末梢化学受容器を介し，さらに呼吸刺激として加わる。

肺循環
肺血管抵抗が上昇するが，換気不良ないし無換気領域の低酸素性血管収縮がその1つの理由である。加えて，おそらく毛管周囲のふくらみが，肺胞外血管の抵抗を増加させる（図 6-2, 6-5 参照）。その他考えられる因子には，水腫を起こしている肺胞の部分的虚脱や，毛細血管を圧迫したり変形させたりするような肺胞壁水腫がある。

血流の肺内局所分布は，時に間質水腫によって変化する。正常の肺尖部から肺底部

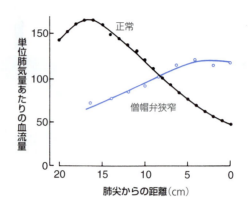

図 6-6 僧帽弁狭窄患者における局所血流分布の逆転　原因ははっきりしないが，1 つには，下肺野領域の血管周囲の間質のふくらみ（図 6-2, 6-5 参照）が関与していると考えられる．

への圧差が反対となり，結果として肺尖部の血流が肺底部より多くなる（図 6-6 参照）．この状態は，僧帽弁狭窄のある患者で最もよくみられる．その理由は完全にはわかっていないが，おそらく下肺野では肺が十分に拡張していないために，血管周囲のふくらみが，特に下肺野領域の血管抵抗を増加させるためと考えられる（図 3-4 参照）．この血流分布が反対になる状態は，たとえば，ARDS のような非心原性肺水腫ではみられない．

肺塞栓症

肺塞栓症は，太い静脈に形成された血栓が肺に到達し，そこで塞栓となって肺循環を閉塞することにより発症する．かなりの罹患率と死亡率があるが，いかに診断するかが問われており，診断されない場合もしばしばである．

● 病因

原因となる血栓の大部分は下肢の深部静脈に起因するが，上肢，右心系，骨盤静脈に由来する場合もある．脂肪や空気，羊水など，非血栓性塞栓もきわめて特殊な状況で生じうるが，静脈血栓に比べると少ない．

　静脈血栓は，しばしば Virchow の三徴といわれる，次の 3 つの重要な病態に伴い形成されやすい：

1. 血液のうっ滞
2. 血液凝固系の変化
3. 血管壁の異常（血管内膜の傷害）

血液のうっ滞は，骨折や重症疾患，手術後で動けない状態，局所的な圧迫，あるいは静脈閉塞などによって起こる。これは，うっ血性心不全，急性脊髄損傷，ショック，血液量減少，脱水，静脈瘤などの際によくみられる。
　血液の血管内凝固能は，真性赤血球増多症（多血症）や鎌状赤血球症などで増加する。血液粘稠度が増すと，そのために血管壁に沿った部分の血流が緩徐になってくる。第Ⅴ因子のLeiden突然変異，アンチトロンビンⅢ欠損症，プロテインC欠損症など，凝固カスケードに影響する多くの遺伝子異常が認められている。その他，さまざまな悪性疾患，妊娠，経口避妊薬なども，凝固能の亢進に関与することが知られるが，その詳細な機序は十分明らかになっていない。上述した凝固能が亢進した状態を発見するための遺伝学的検査あるいはその他の検査法以外には，血管内血液凝固の亢進傾向を調べるための信頼できる検査法はない。
　血管壁は，局所の外傷あるいは炎症によって傷害される。たとえば，骨盤や下肢の骨折に引き続き生じる静脈血栓に共通した発生機序である。圧痛，発赤，熱感，腫脹を伴った著しい局所性静脈炎では，簡単に凝血が血管壁に付着してくる。
　下肢または骨盤の深部静脈血栓の存在は，しばしば塞栓が起こるまで疑われることがない。時には下肢の腫脹や局所的な圧痛があり，炎症の徴候がみられる。足関節を急に背屈すると腓腹部痛が誘発される。上肢および下肢の超音波検査は深部静脈血栓の存在を確認するために用いられるが，腸骨および骨盤静脈には効果的ではない。
　血栓の断片が剝離すると，素早く肺動脈の１分岐へ流れ込む。非常に大きな血栓は太い動脈に詰まる一方で，血栓は小さく分裂して，末梢のいくつかの小血管に詰まる。下葉は高い血流があるために，しばしば塞栓を起こしてくる（図3-4参照）。
　肺梗塞，すなわち，塞栓の起こった領域の組織の壊死は，まれにしかみられない。それよりも，塞栓の起こった末梢領域に出血と無気肺がしばしばみられるが，肺胞構造は保たれている。これらの病変が生じるのには，肺胞サーファクタントの減少が関与している。梗塞は，塞栓が大きな動脈を完全に閉塞するか，あるいは塞栓が生じる前に肺疾患や心疾患が存在する場合に起こりやすい。梗塞では，血管外に滲出した赤血球や炎症性細胞が肺胞腔に充満し，胸部X線写真上，均等影がみられる。まれに，梗塞組織に感染が起こり，膿瘍が形成される。梗塞があまりみられない理由の１つとして，ほとんどの塞栓が血管を完全に閉塞しないことが挙げられる。さらに，気管支動脈が吻合し，気道から肺実質に酸素が供給されるためでもある。

● **臨床的特徴**

臨床所見の現れ方は，塞栓の大きさ，および患者にすでに存在している心肺疾患の状態に著しく影響される。

中等大の塞栓

中等大の塞栓が生じた患者は，しばしば呼吸困難を伴う突然の胸膜痛で発症するが，微熱，線条血痰を伴った咳はあまり多くない。頻脈がよくみられ，聴診所見としては，胸膜摩擦音が聴かれる。少量の胸水貯留が認められる。塞栓症は肺炎によく似ているが，肺塞栓症では症状の発現がより早いので，典型例では2つの疾患は鑑別可能である。

大きな塞栓

この場合，患者は，ショック，顔面蒼白，前胸部痛，時に意識消失あるいは心停止とともに突然血行動態の虚脱した状態に陥る。脈は速くて弱く，血圧は下降し，頸部静脈は怒張する。心電図上，右室ストレインのパターンが示される。

小さな塞栓

小さな塞栓は，しばしば診断されずに見過ごされる。あるいは，何か他の目的で施行された胸部画像検査でたまたま発見されるのみである。しかし，繰り返す小さな塞栓であっても，徐々に肺毛細血管床を閉塞することがあり，肺高血圧症をまねく（詳細は下記へ）。

● 診断

臨床症状が多岐にわたるため，肺塞栓症の診断は非常に難しい場合がある。胸部 X 線では所見に乏しいことが普通であり，まれに梗塞を示唆する楔状陰影が肺野末梢にみられたり*1，肺血管陰影が減少した領域（乏血領域）を認める場合がある*2。胸部造影 CT が確定診断には最も用いられる。ここで鍵となる所見は，肺血管における造影欠損の存在である（図 6-7）。造影剤投与に関連するリスクのために CT が行えない患者では，放射線標識したアルブミン凝集物を静脈に注入した後に肺スキャンを行うことができ，放射線標識したエアロゾル吸入後に測定された換気分布と肺血流分布を比較する（図 6-8）。肺血管造影が診断のゴールドスタンダードと考えられているが，その侵襲性や，CT の質が上昇したことから，現在ではあまり広く用いられてはいない。

* 訳注 1
画像上でこの所見を Hampton hump と呼ぶ。

* 訳注 2
画像上でこの所見を Westermark sign と呼ぶ。

● 呼吸機能

肺循環

肺循環系は，正常では，多くの毛細血管が血流のない状態にあり，それが血流に対する大きな予備容量となっている。肺動脈圧が，たとえば，運動時のように上昇する

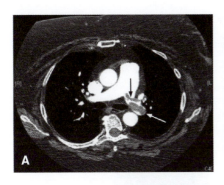 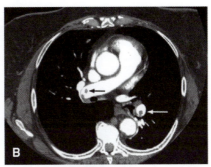

図 6-7　胸部造影 CT による肺塞栓症の例　塞栓は，"造影欠損"といわれる造影剤が肺血管に入らない領域を示すことで検出されている。**A**：黒矢印は，左肺動脈主幹部の近位側の造影欠損を示す。一方，白矢印は，より末梢側の造影欠損を示す。**B**：黒矢印は，右肺動脈主幹部の造影欠損を示す。一方，白矢印は，左下葉への肺動脈の造影欠損を示す。

と，これらの毛細血管への血流が再開され，加えて，毛細血管が多少伸展する。この予備容量の存在によって，肺動脈圧は上昇しにくく，著しく圧が上昇するためには，少なくとも肺循環系の半分が塞栓によって閉塞されなければならないことを意味している。

　塞栓の純粋に機械的な効果に加えて，塞栓発現後，少なくとも数分間は，能動的血管収縮が起こることが示されている（図 6-9 参照）。その機序はよくわかっていないが，実験動物では，交感神経系を介しての反射的血管収縮のほかに，塞栓に伴って血小板からセロトニンが局所的に放出され，それが関係していることが示されている。これらの因子が，ヒトでどの程度働いているのかはわかっていない。

　もし，塞栓が大きくて肺動脈圧が著しく上昇すると，右室機能が障害されてくる。拡張期終末圧が上昇し，不整脈が起こり，三尖弁が機能しなくなる。また，少数例では，肺水腫も発生してくる。これはおそらく，上昇した肺動脈圧から保護されていない，毛細血管からの漏出のためである（高地肺水腫と比較）。

　肺動脈圧の上昇は，塞栓が溶解される数日間に徐々に治まる。塞栓の溶解は，線維素溶解と凝血が血管壁の小線維性瘢痕組織に組織化されるためである。それによって，血管が再開存してくる。

メカニクス

ヒトおよび実験動物において肺動脈をカテーテルで閉塞すると，その領域への換気が減少する。その機序は，低下した肺胞気 P_{CO_2} が，直接その局所末梢気道の平滑筋に作用し，気管支収縮を起こすためと思われる。吸気ガス中に二酸化炭素を加えると，改善される。

　この血管閉塞に対する気道の反応は，一般に気道閉塞に対する血管系の反応（低酸

換気スキャン

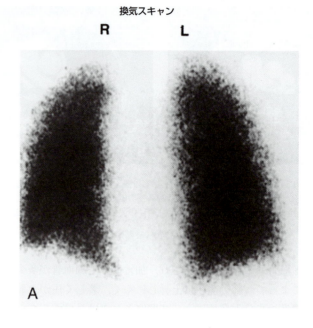

血流スキャン

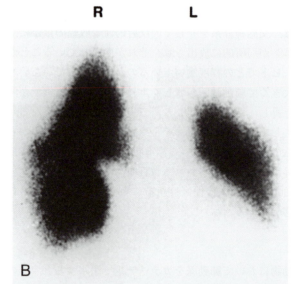

図 6-8　多発性肺塞栓症患者の肺スキャン　**A**：換気イメージ〔放射性ゼノンガス(^{133}Xe)で実施〕は，正常パターンを示す。**B**：血流イメージ〔放射性テクネチウム 99(^{99m}Tc)アルブミンで実施〕は，両肺に血流欠損領域が示されている。

> **大きさの異なる塞栓による肺塞栓症の特徴**
>
> **小さな塞栓**
> - しばしば診断されずに見過ごされる
> - 繰り返す塞栓によって肺高血圧症をまねく
>
> **中等大の塞栓**
> - 時に胸膜痛，呼吸困難，微熱を認める
> - 線条血痰を伴う咳
> - 胸膜摩擦音が聴かれることがある
> - 胸部X線写真は，しばしば正常ないしほぼ正常である
> - 肺血流スキャンで，血流欠損領域がみられる
>
> **大きな塞栓**
> - ショック，顔面蒼白，前胸部痛を伴う血行動態の虚脱
> - 速くて弱い脈を伴う血圧低下と頸部静脈の怒張
> - 時に致命的

素性血管収縮)よりはるかに弱いが，同じように恒常性を保つ役割がある．血流欠損肺領域への気流の減少は，無駄な換気量を減少させ，それによって生理学的死腔量を減らしている．この機序は，ヒトの肺血栓塞栓症発現後には明らかに短時間しかみられないか，あるいは影響が少ない．それは，塞栓発生後数時間で行われた放射性 Xe を用いた換気分布の測定で，ほとんどの患者で塞栓領域への換気欠損を認めていないことから示唆される．しかし実験動物では，血栓塞栓症発現後に，一過性に動脈血 Po_2，生理学的死腔，気道抵抗の変化がしばしばみられる（図 6-9 参照）．

　塞栓領域の弾性特性は，発生後数時間してから変化がみられる．実験動物では，一側肺動脈結紮によって，24 時間以内に患側肺に斑状出血性水腫と無気肺が生じる．これは，肺サーファクタントの喪失のためとされている．すなわち，肺血流を欠いた肺では，サーファクタントはターンオーバーが速く，また補給されてこないためである．ヒトの肺血栓塞栓症でこのような変化がどのくらいの頻度で起こるかは不明であり，また，この変化が一般にいわれていた梗塞の病理変化の一部なのかどうかもはっきりしていない．ほとんどの塞栓で血管の完全閉塞が起こらない事実からして，このような変化が起こる頻度は少ないと思われる．

ガス交換

肺塞栓発生後には，二酸化炭素蓄積を伴わない中等度の低酸素血症がしばしばみられる．生理学的シャントと死腔がともに増加している．低酸素血症の理由として，血流

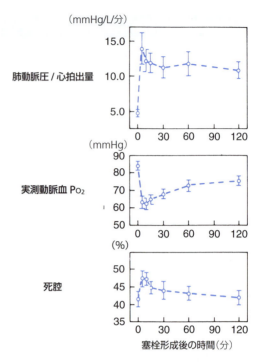

図 6-9 実験的血栓塞栓形成後のイヌの肺動脈圧（心拍出量と関連），動脈血 P_{O_2}，生理学的死腔の一過性変化
これらは，肺循環と気道の能動的反応を示唆している．ヒトにおけるこれらの機序の重要性については，わかっていない（Dantzker DR, Wagner PD, Tornabene VW, Alzaraki NP, West JB. Gas exchange after pulmonary thromboembolization in dogs. *Circ Res* 1978L ; 42 : 92-103）．

のある領域での拡散障害，また，その領域で血流が速いために生じる肺胞気との接触時間の減少（図 2-4 参照），肺動脈圧上昇の結果としての潜在的肺動静脈吻合の再開，梗塞領域への血流の存在，などが挙げられる．

多種不活性ガス洗い出し法による測定結果から，低酸素血症の原因は，換気-血流比不均等で説明することができる．図 6-10 は，大きな肺塞栓症が起こった 2 人の患者における $\dot{V}_A/\dot{Q}$ の分布を示している．最も特徴的なのは，20％ および 39％ もの多量のシャント血流（非換気肺胞への血流）の存在と，高 $\dot{V}_A/\dot{Q}$ 領域の存在である．後者は，血流が著しく減少しているが，完全には消失していない塞栓領域を表している．シャントが生じる正確な機序はわかっていないが，出血性無気肺の病巣に血流が存在する可能性がある．

低酸素血症は，肺塞栓が生じていない領域への血流再分布によっても生じる．心拍出量のすべてが必ず肺循環系を通過するため，通常であれば肺塞栓の領域を流れる血流は他の領域へと再分布しなければならず，その結果，換気-血流比を低下させて低

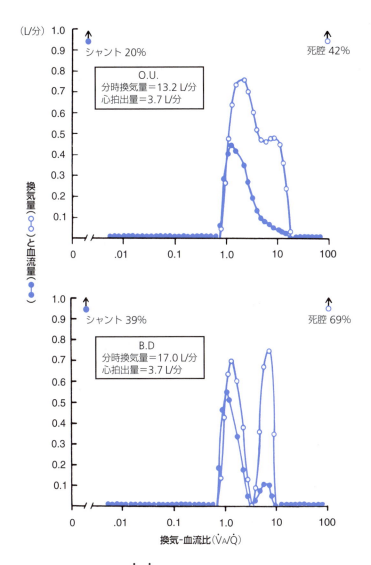

図 6-10 急性の大きな肺塞栓患者 2 人の $\dot{V}_A/\dot{Q}$ の分布　2 人とも，低酸素血症の原因は，大きなシャント（非換気肺胞への血流）によって説明できる点に注目していただきたい．加えて，塞栓領域を表している，異常に高い $\dot{V}_A/\dot{Q}$ 領域への換気が著しく増加している（D'Alonzo GE, Bower JS, DeHart P, and Dantzker DR. The mechanisms of abnormal gas exchange in acute massive pulmonary embolism. *Am Rev Respir Dis* 1983；128：170-172）．

酸素血症が誘発される．

　肺塞栓症発現後，動脈血 P_{CO_2} は，肺胞への換気量が増加するため，正常レベルに保たれる（図 2-9 参照）．換気量の増加は，塞栓領域の存在によって，生理学的死腔

量が増加し，すなわち，それは無駄な換気量が増すためにかなりの量になる。

動脈血と呼気終末のP_{CO_2}の差は肺塞栓症を示唆するであろうと考えている研究者もいる。混合肺胞気P_{CO_2}は，塞栓領域では高い$\dot{V}_A/\dot{Q}$をもっているため低下する傾向にあり，本症では，換気不均等がほとんどないために，呼気終末P_{CO_2}は混合肺胞気の測定値として有益である。しかし，この検査法はあまり行われていない。

肺高血圧症

正常の平均肺動脈圧は約 15 mmHg（上昇では＞25 mmHg）である。それ以上の圧の上昇は，肺高血圧症と呼ばれる。

圧の上昇の原因として，3つの最も重要な機序が挙げられる。

1 **肺血管抵抗の増加**：重症肺高血圧症の原因として最もよく認められ，次に挙げる機序の1つでもあれば発症する。

  a さまざまな疾患が，血管の中膜肥大や内膜肥厚，叢状病変（plexiform lesion）の出現など構造的な変化の原因となりうる。これらの変化は肺の小動脈に起こり，血管の狭小化と血管抵抗の増大をきたす。これが，強皮症，全身性エリテマトーデス（SLE[*1]），肝硬変，ヒト免疫不全ウイルス（HIV[*2]）感染症，メタンフェタミン中毒に伴う肺高血圧症や，特発性肺動脈性肺高血圧症（下記）の基本的な発生機序となる。

  b **血管収縮**：高所でみられるように，主に肺胞気低酸素（肺胞気P_{O_2}の低下）が原因である。これは，重症の閉塞性換気障害や肥満低換気症候群にみられる肺高血圧症の成因にもなる。

  c **血管閉塞**：血栓塞栓症発現の場合である。さらに血管閉塞は，循環する脂肪，空気，羊水，あるいは癌細胞による塞栓でも起こる。繰り返される小さな塞栓症で発症する場合もある。住血吸虫症では，寄生虫が小動脈に寄生して，肉芽腫性の反応を起こしてくる。同様の現象は，薬物中毒者が注射する違法な物質にタルク粒子が混入した場合にも発生する。

  d **肺毛細血管床の消失**：肺気腫や特発性肺線維症でみられる（図4-2, 4-3 参照）。結節性動脈炎のように，種々の形の動脈炎でもみられる。まれに，肺静脈閉塞疾患におけるように，小静脈が侵される。

2 **左房圧の上昇**：その例として，僧帽弁狭窄または左室不全がある。肺動脈圧の変化は左房圧の上昇によるものであるが，持続的な圧の上昇は，肺小動脈壁に中膜肥大，内膜肥厚などの構造上の変化を起こしてくる。

3 **肺血流の増加**：この状態は，心室中隔欠損や心房中隔欠損，あるいは動脈管開存症などによる左-右シャントのある先天性心疾患でみられる。初期には，肺動脈圧の上昇はわずかにとどまる。その理由は，増加した血流に対して予備の血管床

[*1] SLE
systemic lupus erythematosus

[*2] HIV
human immunodeficiency virus

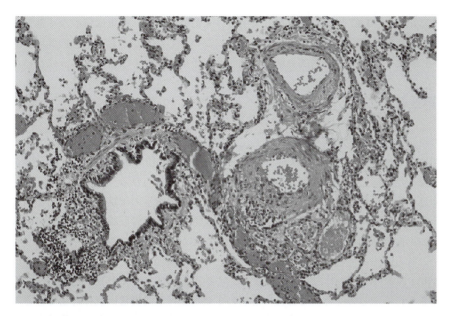

図 6-11　特発性肺動脈性肺高血圧症患者の病理解剖で得られた肺の標本の一部　平滑筋肥大による肺細動脈壁の肥厚を認める。血管内腔は狭小化し，血管抵抗が増大する（Edward Klatt 博士のご厚意による）。※カラー写真は 256 ページを参照。

として血流のなかった部分の肺毛細血管が開き，また，毛細血管が拡張することによって，抵抗が減少するためである。しかし，血流増加が持続すると，小動脈壁に構造の変化が起こり，肺動脈圧は上昇して大循環系の圧のレベルにまで達し，右-左シャントや動脈血低酸素血症をまねく。

　臨床像が肺高血圧を示唆するならば，心エコー法（心臓超音波検査）にて三尖弁逆流の量を測定することにより肺動脈の収縮期圧を推定する方法が一般的に行われる。右心カテーテル法は肺動脈圧を測定するゴールドスタンダードであるが，侵襲的であるためあまり行われない。これらの検査で肺高血圧が確認された後には，治療方針を決定するために原因究明のさらなる検査を行う。

● 特発性肺動脈性肺高血圧症

この疾患は，1 部のケースでは遺伝的素因が存在する場合もあるが，原因不明のまれにみられる病態である。肺動脈の中膜肥大と内膜肥厚および叢状病変の出現により肺血管抵抗が増大し，肺動脈圧は上昇する（図 6-11）。典型的には若年から中年の女性に発症し，労作時の息切れを主訴とする場合が多い。より重症例では，労作時に失神あるいは胸痛がみられる場合もある。検査では，右室肥大の徴候が明らかで，心電図や胸部 X 線写真の所見で確認される。患者はしばしば低酸素血症となるが，特に労

作時に出現し，CO 肺拡散能力も低下する。未治療の場合，疾患は容赦なく進行し，たった数年間のうちに亡くなる確率が非常に高い。しかしながら，最近の薬理学的な進歩により，経口や経静脈的な肺血管拡張薬が予後を著しく改善するようになった。

● 肺性心

この用語は，原発性肺疾患に伴って，二次的に起こる右心の病変を意味している。慢性閉塞性肺疾患（COPD*）でみられる右室肥大や液体貯留の出現については，第 4 章で解説した。同じような状態が拘束性肺疾患の末期にみられる。

　肺高血圧症を起こしてくる種々の因子としては，肺胞壁の破壊や間質性肺線維症による毛細血管床の減少，血栓塞栓による閉塞，低酸素性血管収縮，小動脈壁の平滑筋肥大，赤血球増加症による血液粘稠度の上昇などが含まれる。"右心不全"という用語が，これらの患者すべてに使われるべきかどうかは議論されている。ある患者では，Starling 曲線の上方で作動しているため，心拍出量は増加しており，運動時に心拍出量はさらに増加してくる。これらの患者の主要な生理学的異常は液体貯留である。しかし，他の患者では，真の右心不全状態が起こってくる。肺性心という用語を心電図上，右室肥大のみられる患者だけに限定して使っている医師もいる。

★ COPD
chronic obstructive pulmonary disease

肺動静脈奇形

このあまりみられない病態は，肺動脈と肺静脈の枝の間に異常な吻合ができることで特徴づけられる。ほとんどの患者は遺伝性出血性毛細血管拡張症である。疾患名からもわかるように，これらの患者は皮膚や粘膜に毛細血管拡張症がみられ，全体的に血管障害があることを示唆する。また粘膜表面の血管の異常により，繰り返す鼻出血や消化管出血の個人歴や家族歴を有する場合もしばしばである。これに加え，ばち指がみられたり，動静脈吻合の上では聴診上雑音が聞かれることがある。

　小さな病巣は機能障害を起こさず，動静脈瘻が大きくなると真性シャントを形成し，低酸素血症が起こる。酸素呼吸時の動脈血 P_{O_2} は，予想される値よりはるかに低値である（図 2-6 参照）。肺動静脈奇形を治療しないと，毛細血管網がフィルターとして機能しないため，脳血管障害や脳膿瘍のリスクが高まる。大きな動静脈奇形であれば胸部単純 X 線写真でもわかるが，確定診断には造影 CT が推奨される。

要点

1. 肺毛細血管内皮を介する液体の移動は，Starling の式で規定され，正常の平衡状態が障害されると肺水腫が生じる。肺水腫の原因として最も多いのは，左心不全の結果として毛細血管圧が上昇することである。

2. 肺水腫の臨床的特徴は，呼吸困難，起坐呼吸，線条血痰を伴う咳，頻脈，聴診上のラ音などである。

3. 肺水腫には 2 つの段階があることがわかっている。それは，間質水腫と肺胞水腫である。間質水腫発現を認識するのは困難であるが，肺胞水腫では重要な症状や徴候が認められる。

4. 肺塞栓症はしばしば見落とされる。中等大の塞栓では，一般に，胸膜痛，呼吸困難，線条血痰を伴う咳が訴えられる。診断は，造影 CT あるいは換気-血流スキャンにて行われる。

5. 肺高血圧症は，左心不全による肺静脈圧の上昇，先天性心疾患が原因となる肺血流量の増加，あるいは高所，血栓塞栓症後，肺気腫による毛細血管の減少などの状態で生じる肺血管抵抗の増加，などが原因となって発現する。その他は，特発性肺動脈性肺高血圧症である。

症例検討へのいざない

72 歳女性が自宅で転倒し骨盤骨折を生じたため，手術による修復を受けた。術後，リハビリテーション施設への転院を目指して理学療法を受けながら，順調に経過していた。第 4 病日，ベッドから椅子に移るため起き上がろうとした際，突然の左胸膜痛と息切れが出現した。診察では，血圧 113/79 mmHg，心拍数 117 回/分，呼吸数 22 回/分，酸素飽和度は室内気吸入時 90％であった。呼吸補助筋を使いながら呼吸しているが，聴診上，呼吸音は清であった。頻脈がある以外に心臓には問題はなかった。両側下肢に浮腫を認め，左よりも右に強かった。室内気吸入時の動脈血ガス分析結果は，P_{CO_2} 39 mmHg，P_{O_2} 61 mmHg であった。心電図は洞性頻脈のみで虚血性変化を認めなかった。ポータブルの胸部 X 線写真では，局所的な陰影，胸水，気胸を認めなかった。造影 CT が施行され，左下葉への肺動脈に造影欠損が認められた。

- 本症例に存在するリスクファクターは何か？
- もし心エコー検査を行ったら，肺動脈圧と右心機能にどのような変化がみ

られるか？
- 動脈血ガス分析で P_{CO_2} が正常であることを，どのように説明するか？
- 低酸素血症の機序は何か？

設問

個々の設問について，最も正しい答えを選びなさい。

1. 肺毛細血管腔から間質への液体の移動が増加する原因は次のどれか？
   A 肺胞上皮細胞の透過性亢進
   B 毛細血管静水圧の低下
   C 血液の膠質浸透圧の低下
   D 間質腔の静水圧の上昇
   E 間質液の膠質浸透圧の低下

2. 正常肺の肺胞-毛細血管関門について：
   A 肺胞-毛細血管関門の厚くなっている側の間質を介して液体が排出される
   B 肺胞上皮は水に対する透過性が高い
   C 肺胞-毛細血管関門の菲薄な側の強度は，主に内皮細胞による
   D 蛋白質は，正常では毛細血管内皮を通過しない
   E 水は，肺胞上皮細胞によって肺胞腔へと能動的に輸送される

3. 初期の肺水腫について正しいのは次のどれか？
   A 肺-毛細血管関門の薄い側の間質を通じ，血管周囲や気管支周囲へ液体が漏れる
   B 肺のリンパ流は増加しない
   C 1つひとつの肺胞が液体で溢れる
   D 間質の静水圧がおそらく低下する
   E 小動脈や静脈周囲に集まった液体貯留によるふくらみ

4. 間質水腫（肺胞水腫は認めない）によって生じるのは次のどれか？
   A 胸部X線写真で肥厚した小葉間隔壁を反映する線状陰影
   B 肺コンプライアンスの上昇
   C 肺からのリンパ流の減少
   D 重症の低酸素血症
   E 胸部X線写真で綿毛状陰影

5 肺胞を充満する重篤な肺水腫について：
  A 肺コンプライアンスは上昇する
  B 気道抵抗は影響されない
  C 動脈血低酸素血症は，100％酸素吸入を行っても改善しない
  D 呼吸は深くて努力性となる
  E 肺胞水腫は胸痛の原因である

6 中等大の肺塞栓症が原因となって生じるのは次のどれか？
  A 二酸化炭素蓄積
  B 生理学的死腔量の増加
  C 肺低血圧症
  D 低音性連続性ラ音（いびき音）
  E 心拍出量の増大

7 41歳男性が，国際線のフライト数時間後から，左側の胸膜痛を伴う突然の強い呼吸困難を訴えた．発熱，咳嗽，喀血はない．診察では，聴診上の呼吸音は清で心臓にも異常はないが，左側よりも右側に強い下肢の浮腫を認めた．最初に行うべき検査のなかで最も適切なのは次のどれか？
  A 気管支鏡
  B 胸部造影 CT
  C 心エコー
  D 肺動脈造影
  E スパイロメトリー

8 喫煙歴のない61歳女性が，2日間に及ぶ呼吸困難と乾性咳嗽の増悪で入院した．診察では，血圧は正常であるが経静脈波は増強し，S_3 を聴取した．心雑音はなし．肺野にはびまん性に捻髪音を聴取，両下肢に浮腫を認めた．胸部X線写真では，心拡大とびまん性の両側性の陰影を認めた．入院に引き続き行われた心エコーでは左室は拡張し，駆出率は30％と低下，推定肺動脈収縮期圧は50 mmHg まで上昇していた．本症例の肺高血圧症の原因はどれか？
  A 肺の細動脈における肉芽腫性炎症
  B 左心不全
  C 肺血流量の増加
  D 肺細動脈の中膜肥大と内膜肥厚
  E 繰り返す血栓塞栓による肺血管床の閉塞

9 以前は高い標高の山でも健康に過ごせていた22歳男性が，4,500 m の高所に3日過ごしたと

ころ，ちょっとした軽度の労作でも生じる重度の息切れと，ピンクの泡沫状喀痰を伴う咳を発症した。パルスオキシメトリーで測定した酸素飽和度は異常に低かった。聴診では，両肺野に断続性ラ音（クラックル）が認められた。病態として最も可能性の高いメカニズムは次のどれか？

A　膠質浸透圧の低下
B　間質圧の低下
C　左房圧の上昇
D　エンドトキシンによる毛細血管透過性の上昇
E　過剰な低酸素性肺血管収縮反応

10　最重症のCOPDで，いまだ喫煙を続けている57歳男性が，ここ数週間の体重増加と両側下肢の浮腫を訴え受診した。診察では，頸静脈拍動が増加しており，両側下肢の浮腫が膝まで及んでいた。心電図では，右室肥大と右軸偏位が認められた。次のうち，現時点で診断に最も適切な検査はどれか？

A　気管支鏡検査
B　胸部単純CT
C　心臓超音波検査
D　スパイロメトリー
E　下肢のデュプレックス（duplex）超音波検査法

7 環境因子，腫瘍，感染による肺疾患
Environmental, Neoplastic, and Infectious Diseases

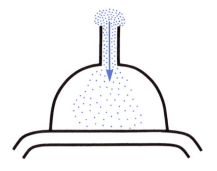

吸入粒子が原因となる疾患
大気汚染物質
　一酸化炭素（CO）
　窒素酸化物（NO_x）
　イオウ酸化物（SO_x）
　炭化水素（CH）
　粒状物質
　光化学オキシダント
　タバコの煙
エアロゾルの肺内沈着
　嵌入（impaction）
　沈降（sedimentation）
　拡散（diffusion）
沈着粒子のクリアランス
　粘液線毛系
　肺胞マクロファージ
炭鉱夫塵肺症
　病理
　臨床的特徴
　呼吸機能
珪肺症
　病理
　臨床的特徴
　呼吸機能
アスベスト関連疾患
その他の塵肺症

綿花肺
職業性喘息
腫瘍性疾患
肺癌
　病因
　分類
　臨床的特徴
　呼吸機能
感染症
肺炎
　病理
　臨床的特徴
　呼吸機能
結核症
真菌感染症
HIVの肺病変
化膿性疾患
気管支拡張症
　病理
　臨床的特徴
　呼吸機能
囊胞性線維症
　病理
　臨床的特徴
　呼吸機能

吸入粒子が原因となる疾患

多くの職業性および産業性肺疾患は，吸入された塵埃が原因となる。大気汚染物質もまた，慢性気管支炎，肺気腫，喘息，肺癌のような，その他の肺疾患の原因として重要な因子となっている。そこでまず，我々が生活している環境に目を向けてみたい。

● 大気汚染物質

一酸化炭素（CO）

一酸化炭素は，米国で最も大きな比重を占めている汚染物質である（図7-1左参照）。一酸化炭素は，主に自動車のエンジンにおいて，燃料中に含まれる炭素の不完全燃焼によって産生される（図7-1右参照）。一酸化炭素の主な弊害は，ヘモグロビンと結合しやすい性質にある。すなわち，一酸化炭素は，酸素に比べてヘモグロビンに対し200倍以上の親和性をもち，ヘモグロビンとの結合部位に対して酸素と競合する。一酸化炭素はまた，残りのヘモグロビンの酸素への親和性を増加させるために，組織への酸素の放出がされにくくなる。都会の混雑した高速道路を通勤に使っている人は，血液中ヘモグロビンの5〜10%が一酸化炭素と結合し，特に喫煙者ではその度合いが強く，そのために認知機能が障害されることも明らかとなっている。自動車エンジンから発せられる一酸化炭素やその他の汚染物質は，排気ガスの処理過程に触媒変換器を取り付ければ減少させることができる。

▶『ウエスト 呼吸生理学入門：正常肺編 第2版』の98〜99ページ（"West's Respiratory Physiology : The Essentials, 10th ed." の92ページ）を参照。

★ spm
suspended particulate matter

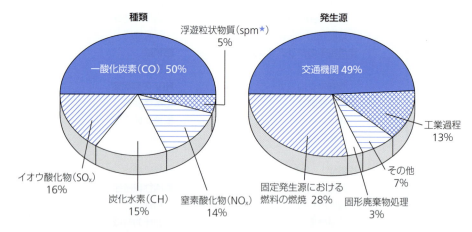

図7-1　米国での大気汚染物質（重量）　交通機関，特に自動車に由来するものが，大気汚染物質中，最大である。固定発生源，特に発電所由来のものが28%関与している（Environmental Protection Agency）。

窒素酸化物（NOx）

窒素酸化物は，化石燃料（石炭，石油）が，発電所や自動車で高温下で燃焼したときに産生される。これらのガスは，スモッグの発生した状態で眼や上気道に炎症を引き起こす。高濃度の場合，急性気管炎，急性気管支炎，肺水腫の原因となる。スモッグの黄色のもやは，これらのガスが原因である。

イオウ酸化物（SOx）

イオウ酸化物は，イオウを含む燃料が主に発電所で燃焼されたときに生じる腐食性，毒性ガスである。このガスは，粘膜，眼，上気道，気管支粘膜に炎症を起こす。高濃度ガスに短時間曝露されたときには，肺水腫を起こす。低濃度ガスに長時間曝露された場合，実験動物では，慢性気管支炎が起こる。イオウ酸化物発生を減少させる最良の方法は，イオウ含量の低い燃料を使うことである。ただ問題は，それらが高価なことである。

炭化水素（CH）

一酸化炭素と同様に，炭化水素は不完全に燃焼し，無駄にされた燃料を指している。通常，大気中にみられる程度の濃度では毒性はない。しかし，このガスは，太陽の光の影響で，光化学オキシダントを形成するため有害である（下記を参照）。

粒状物質

粒状物質には，目で見える煤煙まで，広い範囲の大きさのものが含まれる。その発生源は，大部分が発電所や工場である。微細粒状物質を除去するのにはしばしば費用がかかるが，排気ガスを濾過したり洗浄処理することによって，汚染粒子の放出は減少させることができる。

光化学オキシダント

光化学オキシダントには，オゾンや，過酸化アセチル硝酸塩・アルデヒド・アクロレインのようなその他の物質が含まれる。これらは，一次的に発生するのではなく，炭化水素や酸化窒素に太陽の光が作用して産生される。これらの反応は緩徐なため，光化学オキシダントの濃度は，油が放出されたところから数キロメートル離れたところで増加するかもしれない。光化学オキシダントは，眼や気道の炎症，植物への被害，不快な臭気などの原因となる。高濃度オゾンは，肺水腫の原因となる。これらのオキシダントが増えると，スモッグが濃いかすみになる。

　大気汚染物質の濃度は，温度の逆転，すなわち，暖かい大気の下に冷たい空気の層が低く形成されると，しばしば著しく上昇してくる。この現象は，地表面の汚染物質を含む暖かい空気が上空に循環していくのを妨げる。この温度逆転の悪影響は，特に

> **主要な大気汚染物質**
> - 一酸化炭素
> - 窒素酸化物
> - イオウ酸化物
> - 炭化水素
> - 粒状物質
> - 光化学オキシダント

ロサンゼルス盆地のように丘に囲まれた低地で著しい。

タバコの煙

タバコの煙は，実際には最も重大な汚染物質の1つである。なぜなら，愛煙家は，大気中に存在する汚染物質の濃度よりも何倍もの高濃度の煙を吸入するからである。タバコの煙には約4％の一酸化炭素が含まれており，喫煙者の血中一酸化炭素ヘモグロビン濃度を10％に上昇させるのに十分である。その濃度は，運動や認知機能を障害するのに足る量である。また，タバコの煙には，自律神経系を刺激するニコチンアルカロイドが含まれており，頻脈，高血圧，発汗などを引き起こす。俗に"タール"と呼ばれる芳香族炭化水素やその他の物質は，喫煙者に高頻度で肺癌を発生させることが明らかである。1日35本の男性喫煙者では，その危険度は非喫煙者の40倍にもなっている。また，慢性気管支炎，肺気腫，および冠動脈疾患に罹患するリスクが高いことも立証されている。1本の喫煙が，多くの喫煙者，非喫煙者の気道抵抗を著しく増加させる（図3-2参照）。

● エアロゾルの肺内沈着

エアロゾルという用語は，大気中に含まれる長時間浮遊している小さな粒子の集合したものを指している。多くの汚染物質はこの形で存在し，肺内での沈着の仕方は，主に粒子の大きさによって異なっている。エアロゾルの性状はまた，吸入された気管支拡張薬が肺内でどのように分布し，沈着していくのかなどを理解するうえでも重要である。肺内沈着の仕方には，次の3つの機序が知られている。

嵌入（impaction）

嵌入は，気道の屈曲に沿って流れの方向が変えられないような，最も大きな吸入粒子にみられる傾向に当てはまる用語である。大きな粒子の多くは，その性状のために，

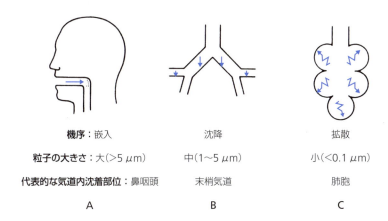

図7-2 肺におけるエアロゾル沈着の図式　代表的な気道内沈着部位という用語は，それぞれの機序による粒子の沈着がその場所でだけ生じることを意味するのではない．たとえば，嵌入は中等大の気道でも起こり，また，拡散は大きな気道や末梢気道でも起こる（詳細は本文参照）．

鼻や咽頭の粘膜表面（図7-2A 参照），または大きな気道の分岐部に衝突する．一度粒子が湿った表面に衝突すると，粒子はそこに取り込まれ，その後，再び放出されてくることはない．この機序によって大きな粒子を取り除くのに，鼻は非常に効率がよい．安静呼吸時には，直径 20 μm 以上の粒子はすべてが鼻で除去され，直径 5 μm の粒子の 95% が鼻で除去される．図7-3 に示すように，鼻呼吸時には，直径 3 μm 以上の粒子の大部分は鼻咽頭に沈着する．

沈降（sedimentation）
沈降は，粒子がその重さのために徐々に沈殿することである（図7-2B 参照）．この沈降は，特に中等大粒子（1～5 μm）にとって重要で，大きな粒子は嵌入によって除かれ，より小さな粒子は非常にゆっくり沈着する．沈降による沈着は，終末および呼吸細気管支を含めた末梢気道で著しく認められる．主な理由は，これらの気道個々の断面積が小さく，したがって，粒子が落下する距離が短いためである．ガスと違って粒子は，その拡散速度が無視しうるほど小さいために，呼吸細気管支から肺胞へ拡散することができないのである．

　図7-4 には，早期塵肺症をもった炭鉱夫の終末および呼吸細気管支周囲にみられる塵埃の蓄積を示している．塵埃の蓄積は，沈着と除去の度合いによって決まり，また，これらの塵埃の一部は，おそらく末梢の肺胞から輸送されてきたものと思われるが，図7-4 の所見からして，この肺領域が塵埃によって障害されやすいものと考えられる．慢性気管支炎や肺気腫のごく早期病変の一部は，これらの末梢気道に大気汚染物質（タバコの煙の中の粒子も含めて）が沈着したための二次的変化であることが示唆されている．

▼『ウエスト 呼吸生理学入門：正常肺編 第2版』の7〜8ページ（"West's Respiratory Physiology: The Essentials, 10th ed." の7ページ）を参照．

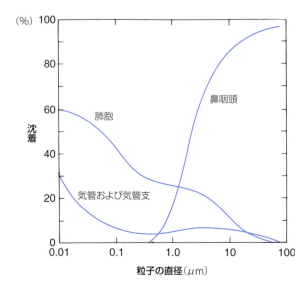

図7-3　エアロゾルの沈着部位　最も大きな粒子は鼻咽頭に沈着するが，非常に細かな粒子は肺胞まで達しうる。

拡散（diffusion）

拡散は，ガス分子が連続的に衝突する結果みられる，粒子の任意の運動である（図7-2C 参照）。これは，最も小さな粒子（直径 0.1 μm 以下）だけに著しく認められる。拡散による沈着は，主に壁までの距離が最短となる末梢気道や肺胞でみられる。しかし，この機序による沈着は，大きな気道でもある程度はみられる。

吸入された粒子の多くは，全く沈着せずに次の呼気時に呼出される。事実，通常の安静呼吸時には，0.5 μm の粒子のおよそ 30％だけが肺内にとどまる。これらの粒子は，嵌入あるいは沈降によって多量に肺内に沈着するには小さすぎる。加えて，拡散によって沈着するのには非常に大きすぎる。その結果，この領域では，通常のガス移動が拡散によって行われるのに対し，これらの粒子は終末および呼吸細気管支から肺胞へ拡散によって移動することはない。小さな粒子は，吸気時に凝集するか水分を吸収するかして，より大きくなることもまた考えるべきである。

換気のパターンもエアロゾル沈着量に影響する。ゆっくりした深い呼吸は粒子の肺内への進入の度合いを増し，そのため，沈降や拡散による塵埃の沈着量が増える。運動時には流速が速くなり，嵌入による沈着が増加する。一般に塵埃の沈着は，運動時の換気量に比例する。したがって，たとえば採炭切羽で仕事をする際に塵埃の沈着する量がどれだけになるのかを規定するものとして，分時換気量が重要な因子となる。

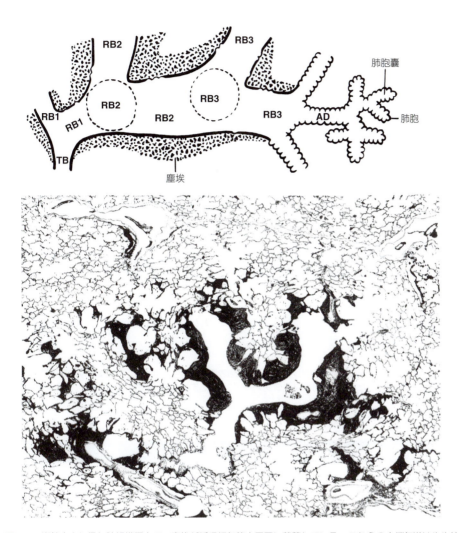

図 7-4　炭鉱夫より得た肺組織標本で，塵埃が呼吸細気管支周囲に蓄積している。これらの末梢気道はやや拡張し，時には巣状性肺気腫と呼ばれる。AD：肺胞管，RB：呼吸細気管支，TB：終末細気管支(Heppleston AG, Leopold JG. Chronic pulmonary emphysema：anatomy and pathogenesis. *Am J Med* 1961；31：279-291)

● 沈着粒子のクリアランス

幸い，肺内に沈着した粒子を除去するために，肺は効率よくできている。すなわち，肺には，粘液線毛系と肺胞マクロファージという，2つのはっきりしたクリアランスのための機序が存在する(図 7-5 参照)。

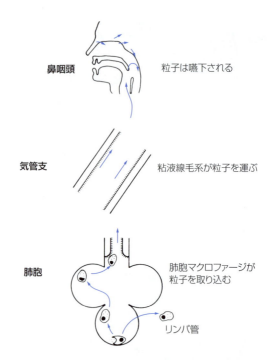

図 7-5 吸入された粒子の肺からのクリアランス　気道表面に沈着する粒子は，粘液線毛輸送系で運ばれ，嚥下される．肺胞に達した粒子は，肺胞マクロファージに取り込まれ，線毛表面に運ばれるか，リンパ管を介して除去される．

吸入粒子の沈着とクリアランス	
沈着	**クリアランス**
● 嵌入	● 粘液線毛系
● 沈降	● 肺胞マクロファージ
● 拡散	

粘液線毛系

粘液は 2 箇所から産生される．
1. 気管支壁深部にある気管支漿粘液腺（図 4-6, 4-7, 図 7-6 参照）．粘液産生細胞と漿液産生細胞が存在し，導管が粘液を気道表面に導いている．
2. 気管支上皮の一部を形成する杯細胞

正常粘液膜は，約 5〜10 μm の厚さで 2 層から成っている（図 7-6 参照）．表面のゲル層は，比較的粘りのある粘性の層である．そのため，沈着粒子を取り込むのに効

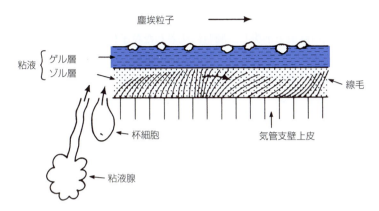

図7-6 粘液線毛輸送系　粘液膜は，吸入粒子を取り込む表面のゲル層と深部のゾル層から成る。粘液膜は線毛の動きによって移動する。

率的である。深部のゾル層は粘稠度が低く，そのため，この層内で線毛が容易に運動できる。ある種の疾患でみられる分泌物の異常な貯留は，粘液の組成の変化が原因であり，その結果，線毛の運動により分泌物を容易に送り出すことができない。これは，囊胞性線維症や喘息で生じる。

　粘液は，形質細胞やリンパ組織に由来する免疫グロブリン（Ig*）A を含んでいる。この液性因子は，異種蛋白，細菌，ウイルスに対する防御において重要な役割を果たしている。

★ Ig
immunoglobulin

　線毛は 5〜7 μm の長さで，1,000〜1,500 回/分の速度で，全体が同調的に線毛運動をしている。前方へ動くときには，線毛の先端が明らかにゲル層に接触して，ゲル層を押し動かしている。しかし，元に戻るときには，線毛は著しく屈曲し，抵抗の少ないゾル層内を動いて元の位置に戻る。

　粘液の層は，末梢気道では約 1 mm/分の速度で動き，気管では最大 2 cm/分の速度で移動する。咽頭に到達した粒子は，そこで嚥下される。健常な気管支粘膜のクリアランスは，本来 24 時間以内に完了する。非常に埃っぽい環境では，粘液分泌が著しく増加し，咳と痰がクリアランスを補助する。

　粘液線毛系の正常な機能は，大気汚染や病変によって影響を受ける。線毛は，イオウ酸化物，窒素酸化物，あるいはタバコの煙など，毒性ガスの吸入によって明らかに麻痺する。たとえばインフルエンザの感染後では，気道の急性炎症により，気管支上皮は剝脱される。粘液の性状の変化は感染の際に起こり，そのため，線毛による粘液の輸送が困難となる。気管支の粘液栓が喘息でみられるが，その機序は不明である。最後に，気管支拡張症や慢性気管支炎のような慢性感染症では，分泌物の量が非常に多いため，線毛輸送系は過重となる。

肺胞マクロファージ

粘液線毛系は肺胞の直前で消失し，肺胞に沈着した粒子は，肺胞マクロファージにのみ込まれる。このアメーバ状細胞は，肺胞表面を徘徊している。この細胞は，異物粒子を貪食すると末梢気道へ移動して，そこで粘液線毛輸送系に異物を載せる(図7-5参照)か，リンパ管または血液中に入り肺から離れていく。もし，塵埃が大きかったり塵埃粒子が毒性であれば，肺胞マクロファージの一部が呼吸細気管支壁を通って移動し，そこに塵埃を捨てる。図7-4は，炭鉱夫の肺で塵埃が呼吸細気管支周囲に蓄積しているのを示している。もし，塵埃がシリカのような毒性のものなら，その刺激によって，その領域に線維化反応が起こる。

肺胞マクロファージは，細菌を肺外に輸送するだけでなく，細胞がもつリゾチームの働きによって殺菌もする。その結果，死んだ細菌を肺から処理するのには時間がかかるが，肺胞は素早く静菌される。肺胞マクロファージの抗細菌作用では，免疫的機序も重要である。

正常肺胞マクロファージの活性は，喫煙，オゾンのようなオキシダントガス，肺胞低酸素，放射線照射，コルチコステロイドの投与，アルコール摂取など，種々の因子で障害される。シリカを取り込んだ肺胞マクロファージは，しばしばその毒性物質のために死滅する。

● 炭鉱夫塵肺症

塵肺症という用語は，無機塵埃吸入で起こされる肺実質病変を指している。その1つの型が炭鉱夫にみられるもので，病変は炭鉱夫が曝露された炭塵の量に直接関係している。

病理

疾患の初期と晩期のものとは区別されるべきである。単純性塵肺症は，終末細気管支と呼吸細気管支周囲に炭粉粒子が蓄積し，これらの末梢気道がいくぶん拡張している(図7-4参照)。進行性塊状線維症として知られる，病変が進行したものでは，塵埃の浸潤に伴って，黒い線維性組織の濃縮した塊が認められる。濃厚な炭塵に曝露された炭鉱夫のごく一部で，進行性塊状線維症が発現する。

臨床的特徴

単純性塵肺症では，そのX線写真所見にもかかわらず，障害(disability)はごく軽度である。本症に伴ってしばしばみられる呼吸困難や咳は，炭鉱夫の喫煙歴と密接に関係し，おそらく併存する慢性気管支炎や肺気腫のための症状である。対照的に，進行性塊状線維症では，増強する呼吸困難があり，呼吸不全で死亡する。

単純性塵肺症の胸部 X 線写真では，微細粒状斑状影がみられ，疾患が種々の程度に進行していることが陰影の密度から認識される。進行性塊状線維症では，大きな不整の濃厚均等影がみられ，その周囲には，異常に X 線透過度の高い肺野がみられる。

呼吸機能
単純性塵肺症では，それ自体で起こる機能障害はごくわずかである。しかし，時に努力呼出肺活量（FEV*）のわずかな減少，残気量の増加，動脈血 P_{O_2}（Pa_{O_2}）の低下がみられる。これらの変化が併存する慢性気管支炎や肺気腫によるものかどうかを識別するのはしばしば困難である。

進行性塊状線維症では，閉塞性パターンと拘束性パターンが混合している。気道が歪曲して不可逆性閉塞性変化をまねき，また，大きな線維性組織の塊が肺気量を減少させる。増強する低酸素血症，肺性心，末期には呼吸不全が起こってくる。

★ FEV
forced expiratory volume

● 珪肺症

この種の塵肺症は，採石，採鉱，あるいは砂吹きなどの際にシリカを吸入することで起こる。炭塵が明らかに不活性であるのに対し，シリカ粒子は毒性があり，肺内で著明な線維化反応を起こしてくる。

病理
珪肺結節は，密なコラーゲン線維の同心性渦巻きで構成され，呼吸細気管支周囲，肺胞内およびリンパ管に沿って認められる。シリカ粒子がこの結節内にみられることもある。

臨床的特徴
この疾患の軽症なものは，胸部 X 線写真上で細粒状影を示すが，症状は何もない。進行例では，咳や重篤な呼吸困難が特に運動時に訴えられる。X 線写真では，時に線維化組織が線状にみられ，進行性塊状線維症が発現する。この疾患は，塵埃への曝露がなくなった後でも，長期にわたって進行する。肺結核症の発生率が高くなっている。

呼吸機能
変化は炭鉱夫塵肺症のそれと同様であるが，しばしばもっと重症である。進行例では，びまん性間質性線維症が起こり，拘束性障害，運動時の強い呼吸困難と低酸素血症，肺拡散能力の低下などを伴っている。

● アスベスト関連疾患

アスベストは，自然に産出される繊維性鉱質性珪酸塩で，熱絶縁材，パイプ被覆材，屋根ふき材，ブレーキライニングなどの種々の産業に応用されている。アスベスト繊維は長く細く，その空気力学的性状によって，肺内深く進入することができる。肺内に入ったアスベスト繊維は，蛋白様物質に包み込まれる。それが喀痰中に喀出されたものが，アスベスト小体である。

　その健康への障害として，次の3つのものが知られている。

1　びまん性間質性線維症（アスベスト肺）は，大量曝露後に徐々に起こってくる。進行性呼吸困難（特に運動時），虚弱感，ばち指がみられる。聴診上，肺底部に細かな捻髪音が聴かれる。胸部X線写真では肺底部に網状陰影が認められ，石灰化したアスベストによるプラークがみられることがある。進行した患者の呼吸機能検査では，肺活量の減少や肺コンプライアンスの低下を伴った典型的な拘束性障害のパターンが明らかである。肺拡散能力の低下は，病変の比較的早期に起こってくる。

2　肺癌はよくみられる合併症である。喫煙によりリスクは大幅に増大する。

3　胸膜病変がごく微量の曝露後に起こってくる。たとえば，アスベスト労働者の衣類を洗濯した人にみられる。胸膜肥厚や胸膜斑がよくみられるが，普通は害がない。悪性中皮腫が曝露後40年も経過して発症することがある。そのために，胸壁の運動が進行性に制限され，著しい胸痛を訴え，急速に状態が悪化していく。通常，治療にはあまり反応しない。

● その他の塵肺症

その他の種々の塵埃が，単純性塵肺症を起こす。たとえば，鉄やその酸化物は鉄肺症を起こし，胸部X線写真上，著明な斑状影を来す。アンチモンやスズもまた，塵肺症の原因となる。ベリリウム曝露によって，急性または慢性型の肉芽腫性病変が起こる。慢性型は，典型的な拘束性障害を伴う間質性肺線維症をまねく。現在では，ベリリウムに関する厳しい産業規制がしかれており，以前に比べてその障害は著しく減少した。

● 綿花肺

吸入した有機塵埃によっては，肺胞での反応よりもむしろ気道に反応を起こす。その好例が綿花肺で，綿の塵埃に曝露された後，特に綿繊維が初めて処理される梳毛室で

曝露された後で起こってくる．

　病因は完全に解明されていないが，苞葉(綿の萼の幹の周囲の葉)に含まれるある活性物質の吸入によって，肺内の肥満細胞からヒスタミンが放出されてくるためと思われる．結果として生じる気管支収縮によって，呼吸困難や喘鳴(wheezing)が訴えられる．この疾患の特徴として，特に休日の翌日に工場に入ると悪化する傾向がある．そのために，時に"月曜熱(Monday fever)"といわれる．症状としては，呼吸困難，胸部緊迫感，喘鳴や刺激性の咳などがある．以前から慢性気管支炎や喘息のある労働者は特に侵されやすい．

　呼吸機能検査では，1秒量($FEV_{1.0}$[★1])，1秒率($FEV_{1.0}/FVC$)，最大中間呼気流量($FEF_{25-75\%}$[★2])，努力肺活量(FVC[★3])の減少を伴う閉塞性障害のパターンである．気道抵抗が増加し，換気不均等の度合いが曝露後に増強する．典型的には，これらの異常は労働時間の経過に伴って増悪するが，夜間あるいは週末には，部分的ないし完全寛解がみられる．肺実質が障害されることはなく，胸部X線写真上も正常である．しかし疫学調査では，20年以上毎日曝露された人では，慢性閉塞性肺疾患(COPD[★4])に随伴するような呼吸機能障害が永続的に起こってくることが示されている．

★1 $FEV_{1.0}$
forced expiratory volume in 1 second
★2 $FEF_{25-75\%}$
forced expiratory flow 25-75%
★3 FVC
forced vital capacity
★4 COPD
chronic obstructive pulmonary disease

● 職業性喘息

種々の職業で，アレルギー原性有機塵埃に曝露され，勤務者によっては過敏症が起こってくる．それらには，小麦コクゾウムシに過敏性の製粉工場労働者，米国のスギに曝露される木材工業労働者，アカシアゴムに曝露される印刷工，毛皮や羽毛を取り扱う労働者などが含まれる．ポリウレタン製品を生産する工場で使われるトルエンジイソシアネート(TDI[★5])は特異な例で，人によっては，この物質に極端な感受性が認められる．

★5 TDI
toluene diisocyanate

腫瘍性疾患

● 肺癌

この本では疾患肺における呼吸機能について，それが検査でどのように測定されるかについて述べる．腫瘍性疾患においては，呼吸機能に及ぼす影響は診断，病期分類，治療の観点からは小さいので，呼吸機能は概してあまり重要なトピックスとはならない．一般に，内科医の目的は，外科的切除が可能となるよう十分早期に癌を診断することである．呼吸機能検査は，このような状況では患者が外科的処置に耐えられるかどうかの判断のみに用いられ，診断には用いられない．しかし，外科的切除が通常選

択肢にならない中等度に進行した疾患では，呼吸機能が障害されていることが多い。以上の理由から，本章は比較的簡潔なものとしてあるので，腫瘍性疾患の診断，病期分類，管理についての詳細は，病理学あるいは内科学の教科書を参照されたい。

大きく予防可能な疾患になったにもかかわらず，肺癌は非常に高い罹患率のままであり，現在でも米国の男女における癌死亡の主たる原因である。

病因

喫煙が最も重要な因子であることを示す，抗しがたい証拠が示されている。疫学調査は，1日20本喫煙する人は，同じ年代の同性の非喫煙者に比べ，この疾患で死亡する可能性が約20倍も高いことを示している。さらに，もし禁煙すれば，そのリスクは劇的に減少する。

タバコの煙のなかの特異的な原因物質は不明であるが，芳香族炭化水素，フェノール，放射性同位元素などを含め，多くの発癌物質が含まれている。多くの煙粒子は，ミクロン以下の大きさで，肺内に深く進入する。しかし，多くの肺癌が，大きな気管支に発生する事実からして，嵌入または沈降によって沈着することが重要な役割をしていると思われる(図7-2参照)。また，大きな気管支は，粘液線毛系によって末梢領域から運ばれてくる高濃度のタバコの産物に曝露されていることになる。他の人が喫煙した煙を吸入する人(受動喫煙者)も，リスクが高い。

その他にも，原因と考えられるものが知られている。都会居住者はリスクが高く，大気汚染が関係していることを示唆している。都会の空気中には種々の慢性気道刺激物が存在していることからして，驚くことではない(図7-1参照)。職業的因子として，特にクロム酸塩，ニッケル，ヒ素，アスベスト，放射性ガスへの曝露が考えられる。

分類

肺腫瘍は，小細胞癌と非小細胞癌に分類される。

A **小細胞癌**：小細胞癌は均質な燕麦様細胞で構成され，特徴的な外観を示す。小細胞癌は非常に悪性度が高い。診断された時点で転移があることもしばしばである。末梢肺に発現する頻度は低く，通常は空洞は形成しない。

B **非小細胞癌**：これが，現在肺癌のなかで最も一般的である。3つの主な組織型がある。

　1 **腺癌**は，現在，非小細胞癌のなかで最も一般的であり，特に女性では頻度が上昇している。肺の末梢に発生するのが典型的で，腺管状に分化し，粘液産生する場合が多い。

　2 **扁平上皮癌**は，細胞間橋が認められたり，角化物質の存在や，細胞が渦巻状または巣状パターンをしばしば呈するなど，顕微鏡的な特徴を有する。中枢

気道に発生することが多いが，末梢に発生することもある。いずれの場合も，病変に空洞形成がみられることがある。

3 **大細胞癌**は，上皮癌ではあるが腺構造や扁平上皮構造をもたず，腺癌にも扁平上皮癌にも分類されない。肺の末梢に発生することが多く，しばしば壊死を伴う。

気管支肺胞上皮癌は，これまで非小細胞癌のなかで4番目に位置づけられていたが，次のような特徴がある。肺の末梢に発生し，細胞は高分化であり，肺胞中隔に沿って進展し，気道やリンパ管を介して広がる能力をもつ。より最新の分類では，上皮内腺癌（adenocarcinoma in situ）または微少浸潤性腺癌（minimally invasive adenocarcinoma）のような亜分類に位置づけられている。

多くの腫瘍が細胞の多質性を示すため，分類を困難にしている。その他にも，呼吸器系にはカルチノイドや中皮腫のような多くの腫瘍性疾患がある。

臨床的特徴

乾性咳または喀血が，初期症状としてよくみられる。時には嗄声が初発症状となるが，その原因は左半回喉頭神経が腫瘍によって麻痺するためである。胸水貯留または気管支閉塞による呼吸困難や，胸膜浸潤による胸痛が通常，末期症状としてみられる。胸部の診察では，肺葉虚脱，あるいは融合像に伴う徴候がみられることもあるが，多くの患者では異常を認めない。胸部X線は診断に有効であるが，小さな癌の場合は胸部CTのみで認識される。CTガイド下肺生検やさまざまな手法による気管支鏡検査が，早期診断に用いられる。頻度は限られるかもしれないが，喀痰細胞診も有用である。

呼吸機能

前述したように，医師の目的は，肺癌を外科的に切除しうるようなできるだけ早期に診断することにある。呼吸機能は疾患早期には通常正常であるが，重症化するに従って障害されることが多い。多量の胸水貯留は，完全気管支閉塞後の肺葉虚脱のように拘束性障害をまねく。大きな気管支の部分的閉塞は，閉塞性障害のパターンを来す。気道閉塞は気管支壁の腫瘍か，腫大したリンパ腺による圧迫が原因である。時には患側の肺の動きが正常肺の動きに遅れているのがみられる。これは，正常肺葉と閉塞された肺葉の間を空気が行ったり来たりするためである。これは，"pendelluft（振子様空気振動）"といわれる。主気管支の完全閉塞は，その側の肺が換気されないために，偽性の拘束性パターンをまねく。気管支の部分的または完全閉塞が通常，低酸素血症の原因の一部となる。

『ウエスト 呼吸生理学入門：正常肺編 第2版』の201～202ページ（"West's Respiratory Physiology：The Essentials, 10th ed."の191ページ）を参照。

感染症

肺感染症は一般に，内科領域で重要である．しかし，感染症では通常，呼吸機能の特徴的な障害パターンを呈することはなく，患者の評価に際して呼吸機能検査はあまり役に立たない．この本は疾患肺における呼吸機能と呼吸機能検査法について述べているので，感染症についてはあまり得るところはない．さらなる詳細については，内科学あるいは病理学の教科書を参照されたい．

● 肺炎

肺炎という用語は，滲出液の肺胞内貯留を伴う肺実質の炎症を指している．

病理
肺胞は，細胞，主に多核白血球で満たされている．その後，病巣は消散し，正常な組織像が回復する．しかし，化膿の結果として，組織が壊死し，肺膿瘍を形成する．肺炎の特異型として，胃液や口腔内分泌物の誤嚥，あるいは動物性オイルや鉱油の吸引後に生じる肺炎（リポイド肺炎）がある．

臨床的特徴
肺炎の臨床像は，原因菌，患者の年齢，患者の全身状態などにより著しく変化する．通常は，倦怠感，発熱，しばしば膿性痰の喀出を伴う咳嗽が訴えられる．胸膜痛がよくみられ，深呼吸で増強する．身体診察では，浅表性の呼吸，頻脈，時にチアノーゼが認められる．融合像に合致する徴候がしばしばみられ，胸部 X 線写真上では均等影を認める（図 7-7）．この変化は，一葉全体に起こり（大葉性肺炎），しばしば斑状に分布する（気管支肺炎）．肺炎の原因としては一般的であるものの，レジオネラ（*Legionella*）やマイコプラズマ（*Mycoplasma*）などは通常の培地では培養されないが，喀痰の塗抹標本，培養検査で，しばしば原因菌が発見される．

呼吸機能
肺炎病巣は換気されないためにシャントが生じ，低酸素血症の原因となる．その重症度は，肺炎の範囲と局所肺血流量によって異なり，局所血流量は疾患自体の変化，または低酸素性血管収縮によって著しく減少する．重症肺炎患者では，チアノーゼがみられる一方，二酸化炭素蓄積は一般に起こらない．胸郭運動は，胸膜痛または胸水貯留のために制限されている．

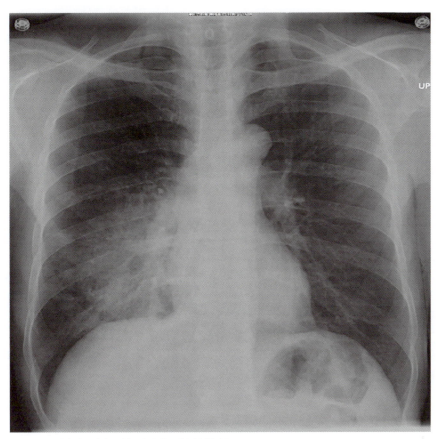

図7-7　肺炎患者の胸部X線　右下葉に陰影を認める。

● 結核症

肺結核症には多くの型がある。現在では，公衆衛生の改善や効果的な抗結核薬が有効に使えるようになったため，進行した結核症例は世界の大部分の地域でまれになった。しかし，サハラ以南のアフリカのような地域，特にヒト免疫不全ウイルス（HIV*）に感染した人々がいる地域では，いまだ一般的な疾患のままである。

　初めての感染（すなわち結核初期感染巣といわれる）では，発熱や胸部X線での異常陰影や肺門リンパ節腫脹を呈する場合は少なく，患者の大部分は無症状である。胸水だけが認められる場合もある。症状の有無にかかわらず，初期感染がコントロールされた後も結核菌は体内に残り，肉芽腫の中に潜んでいる。この状態は潜在性結核と呼ばれ，ツベルクリン反応への過敏性反応や，結核抗原に刺激を受けた血中のリンパ球から放出されたインターフェロンγを検出するアッセイによって確認できる。

★ HIV
human immunedeficiency virus

細胞性免疫が維持されていれば，再発することはほとんどない。HIV 感染や免疫抑制剤の使用などにより細胞性免疫が障害されている患者では，結核が再燃する場合がある。これはしばしば，徐々に発症してくる呼吸困難，湿性咳嗽，喀血といった症状や，肺の上葉の陰影，線維化，空洞化に伴う全身症状として出現する。広範な線維化は，呼吸機能の拘束性換気障害をまねく。

結核の効果的な治療は容易に利用できるが，高所得国でもいまだに患者がみられる。これは，海外旅行が容易になったことや，結核の流行地からの移民が増えていることに起因する。多剤耐性結核（MDR-TB[★1]）や超多剤耐性結核（XDR-TB[★2]）の出現が懸念されている。

[★1] MDR-TB
multidrug resistant tuberculosis

[★2] XDR-TB
extremely drug resistant tuberculosis

● 真菌感染症

真菌は，ヒストプラズマ症やコクシジオイデス症，ブラストミセス症といったいくつかの肺疾患の原因となる。真菌はそれぞれの国の特定地域に特有のものなので，感染がみられるのは，一般にこれらの真菌に関連のある地域に住んでいたり旅行したりした者だけである。たとえばコクシジオイデス症の場合は，カリフォルニア州のサン・ホアキン渓谷や米国南西部のその他の地域が挙げられる。多くは無症状であるが，大量曝露の場合や免疫抑制者では重症になりうる。クリプトコッカス（*Cryptococcus*）は，免疫応答の有無にかかわらず肺炎の原因となりうる。

● HIV の肺病変

HIV ではしばしば肺に病変を生じるが，免疫抑制の程度により感染のリスクやタイプも異なる。細菌性肺炎や結核は，免疫抑制のいかなる状態でも出現しうる。一方，ニューモシスチス・イロベジイ（*Pneumocystis jirovecii*）（ニューモシスチス肺炎），*Mycobacterium avium–intracellulare*（肺 MAC 症），サイトメガロウイルス感染は，CD4 陽性細胞数がある値まで下がったときに起こる。Kaposi（カポジ）肉腫も肺に病変を生じる。静注薬物使用者や乱れた性生活を送っている者などリスクが高い患者にこのような肺疾患が発症した場合には，HIV の検査を行うべきである。

化膿性疾患

● 気管支拡張症

この疾患は，慢性の感染や炎症，時に気道のクリアランスの障害の結果として起こ

る，気管支の不可逆的な拡張とその局所の化膿を特徴とする．このような障害は，繰り返す肺炎や，低ガンマグロブリン血症などの免疫不全，線毛運動不全症，気道閉塞（たとえば，気道異物や外部からの長期の圧迫による）などのさまざまな問題に併発する．

病理
病変部気管支の粘膜表面には，線毛上皮の減少，扁平上皮化生，炎症細胞の浸潤などが認められる．感染増悪期には，管腔内に膿がみられる．さらに進行すると，周辺肺組織には，しばしば線維化と慢性の炎症性変化がみられる．

臨床的特徴
主要所見は大量の黄色や緑色の喀痰を伴う慢性の湿性咳嗽であり，これらは上気道感染に引き続き増悪しうる．患者には口臭があり，気管支循環系の異常な血管新生により大量喀血しやすい．捻髪音がしばしば聴取され，重症例では，ばち指が認められる．胸部 X 線写真では，肺紋理増強および気管支壁の肥厚を伴う気管支拡張所見を示す．拡張した気管支は，胸部 CT で容易に認められる（図 7-8）．

呼吸機能
軽症例では，機能障害はみられない．より進行した患者では，線維化を含めた慢性炎症性変化のために，FEV や FVC が減少する．放射性同位元素を用いた測定で，患部の換気と血流の減少がみられる．しかし，病変部組織への気管支動脈血の供給は著明に増加している．低酸素血症が非換気領域への血流の存在によって生じてくる．

● 囊胞性線維症

囊胞性線維症は，さまざまな細胞や組織でみられる膜貫通性蛋白である囊胞性線維症膜貫通調節因子（CFTR*）の機能喪失によるものである．主に障害されるのは肺であるが，囊胞性線維症では肝臓，膵臓，性腺，その他の組織も侵される．

★ CFTR
cystic fibrosis transmembrane regulator

病理
数多くの遺伝子変異が CFTR を障害するが，その機序は，蛋白産生の障害，蛋白折り畳みの異常，細胞膜の運搬機能の異常などさまざまである．このような異常の結果は，総じてナトリウムや塩化物イオン（クロライド）輸送にさまざまな障害を惹起し，粘液クリアランスの障害や粘液栓による気道閉塞を引き起こすことになる．肺においては，気道上皮からのナトリウム流出の減少により線毛周囲の粘液層の水和が低下し，さらに粘液線毛のクリアランスが障害され，易感染性を生じる．

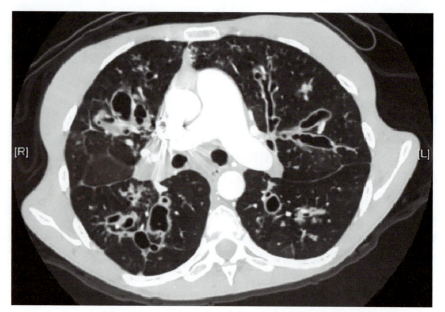

図 7-8　CTでは，嚢胞性線維症による気管支拡張症患者の拡張，肥厚した気管支が認められる。

　膵組織の萎縮と膵管拡張が生じうるが，これは外分泌と内分泌の不全につながる。まず，脂溶性ビタミンの吸収が障害され栄養不良の原因となるが，一方で糖尿病も引き起こす。粘度の高い分泌物と細胆管の慢性炎症により，門脈圧亢進症と肝硬変が惹起される。男性患者の多くは，男性生殖器管の構造的な変化により，閉塞性無精子症のため不妊となる。

臨床的特徴

出生時，あるいは幼少時に症状が現れる患者がいる。具体的には，胎便性イレウス，繰り返す感染症，成長障害などである。比較的軽症の場合には，小児期の後期あるいは成人になるまで発症しない可能性もある。呼吸器症状として，大量の粘度の高い喀痰を伴った咳，繰り返す肺感染，運動耐容能低下などがある。気管支拡張症の領域から喀血する患者もいる。ばち指がしばしば顕著である。聴診上，粗い断続性ラ音や，低音性連続性ラ音（いびき音）が聴かれる。胸部X線写真は，病初期から異常で，融合像，線維化，嚢胞性変化がみられる。新生児スクリーニングにより，血清の免疫反応性トリプシノーゲンが上昇していることを発見することで，多くの患者がみつかるようになった。診断は，汗中のクロライド濃度，遺伝子変異，鼻粘膜での電位差（NPD★）異常によって確定される。

　長い間，患者は成人まで成長する前にほとんど例外なく死亡していた。しかし，気

★ NPD
nasal potential difference

道分泌物のクリアランスに関する治療法の改善，抗菌薬療法，増悪に対する積極的治療により，平均生存期間は今や 40 歳以上になっている。

呼吸機能

換気分布の異常と肺胞気 – 動脈血酸素分圧較差の増大が初期にみられる。報告によっては，低換気量での流速などの末梢気道の機能検査法で，わずかな病変が検出されるとしている。$FEV_{1.0}$ や $FEF_{25-75\%}$ の減少があり，その減少は気管支拡張薬で改善を示さない。残気量（RV[★1]），機能的残気量（FRC[★2]）は増加し，肺弾性収縮力が減少する。運動耐容能が病気の経過に伴って低下する。より進行すると，呼吸機能検査では閉塞性と拘束性の混合性障害を呈する。

[★1] RV
residual volume
[★2] FRC
functional residual capacity

要点

1. 最も重要な大気汚染物質は，一酸化炭素，窒素酸化物，イオウ酸化物，炭化水素，粒状物質，光化学オキシダントである。
2. ほとんどの汚染物質はエアロゾルとして存在し，嵌入，沈降，拡散によって肺内に沈着する。
3. 沈着した汚染物質は，気道では粘液線毛系，肺胞では肺胞マクロファージによって除去される。
4. 炭鉱夫塵肺症は，炭塵に長期間曝露された結果，生じてくる。その軽症例では，胸部 X 線写真で斑状影を認め，呼吸困難や咳が訴えられるが，喫煙者では，その症状発現に対して慢性気管支炎がどのようにかかわっているのかを鑑別することは困難である。
5. その他の塵肺症として，アスベスト関連疾患がある。綿花肺は有機性の綿の塵埃吸入が原因である。職業性喘息は製造工場で発生する。
6. 細菌性肺炎，真菌感染，結核などの肺感染症は，高所得国でも低所得国でも合併症や死亡の重要な原因となるが，呼吸機能検査は通常行う必要はない。
7. 肺癌は主として喫煙が原因であり，米国では癌関連の死亡のなかで最も多い。予後は癌のタイプと病期によりさまざまである。
8. 囊胞性線維症は CFTR の遺伝的異常であり，粘液異常，気管支拡張症，呼吸機能障害の原因となる。

症例検討へのいざない

19歳男性が，大量の喀血のために救急外来を受診した。5歳のときに副鼻腔と呼吸器の感染を繰り返すために小児科の主治医に診察を受け，汗中のクロライド濃度が上昇していること，囊胞性線維症に関連する2つの遺伝子に変異があることがわかった。数年間，適切な治療を受けていたが，学校をやめ，両親の家を出て暮らし始めたことで，何も治療薬を服用せず，定期的な気道クリアランスも行っていなかった。ここ6か月で呼吸状態が悪くなり，毎日，粘稠度の高い黄色の喀痰を伴う湿性咳嗽があるという。診察では，熱はなかったが，頻呼吸であった。肺全体で低音性連続性ラ音（いびき音）が認められ，呼気が延長し，ばち指があった。胸部X線写真が撮影され，所見は次のとおりである。

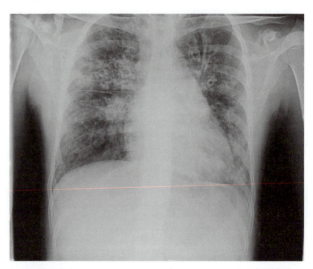

- 彼の疾患の病態生理学的原因は何か？
- 胸部X線検査で上中肺野にみられる管状の構造物は何か？
- 精密呼吸機能検査では，どのような呼吸機能の異常がみられるか？
- この患者の長期の健康管理において，定期的な気道のクリアランスが大切なのはなぜか？
- 彼の大量喀血の原因は何か？

設問

個々の設問について，最も正しい答えを選びなさい．

1. スモッグについて：
   A オゾンは主に自動車エンジンで産生される
   B 温度の逆転は，上空よりも地表近くの空気が暖かいときに生じる
   C イオウ酸化物の主な発生源は自動車である
   D 窒素酸化物は上気道炎症の原因となる
   E 排気ガスの洗浄は，粒状物質の除去には効果がない

2. タバコの煙について：
   A 吸入される煙には，一酸化炭素はほとんど含まれていない
   B 喫煙者の血液中には，精神機能を障害させるに十分なレベルのCOヘモグロビンが含まれる
   C ニコチンは耽溺性がない
   D 冠動脈疾患のリスクは喫煙によって影響されない
   E タバコの煙に含まれる汚染物質の濃度は，スモッグの濃い大都会の空気中濃度より低い

3. 炭鉱夫で肺内に炭塵が沈着するのを減少させるのは次のどれか？
   A 頻回の咳
   B 運動
   C 非常に小さな塵埃粒子を発生する採鉱作業
   D 早い深呼吸
   E 口呼吸とは対照的に鼻呼吸

4. 肺の粘液線毛輸送系について：
   A 粘液のほとんどが，気道上皮内の杯細胞由来である
   B 取り込まれた粒子は，末梢気道よりは気管においてゆっくり運ばれる
   C 正常のクリアランスには数日かかる
   D 線毛運動はおよそ1秒間に2回である
   E 粘液層の組成は病態によって変化する

5. 肺癌について：
   A 米国女性の場合，死亡原因としては乳癌よりも少ない
   B タバコの煙に含まれる特異的な発癌物質が判明している

C 肺癌の早期診断には，呼吸機能検査が重要である
D 非小細胞癌は最も高頻度にみられる
E 癌は良好な胸部X線写真で常に認めることができる

6. 喫煙歴のない70歳男性が，8か月間に及ぶ呼吸困難の増悪と乾性咳嗽を訴えている。彼は造船所で何年もの間，絶縁工事に従事していた。診察では，浅表性呼吸であり，肺底部で捻髪音が聴取された。胸部単純X線写真では，肺底部に網状陰影が認められ，石灰化した胸膜プラークが認められた。スパイロメトリーでは，$FEV_{1.0}$ が予測値の65%，FVCが予測値の69%，1秒率が0.83であった。最も考えられる診断は次のどれか？

A アスベスト肺
B ベリリウム症
C 慢性閉塞性肺疾患(COPD)
D 炭鉱夫塵肺症
E 珪肺症

7. 5年間の注射による薬物使用歴があるが，その他には特に既往のない24歳女性が，2週間にわたる呼吸困難と乾性咳嗽の悪化で受診した。診察時，室内気吸入時の酸素飽和度85%で，頻呼吸の状態であった。頸部静脈は怒張しておらず，心臓の所見は正常であったが，聴診で広範に低音性連続性ラ音(いびき音)が認められた。胸部X線検査にて両側性のびまん性陰影がみられたため，喀痰が採取され，ニューモシスチス肺炎の証拠がみつかった。診断に際し，次に行うべき検査として最も適切なのは次のどれか？

A 心臓超音波検査
B HIV抗体検査
C スパイロメトリー
D 汗中のクロライド濃度測定
E ツベルクリン反応

8. 製紙工場での事故の後，空気中に拡散した粒子は直径20〜30μmであることがわかった。工場労働者の気道において，事故の際，粒子が最も沈着すると考えられるのは次のどれか？

A 肺胞腔
B 気管支
C 鼻および鼻咽頭
D 呼吸細気管支
E 終末細気管支

9. 46歳男性が，この2日間，発熱と呼吸困難の悪化があり，鉄さび色の喀痰の混じった咳が出

ると訴え受診した。診察時の室内気吸入時の酸素飽和度は88%であった。彼は汗をかいており，頻呼吸で，打診上濁音があり，右肺底部の呼吸音が減弱していた。胸部X線写真では，右下葉に限局性陰影がみられた。この患者の診断で正しいと考えられるのは次のうちどれか？

A シャントが低酸素血症の原因として最も可能性が高い
B 二酸化炭素の貯留がありそうである
C 治療により改善した後にも，右肺に線維化した瘢痕が認められる
D ルーチンの培養では通常の原因菌はいずれも培養される
E 障害のある肺野の領域では血流が増加している

10 生後すぐに，男の赤ちゃんが胎便性イレウスを発症した。さらなる検査にて，汗中のクロライド濃度が上昇していた。この児が今後抱えることになるであろう問題で最も起こりうるのは次のどれか？

A 彼は20歳を超えて生きることは難しい
B 不妊症になる可能性が高い
C 肺外の病変は起こらない可能性が高い
D 気道粘膜の線毛機能は障害されない
E 5歳以降は治療を必要としない

Part 3

不全肺の機能

8 呼吸不全

9 酸素療法

10 人工換気

呼吸不全は，多くのタイプの急性および慢性肺疾患の最終的な状態である。Part 3 では，呼吸不全の生理学的原理と，その主な治療法である酸素療法と人工換気について解説する。

8

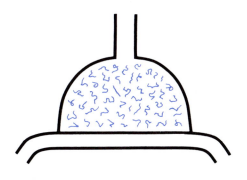

呼吸不全
Respiratory Failure

呼吸不全におけるガス交換
動脈血ガスのパターン
呼吸不全における低酸素血症
 原因
 低酸素血症の検出
 組織低酸素症
 重症低酸素血症の影響
呼吸不全における高炭酸ガス血症
 原因
 影響
呼吸不全におけるアシドーシス
横隔膜疲労の役割
呼吸不全のタイプ
急性劇症肺疾患

神経筋疾患
急性または慢性肺疾患
急性呼吸促迫症候群（ARDS）
 病理
 病因
 臨床的特徴
 呼吸機能
小児型呼吸促迫症候群（IRDS）
呼吸不全の管理
低酸素血症
高炭酸ガス血症
気道抵抗
コンプライアンス
呼吸器感染
心不全

肺で適切な動脈血の酸素化ができないとき，あるいは二酸化炭素蓄積を防ぐことができないときに，呼吸不全が生じてくる。その経過は，急性の場合も慢性の場合もある。呼吸不全を表す動脈血 P_{O_2}，動脈血 P_{CO_2} のレベルをはっきりと定めたものはない。しかし，P_{O_2} の 60 mmHg 以下，P_{CO_2} の 50 mmHg 以上が，呼吸不全としてしばしば引用される値である。臨床の場において，これらの P_{O_2}，P_{CO_2} の値の意義は，種々の患者のそれまでに至る経過によって著しく差がある。

呼吸不全におけるガス交換

● 動脈血ガスのパターン

呼吸不全のいろいろなタイプにより，異なった程度の低酸素血症，二酸化炭素蓄積を伴っている。図8-1には，O_2-CO_2 ダイアグラムが示されているが，直線は呼吸商の0.8を表している。純粋な肺胞低換気で起こる呼吸不全では，動脈血 P_{O_2}[1]（Pa_{O_2}），動脈血 P_{CO_2}[2]（Pa_{CO_2}）が A の矢印で示した方向に移動する。このような呼吸不全のパターンは，Guillain-Barré（ギラン-バレー）症候群のような神経筋疾患，あるいは麻薬乱用の際にみられる（図2-2, 2-3 参照）。動脈血 P_{CO_2} を正常に維持できない肺胞低換気を伴う重症の換気-血流比（$\dot{V}_A/\dot{Q}$[3]）不均等がある場合は，B の矢印に沿って移動する。純粋な肺胞低換気の患者に比べると，同じ高炭酸ガス血症の状態で認められる低酸素血症の程度は，さらに重症である。このようなパターンは，慢性閉塞性肺疾患（COPD[4]）の呼吸不全でしばしばみられる。

重症間質性疾患では，時に C の線に沿った移動が起こる。この場合，増強する重症低酸素血症がみられるが，換気量が増加しているため，二酸化炭素蓄積はみられない。このパターンは，進行したびまん性間質性肺疾患またはサルコイドーシスでみられる。時には，動脈血 P_{CO_2} が上昇することもあるが，閉塞性疾患よりはその程度がはるかに軽度である。

急性呼吸促迫症候群（ARDS[5]）が原因で起こる呼吸不全では，動脈血 P_{CO_2} は，D の線で示されるように低下している。一方，低酸素血症の程度が著しくなっている。

『ウエスト 呼吸生理学入門：正常肺編 第2版』の198～200ページ（West's "Respiratory Physiology : The Essentials, 10th ed." の187～189ページ）を参照。

[1] P_{O_2}
partial pressure of O_2（酸素分圧）

[2] P_{CO_2}
partial pressure of CO_2（二酸化炭素分圧）

[3] $\dot{V}_A/\dot{Q}$
ventilation perfusion ratio

[4] COPD
chronic obstructive pulmonary disease

[5] ARDS
acute respiratory distress syndrome

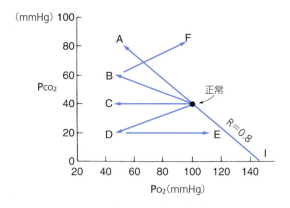

図8-1 異なったタイプの呼吸不全でみられる動脈血 P_{O_2}，動脈血 P_{CO_2} の変化のパターン　P_{CO_2} は，純粋な肺胞低換気では上昇（A で表したライン）し，急性呼吸促迫症候群（ARDS）では下降（D で表したライン）する。B から F，そして D から E のラインは，酸素吸入の効果を示している（詳細は本文参照）。

そのような患者では，動脈血 P_{O_2} を上昇させるために，治療として，通常は酸素吸入が行われるが，患者によっては，P_{CO_2} が上昇することがあるにしても，多くの患者では，P_{CO_2} の値が影響されることはない（D → E）。COPD が原因で起こった呼吸不全患者に対する酸素療法によって，動脈血 P_{O_2} は改善されるが，その結果として，低酸素性換気刺激がとれて換気が減少すると同時に，低酸素性肺血管収縮反応の減少により換気-血流比が変化するために，しばしば P_{CO_2} が上昇する（B → F）。

● 呼吸不全における低酸素血症

原因
低酸素血症の原因となる4つの機序 —— 肺胞低換気，拡散障害，シャント，換気-血流比不均等 —— のいずれもが，呼吸不全の重症低酸素血症に関与する。しかし，最も重要なのは，換気-血流比不均等（非換気肺への血流も含む）である。閉塞性疾患，拘束性疾患，ARDS に合併する呼吸不全における動脈血 P_{O_2} の低下は，その大部分が換気-血流比不均等のためである。

低酸素血症の検出
チアノーゼ，頻脈，精神状態の変化のような臨床所見は低酸素血症を知る手がかりとなるが，パルスオキシメトリーで酸素飽和度が低いことにより初めて低酸素血症と診断される患者がほとんどである。このようにしていったん低酸素血症が診断されると，動脈血ガス分析により P_{O_2} を測定することは，低酸素血症の程度を知り，換気が十分かどうかを評価する助けとなる。

組織低酸素症
低酸素血症は，組織低酸素症をまねくために危険である。しかし，動脈血 P_{O_2} は，組織への酸素輸送に関与する1つの因子にしかすぎない。その他の因子には，血液の酸素容量，ヘモグロビンの酸素親和性，心拍出量，血流の分布，などがある。
　組織低酸素症による障害の受けやすさには，著しい差がある。非常に障害されやすい組織は，中枢神経系と心筋である。脳皮質への血流途絶により，4～6秒以内に機能が障害され，10～20秒で意識喪失し，3～5分で不可逆的変化が起こる。
　もし，P_{O_2} が組織において危険なレベル以下に低下すると，好気的酸化が終わり，嫌気的解糖が始まり，乳酸の形成と放出量の増加が起こる。この嫌気的解糖の起こる P_{O_2} の値は正確にはわかっておらず，おそらく組織間でも差があると思われる。しかし，細胞内で危険な P_{O_2} は，ミトコンドリアの領域では，1～3 mmHg 程度の値であることが証明されている。
　嫌気的解糖は，糖からエネルギーを産み出すには効率が悪い。しかし，この代謝過

程が，呼吸不全時に組織の機能を維持していくうえで重要な役割をしている．形成された多量の乳酸が血中に放出され，代謝性アシドーシスを来す．もし，組織の酸素化がその後改善されると，乳酸はブドウ糖に転換されるか，そのままエネルギーとして使われる．この転換の大部分が肝臓で行われる．

重症低酸素血症の影響

軽度の低酸素血症は，生理学的変化をほとんど起こさない．正常の pH では，Po_2 が 60 mmHg 以下に低下しても，動脈血酸素飽和度は 90% 程度である（図 2-1 参照）ことを知っておくべきである．異常として，軽度の精神機能の障害と視力の減退，および軽度の過換気がみられる．

　動脈血 Po_2 が急速に 40〜50 mmHg 以下に低下すると，いくつかの臓器系統に有害な影響が現れる．中枢神経系は特に影響を受けやすく，患者にしばしば，頭痛，傾眠，意識混濁を認める．強度の急性低酸素血症は，けいれん，網膜出血，不可逆的脳傷害をまねく．頻脈と軽度高血圧がしばしばみられ，一部はカテコールアミンの放出のために起こる．しかし非常に重症の低酸素血症では，徐脈と低血圧がみられ，さらに心停止になることもある．腎機能が障害され，ナトリウムの蓄積と蛋白尿がみられる．肺胞低酸素や低酸素性肺血管収縮反応を伴うため，肺高血圧症が認められうる．

● 呼吸不全における高炭酸ガス血症

原因

二酸化炭素蓄積の原因である2つの機序 —— 肺胞低換気と換気-血流比不均等 —— が，ともに呼吸不全では重要である．筋萎縮性側索硬化症（ALS*）やGuillain-Barré 症候群のような神経筋疾患，麻薬過剰摂取，または重症の脊柱後側弯症のような胸壁の異常などによる呼吸不全では，低換気が原因である（図 2-3, 表 2-1 参照）．換気-血流比不均等は，重症 COPD，長期に及ぶ間質性病変において，高炭酸ガス血症の原因となる．

　また，呼吸不全患者の二酸化炭素蓄積の原因として重要なことは，不注意に酸素療法を行うことである．重症 COPD 患者の多くは，長い過程において，徐々に重症の低酸素血症と多少の二酸化炭素蓄積を認めるようになる．このような患者はしばしば慢性呼吸不全があるとされるが，この状態でも長期に生存可能である．しかし，これらの患者は通常，高い呼吸仕事量をもっており（図 4-13 参照），その換気ドライブの大部分は，末梢化学受容体の低酸素刺激によるものである．動脈血 Pco_2 が上昇していても，動脈血 pH は腎臓において重炭酸イオンが再吸収されることによって（代償性呼吸性アシドーシス）ほぼ正常であり，脳脊髄液の pH もまた，重炭酸イオンの増加によって，ほぼ正常に保たれる．このように，動脈血 Pco_2 の上昇にもかかわらず，

* ALS
amyotrophic lateral sclerosis

主な換気ドライブは低酸素血症によっている。

　もし，この患者が比較的軽度の呼吸器感染症を併発し，高濃度吸入酸素で治療が行われると，危険な状況が急速に現れてくる。このような患者では，存在する分泌物または気管支れん縮のために呼吸仕事量が増加しているが，酸素投与によって動脈血P_{O_2}が上昇し，低酸素性換気刺激は消失してしまう。その結果，換気は著しく抑制されるために，動脈血P_{CO_2}が高値に達する。加えて，もし酸素を中断すると，その結果，著しい低酸素血症が起こる。これは，たとえ換気が前のレベルに戻ったとしても，二酸化炭素の体内貯蔵量が非常に多いために，組織に蓄積した多量の二酸化炭素を排出するのに長い時間がかかるためである。

　これらの患者でみられる二酸化炭素蓄積のもう1つの原因は，酸素吸入によって増加した肺胞気P_{O_2}のために，肺内換気不良領域の低酸素性血管収縮が解けることである。この結果，低$\dot{V}_A/\dot{Q}$領域への血流が増加し，$\dot{V}_A/\dot{Q}$不均等が増悪して，二酸化炭素蓄積がさらに増強される。これはおそらく，換気抑制に比べると重要性は低いが，これらの患者の一部にみられる酸素投与後の急速な動脈血P_{CO_2}の上昇には，この機序も役割を果たしていることを示唆している。

　重症のCOPD患者に加え，この現象は肥満低換気症候群のある病的な肥満患者にもみられる。

　これらの患者群の治療にはジレンマがある。一方では，酸素吸入によって，重症な二酸化炭素蓄積と呼吸性アシドーシスが起こされる。他方では，生命を脅かす低酸素血症を軽快させるためには，ある程度の酸素投与が必須である。この問題の解決としては，酸素飽和度を88〜94％に上昇させるくらいの酸素を与え，呼吸性アシドーシスの悪化があるかどうかを知るため頻回に動脈血ガスをモニタリングする。酸素吸入のあり方については，さらに第9章で解説する。

影響

血中P_{CO_2}レベルの上昇は，脳血流を著しく増加させ，頭痛をまねき，脳脊髄圧を上昇させ，時には乳頭浮腫が起こる。実際には，低酸素血症の影響に高炭酸ガス血症の脳への影響が重なる。その結果みられる異常として，不穏，振戦，言語蹉跌，羽ばたき振戦，機嫌の変動，などがある。特に急性に発症するときにP_{CO_2}の高値は麻酔作用があり，意識混濁が起こる。

● 呼吸不全におけるアシドーシス

二酸化炭素蓄積は呼吸性アシドーシスをまねき，重症になりうる。しかし，徐々に呼吸不全に陥った患者では，腎臓の代償によって多量の重炭酸イオンが保たれていて，pHの下降が防がれる(図2-10参照)。しかしながら，基礎疾患の急性増悪は，P_{CO_2}

のさらなる上昇とpHの悪化をもたらす。

　二酸化炭素蓄積が重度の低酸素血症と組織低酸素を伴う場合には，酸血症（アシデミア）もまた増悪する。前述したように，低酸素血症と組織低酸素の結果乳酸が遊離し，代謝性アシドーシスが引き起こされる。ショックのように末端器官の灌流が障害されたり，機械的人工呼吸の際に胸腔内圧の上昇のために静脈還流が減少することで，この状態は増悪する可能性がある。

● 横隔膜疲労の役割

横隔膜疲労は，呼吸不全の肺胞低換気に関与しているが，その役割の全貌は完全にはわかっていない。横隔膜は，横隔神経に支配される横紋骨格筋で構成されている。横隔膜は，比較的に疲労抵抗性の slow twitch oxidative 線維（type I）と，fast twitch oxidative glycolytic 線維（type II）によって主に構成されているが，呼吸仕事量が著しく増加した状態が長期間続くと疲労してくる。疲労は，呼吸に対する仕事をした後，収縮力が失われた状態と定義され，最大収縮時の経横隔膜圧（Pdi*）を直接測定するか，筋弛緩時間や筋電図を記録して間接的に判定される。しかし，いずれの方法も，ベッドサイドではあまり使用されない。

　重症のCOPD患者の一部は，呼吸筋疲労が生じる仕事レベルに近いところで連続的に呼吸していることが明らかにされており，感染による急性増悪が呼吸筋疲労の状態へと導くことになる。その結果，肺胞低換気，二酸化炭素蓄積，そして重篤な低酸素血症が発現する。高炭酸ガス血症は，横隔膜収縮能を障害し，重篤な低酸素血症は呼吸筋疲労の発現を促進するため，そこに悪循環が生じる。この状態は，気管支れん縮の治療，感染の制御，低酸素血症を改善する正しい酸素療法によって，呼吸仕事量を減少させることで軽減される。収縮力は，呼吸リハビリテーションプログラムを通じて改善する。加えて，メチルキサンチンの投与は，横隔膜収縮力を改善させ，可逆性気道れん縮を改善させうる。しかしこれらは，臨床の現場において，もはやこの目的のために使われることはなくなった。

★ Pdi
transdiaphragmatic pressure

呼吸不全のタイプ

多くの病的状態から呼吸不全は引き起こされ，種々の分類が可能である。しかし，治療の生理学的原則の観点からは，5つの群に区別することができる。

1 急性劇症肺疾患
2 神経筋疾患
3 急性または慢性肺疾患
4 急性呼吸促迫症候群（ARDS）

5　小児型呼吸促迫症候群（IRDS[*1]）

★1 IRDS
infant respiratory distress syndrome

● 急性劇症肺疾患

多くの急性疾患は，もし非常に重症であれば，それによって呼吸不全に陥る。これらには，劇症のウイルス性または細菌性肺炎のような感染症，肺塞栓症のような血管病変，および塩素ガスまたは窒素酸化物のような吸入毒性物質への曝露などが含まれる。呼吸不全は原発病変の進行に伴って併発し，著しい低酸素血症に高炭酸ガス血症を伴ったり，伴わなかったりして起こってくる。基礎疾患の治療に加え，酸素吸入は低酸素血症に対しては必要であり，また，人工換気は患者が回復するまでを支えるために必要なことがある。体外式膜型人工肺（ECMO[*2]）は主に肺のガス交換機能に取って代わるものであり，その他の方法では治療が難しいきわめて重症な患者に対してしばしば用いられる。このような病態を呈する疾患は，ARDSの範疇に入る（後述する「急性呼吸促迫症候群（ARDS）」の項を参照）。

★2 ECMO
extracorporeal membrane oxygenator

● 神経筋疾患

呼吸不全は，麻薬やベンゾジアゼピン系薬のような薬剤で脳幹の呼吸中枢が抑制されたときにも起こる。その他，脳炎，灰白髄炎，ボツリヌス中毒，Guillain-Barré症候群，重症筋無力症，抗コリンエステラーゼ薬中毒，筋萎縮性側索硬化症，筋ジストロフィーのような中枢神経系や神経筋疾患なども含まれる（図2-3，表2-1参照）。胸壁の外傷も原因となる。

　これらの状態で最も特徴的なことは，中等度の低酸素血症に伴って，二酸化炭素蓄積をまねく肺胞低換気である（図2-2，図8-1参照）。呼吸性アシドーシスが起こるが，pH低下の程度は，P_{CO_2}上昇の速度と期間，腎代償の程度によって決まる。

　基礎疾患を治療する以外に，実行可能な侵襲的人工換気がこれらの状態に対し，しばしば必要で，時には延髄性灰白髄炎のように数か月～数年間にわたって必要となる。しかし，肺それ自体はしばしば正常であり，そうであれば，酸素吸入はほとんどまたは必要ない。気管内チューブではなくタイトフィットのマスクで行う非侵襲的な陽圧換気補助は，精神状態が正常で，障害期間がほんの数日にすぎないような患者に対し時々用いられることがある。

● 急性または慢性肺疾患

急性増悪は，長年に及ぶ基礎疾患のある患者で，その疾患が急に増悪することを指している。慢性肺疾患としては，慢性気管支炎や肺気腫，喘息，嚢胞性線維症の患者が

含まれ，それらの急性増悪は重要でよくみられる．COPD をもつ多くの患者は，数か月〜数年の間に増強する重症低酸素血症と二酸化炭素蓄積を伴い，漸次下降線をたどっていく．そのような患者では，動脈血 P_{O_2} と P_{CO_2} が 50 mmHg 程度であるにもかかわらず，普段ある限られた範囲の運動をすることが可能である．この状態は，肺炎や肺塞栓症のような問題を有する急性の患者に対して，しばしば慢性呼吸不全と呼ばれる．

しかし，もし，そのような患者に，たとえ軽度でも肺感染症が起これば，著しい低酸素血症，二酸化炭素蓄積，呼吸性アシドーシスを伴って，患者の状態はしばしば急速に悪化する．呼吸機能の予備量がごくわずかであり，呼吸仕事量のちょっとした増加，あるいは存在する分泌物や気管支れん縮による換気と血流の関係の悪化が，患者を明らかな呼吸不全へと落とし込む．

このような患者の管理は難しい．基礎疾患の治療に加え，酸素の補充が重症の低酸素血症改善のために必要である．しかし，前述したように，あまりに多量の酸素吸入を行うと，換気-血流比の変化と換気ドライブの喪失が，二酸化炭素の蓄積とアシドーシスを悪化させる．そのために，酸素飽和度を 88〜94% に上昇させるくらいの酸素を投与しながら，高炭酸ガス血症の増悪の徴候を慎重に観察する（第 9 章参照）．

多くの場合，機械的人工換気が必要となる．重症の基礎疾患のある患者では，挿管や侵襲的な機械的人工換気を行うことはジレンマを引き起こす．というのも，患者を換気サポートから離脱させることが難しいか，不可能となるからである．重症のCOPD 増悪の管理における非侵襲的換気法の利用増加は，この問題をある程度軽減させ，患者の予後を改善させている．

● 急性呼吸促迫症候群（ARDS）*

＊ 訳注
以前は，"成人呼吸促迫症候群（adult respiratory distress syndrome）" と呼ばれていたが，今は "急性呼吸促迫症候群" と呼ぶのが一般的である．

急性呼吸不全の重要な原因となる急性呼吸促迫症候群（ARDS）は，内因性および外因性のさまざまな障害の最終的な結果である．たとえば，内因性の障害としては肺炎や誤嚥などがあり，外因性の障害には熱傷や外傷，肺以外から生じた敗血症，膵炎などである．

病理

早期変化は，間質と肺胞の水腫である．出血，細胞の残骸，蛋白様液体が肺胞内にみられ，硝子膜が形成され，斑状に無気肺がみられる（図 8-2 参照）．のちには，過形成や器質化が起こる．傷害された肺胞上皮はⅡ型上皮細胞で覆われ，肺胞壁に細胞浸潤がみられる．完全治癒も起こりうるが，明らかに間質性線維症が起こる．

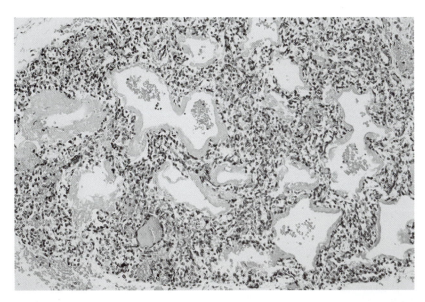

図 8-2　開胸肺生検でみられた ARDS の組織変化　斑状無気肺，水腫，硝子膜形成，肺胞出血，肺胞壁の炎症性細胞浸潤がみられる（写真は Edward Klatt 博士のご厚意による）。※カラー写真は 256 ページを参照。

病因

病因はなお不明であるが，多くの因子が関与している。初期の傷害の結果として，さまざまなインターロイキンや腫瘍壊死因子などの炎症性サイトカインが放出され，好中球が動員され活性化する。その後これらの好中球は，I 型肺胞上皮細胞や毛細管内皮細胞に傷害を与える活性酸素種，プロテアーゼ，サイトカインを放出し，毛細血管の透過性が亢進，蛋白質の豊富な滲出液が肺胞腔や間質をあふれさせる。

臨床的特徴

ARDS は，引き金となる障害に引き続き数時間〜7 日で発症する可能性がある。典型例では，低酸素血症の増悪や酸素需要量の増加が前触れとなり，その時点で，胸部 X 線写真では図 8-3 のように両側性の肺胞陰影が増強する。低酸素血症の重症度は動脈血 PO_2/FIO_2* 比を測定することで評価できるが，患者によりさまざまである。ICU におけるケアの改善により，ARDS 関連の死亡率はおよそ 20〜25％にまで低下した。

★ FIO_2
fraction of inspired oxygen（吸入気酸素濃度）

呼吸機能

肺コンプライアンスが低下して肺は硬くなり，人工呼吸器で肺を換気するために異常に高い圧が必要となる。この肺コンプライアンスの低下に伴って，機能的残気量

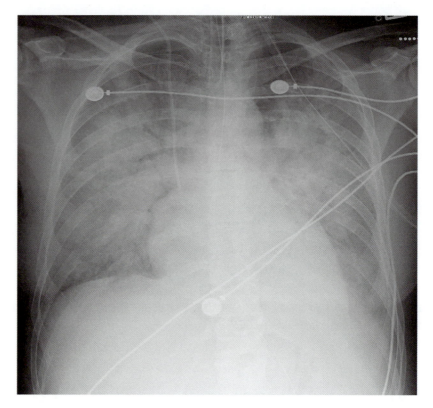

図 8-3　ARDS における典型的な変化を示す X 線写真

★ FRC
functional residual capacity

＊ 訳注
シャント血。

（FRC★）が著しく低下する。肺弾性収縮力が増加する原因は，おそらく肺胞水腫と滲出液で，これらが肺表面張力を上昇させる。第 6 章で指摘したように，水腫性肺胞は容量が減少している。また，間質水腫も肺の異常な硬化に関与しているものと思われる。

　肺組織所見からも予想されるように（図 8-2 参照），非換気肺胞へ全血流量のかなりの部分＊ が流れ込み，換気-血流比不均等が顕著となる。この血流の割合は，全血流の 50％ 以上にも達する。図 8-4 には，自動車衝突事故後に呼吸不全を発症し，人工換気が行われている 44 歳の患者に対し，多種不活性ガス洗い出し法を施行して得た成績を示している。異常に低い $\dot{V}_A/\dot{Q}$ をもった肺領域（肺ユニット）への血流がみられ，8％ のシャントがみられる点に注目してほしい（図 2-9 に示した正常例の分布と比較）。図 8-4 はまた，高換気-血流領域に多量の換気がみられることを示している。その理由の 1 つは，人工呼吸器によって生じる異常に高い気道内圧が，一部肺胞における血流を減少させているためである（図 10-3 と比較）。

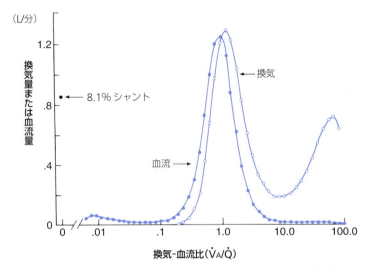

図 8-4 自動車事故後に ARDS を発症した患者の $\dot{V}_A/\dot{Q}$ の分布 8%のシャントと低 $\dot{V}_A/\dot{Q}$ 領域への血流がみられる。加えて，高 $\dot{V}_A/\dot{Q}$ 領域にいくらか換気の分布がみられるが，これはおそらく，人工呼吸器で生じる高い気道圧の結果と考えられる（図 10-3 と比較）。

急性呼吸促迫症候群（ARDS）

- 外傷，感染症を含むさまざまな傷害の終末像
- 胸部 X 線写真上，濃厚な陰影を伴う出血性水腫
- 重篤な低酸素血症
- 肺コンプライアンスの低下
- 通常は人工換気が必要
- 高い死亡率

　換気-血流比不均等とシャントは，著しい低酸素血症をまねく。吸入気酸素濃度が高いにもかかわらず重度の低酸素血症のある患者では，PaO_2/FIO_2 比の値が報告されることがある。ほとんどの患者は，吸入気酸素濃度を 40〜100％に設定する侵襲的な機械的人工換気を必要とする。高い呼気終末陽圧（PEEP★）を要することもしばしばであるが，きわめて重症の場合には，十分な動脈血 PO_2 を維持するために肺血管拡張薬の吸入，腹臥位での換気，神経筋遮断薬の投与，ECMO など，その他の治療が必要となることもある。

　動脈血 PCO_2 は，患者によってかなりばらつきがある。換気-血流比不均等やシャントが重度であるにもかかわらず，PCO_2 が低かったり正常である患者もいる。その

★ PEEP
positive end-expiratory pressure

一方で，生理学的死腔の増加が著しく，高炭酸ガス血症を呈する患者もいる。

● 小児型呼吸促迫症候群（IRDS）

新生児硝子膜症とも呼ばれるこの病態は，ARDS といくつかの共通点がみられる。病理学的には，肺に，出血性水腫，斑状無気肺，肺胞内の蛋白様液体や細胞残骸によって起こされる硝子膜形成などが認められる。生理学的には，換気-血流比不均等と非換気肺領域への血流の存在を伴った著しい低酸素血症がみられる。加えて，開存する卵円孔を介しての右-左シャントが，低酸素血症を増強する。

　本症の主因は肺サーファクタント欠損であるが，その他の種々の因子も関与していると考えられる。サーファクタントは通常，Ⅱ型肺胞上皮によって産生され（図 5-2 参照），肺がサーファクタントの適正量を合成する能力（サーファクタント合成能）は，胎生の比較的後半に発達してくる。したがって，早産児に特に本症発症のリスクがある。新生児のサーファクタント合成能は，羊水中のレシチン/スフィンゴミエリン比を測定することで推定できる。そして，サーファクタント合成系は，早産の乳児に対するコルチコステロイド投与によって，急速に成熟することが示されている。

　治療には，重症度に応じて，合成サーファクタントの注入のほか，経鼻的持続陽圧呼吸療法または侵襲的な機械的人工換気などが行われる。吸入気酸素濃度や PEEP を高くすることもしばしば必要となる。

呼吸不全の管理

個々の患者の呼吸不全の発現には多くの因子が関与しているが，治療の根底にある生理学的原理について述べる必要がある。たとえば肺炎患者に抗菌薬を投与するといった基礎疾患に対する治療に加え，呼吸不全を管理する際には，総じて，いくつかの注意しなければならない病態生理学的要因がある。

● 低酸素血症

低酸素血症は酸素吸入により対処するが，その方法には第 9 章で詳しく述べるようなさまざまな方法がある。最適な方法は，その疾患の重症度によっていろいろと異なる。

● 高炭酸ガス血症

麻薬の過剰摂取による低換気の患者はナロキソンなどの拮抗薬で治療可能であるが，

大部分の高炭酸ガス血症のある患者では，機械的な補助換気が必要となる．タイトフィットのマスクで非侵襲的に行う場合と，気管内チューブで侵襲的に行う場合がある．これらについては第10章で詳しく述べる．

● 気道抵抗

呼吸不全はしばしば，気道抵抗の増加のため増強される．多くの患者は，長い年月にわたって，低酸素血症と軽度の高炭酸ガス血症を伴ったCOPDをもっている．そのような状態でも，これらの患者では，ある程度，運動能が保たれている．しかし，スモッグまたは寒気への曝露によって気管支れん縮が起こったり，分泌物や気道抵抗の増加を伴った呼吸器感染症に罹ったりすると，急速に呼吸不全に陥る．患者は増加した呼吸仕事量によく耐えているが，そこにさらにごくわずかの呼吸仕事量の増加が起こると，もはや換気が十分にできなくなり，換気不全により著明な低酸素血症，二酸化炭素蓄積，呼吸性アシドーシスを発症する．

　治療は，気道閉塞を減少することに向けられるべきである．もし，効果的に咳ができれば，咳によって分泌物は最もよく除去される．励まして咳をさせることと，理学療法士，看護師，あるいは医師の補助がしばしば効果的であり，分泌物排出のための体位変換も有効である．分泌物があまりに粘稠となるのを防ぐために，適度の水分を与えることも大切である．また，分泌物が濃厚となり硬くなるのを防ぐため，機械的人工換気やフェイスマスクなどにより投与される酸素はしばしば加湿される．痰を軟らかくするためのN-アセチルシステインのネブライザーによる吸入の効果には疑問がある．胸部理学療法は，気道分泌物を除去するのに有用である．神経筋疾患により筋力低下のある患者では，機械的に吸入と呼出ができる装置を用いると効果的かもしれない．可逆的気道閉塞は，サルブタモール*またはイプラトロピウム，あるいは時にコルチコステロイドの静注投与など，気管支拡張薬で治療される．麻薬による治療を行っている場合は注意が必要となる．麻薬は呼吸困難を和らげる効果がある一方，咳を抑えてしまうために気道分泌物のクリアランスを損なうのである．

＊　訳注
原著は albuterol だが，日本の一般名に差し替えた．

● コンプライアンス

呼吸仕事量は，肺実質，胸壁，胸腔，腹部などの疾患によりコンプライアンスが低下することにより増加する．ARDSのような症例では，疾患自体が改善することによってのみコンプライアンスが改善する可能性がある．その他の症例，たとえば肺水腫や多量の胸水などでは，利尿薬投与や胸腔穿刺によってコンプライアンスはすみやかに改善し，その後，呼吸仕事量も減少する．

● 呼吸器感染

慢性呼吸器疾患患者においては，呼吸器感染症が呼吸不全の一般的な要因となる。それには，少なくとも2つの生理学的機序がある。第1は，上述したように分泌物の増加と，おそらく気管支れん縮によって呼吸仕事量が増加すること，である。第2は，換気と血流の関係の増悪で，その結果，たとえ肺胞への換気が変化しなくても，低酸素血症と高炭酸ガス血症が増強する。したがって，最初は感染が明らかでない時点であっても，感染源を注意深く検索し，適切な抗菌薬を用いる迅速な治療が望ましい。

● 心不全

重症の慢性肺疾患患者の多くは，心血管系の障害も伴っている。肺動脈圧は，病変による肺毛細血管床の破壊，低酸素性血管収縮，およびおそらくは赤血球増多症による血液粘稠度の増加など，いくつかの因子が影響し，しばしば上昇している。加えて，心筋は慢性的に低酸素状態にある。腎臓の低酸素状態は，重炭酸イオン，ナトリウムイオンの蓄積をまねき，結果として，液体貯留が起こる。また，ある患者では，冠動脈疾患あるいは心筋症が共存している。患者の状態に影響する心臓の問題を見極め治療することは，呼吸不全をすみやかに回復させる可能性が高い。たとえば，重症のCOPDで右心不全の状態にある患者は，利尿薬投与により改善に向かう可能性がある。

> **要点**
>
> 1. 呼吸不全は，肺が適切な血液の酸素化ができない，あるいは二酸化炭素の蓄積を防ぐことができない状態を指している。
> 2. 低酸素血症の4つの原因は，肺胞低換気，拡散障害，シャント，換気-血流比不均等，である。そして，二酸化炭素蓄積の原因は，低換気と換気-血流比不均等である。
> 3. 重篤な低酸素血症は，意識混濁，頻脈，乳酸アシドーシス，蛋白尿を含む多くの異常の原因となる。二酸化炭素の蓄積は脳血流を増加させ，頭痛や意識不鮮明，または意識レベルの低下を来す。

4 呼吸不全におけるガス交換異常は，原因疾患によってさまざまである。たとえば，ARDS では，二酸化炭素の蓄積を伴ったり伴わなかったりするが，著しい低酸素血症に特徴がある。しかし，神経筋疾患のような純粋な肺胞低換気では，二酸化炭素蓄積と呼吸性アシドーシスが優位である。

5 呼吸器不全の管理には，基礎疾患の治療，酸素供給と換気の補助，気道抵抗の減弱，コンプライアンスの改善，感染症の治療などがある。

症例検討へのいざない

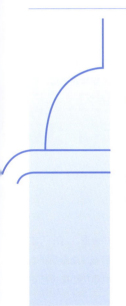

重度のアルコール中毒の既往のある 38 歳女性が，壊死性膵炎により ICU に入院した。入院時，室内気吸入時の酸素飽和度は 97% で，血圧は 89/67，胸部 X 線写真では限局性の陰影が認められた。入院後，血圧を適切に維持するため数リットルの輸液が行われた。4 時間後，彼女は呼吸困難を訴え，室内気吸入時の酸素飽和度が 90% まで低下した。鼻カニューラによる酸素吸入を開始したにもかかわらず，酸素飽和度は低下し続け，呼吸困難が増悪した。全身状態が悪化したため，気管内挿管による侵襲的な機械的人工換気が開始された。挿管後の胸部 X 線検査では，両肺にびまん性陰影が認められた（図8-3）。心臓超音波検査では，左室機能は正常であることがわかった。100% 酸素吸入下での動脈血ガス分析の検査は，pH 7.45，動脈血 P_{CO_2} 35 mmHg，動脈血 P_{O_2} 66 mmHg，HCO_3^- 22 mEq/L であった。

- 入院時と比べ，呼吸器系のコンプライアンスはどのように変化したか？
- FRC はどのように変化したか？
- 低酸素血症の原因として最も考えられるのは何か？
- 呼吸不全が重症であるにもかかわらず，動脈血 P_{CO_2} が低いのはなぜか？

設問

個々の設問について，最も正しい答えを選びなさい。

1 COPD の増悪で患者が入院した。100% 酸素吸入を行ったところ，動脈血 P_{CO_2} が 50 mmHg から 80 mmHg に増加した。考えられる原因は次のどれか？

A 気道抵抗の増加

B 換気の抑制

C 心拍出量の減少

★ DPG
diphosphoglycerate

    D   血中 2,3-ジホスホグリセリン酸（2,3-DPG★）濃度の減少

    E   Bohr（ボーア）効果

2   長年にわたる喫煙により重症の COPD となった 58 歳女性が，呼吸器感染症のため，呼吸困難の悪化と頭痛を訴え救急外来を受診した。診察時，意識は混乱しており，不穏状態で，羽ばたき振戦と広範な呼気時の喘鳴が認められた。本症例の動脈血ガス分析の結果として最も考えられるのは次のどれか？

    A   一次性の呼吸性アシドーシスによる低 pH
    B   一次性の代謝性アシドーシスによる低 pH
    C   一次性の呼吸性アルカローシスによる高 pH
    D   一次性の代謝性アルカローシスによる高 pH
    E   正常な酸塩基平衡状態

3   オートバイの衝突事故による怪我で入院した 41 歳男性が，低酸素血症の悪化を呈し，高い吸入気酸素濃度による機械的人工換気が必要になった。挿管時に施行した胸部 X 線検査では，両肺にびまん性陰影が認められた。呼吸機能において予想される変化は次のどれか？

    A   肺コンプライアンスの上昇
    B   FRC の増加
    C   シャントの増加
    D   重度の高炭酸ガス血症
    E   気道抵抗の減少

4   わずか妊娠 31 週で生まれた女児。生後すぐに，鼻孔が開いており，肋間部が後退，パルスオキシメトリーで低酸素血症があることがわかった。胸部 X 線写真で両側性の肺胞性陰影が認められ，経鼻的持続陽圧呼吸療法が開始された。呼吸不全をすみやかに改善させるために投与すべきなのは次のどれか？

    A   ジゴキシン
    B   利尿薬
    C   サルブタモール吸入
    D   イプラトロピウム吸入
    E   サーファクタント吸入

5   最重症の COPD（$FEV_{1.0}$ が予測値のおよそ 28%）のある 71 歳男性が，ウイルス性の上気道感染後に咳嗽，呼吸困難，喀痰の悪化を訴えて受診した。診察では，室内気吸入時の酸素飽和度が 81％で，呼気延長と呼気時の楽音性雑音が聴取された。現在の状態で最も考えられる生理学的変化は次のどれか？

A　気道抵抗の減少
B　換気-血流比不均等の増加
C　動脈血 pH の上昇
D　肺胞気-動脈血酸素分圧較差の減少
E　動脈血 P_{CO_2} の低下

9

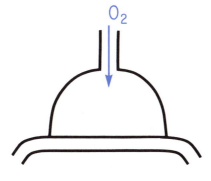

酸素療法
Oxygen Therapy

- **酸素吸入後の酸素化の改善**
- 酸素の強力な治療効果
- 種々のタイプの低酸素血症の反応
  - 肺胞低換気
  - 拡散障害
  - 換気-血流比不均等
  - シャント
- 酸素輸送に関係するその他の因子
- **酸素吸入の方法**
- 鼻カニューラ
- マスク
- 高流量酸素供給システム
- 経気管酸素
- テント
- 人工呼吸器
- 高圧酸素
- 家庭用および携帯用酸素
- **酸素療法の弊害**
- 二酸化炭素蓄積
- 酸素中毒
- 無気肺
  - 気道閉塞後の吸収性無気肺
  - 低換気-血流比($\dot{V}_A/\dot{Q}$)領域の不安定性
- 未熟児網膜症

酸素吸入は，低酸素血症の治療において不可欠であり，特に呼吸不全の管理において大切な役割をしている．しかし，酸素による治療効果は，患者によって著しく異なり，また，酸素使用に伴っていくつかのリスクが潜んでいる．その効果を最大限にし，副作用を最小限にするためには，病態に関与する生理学的原理をはっきり理解する必要がある．

酸素吸入後の酸素化の改善

● 酸素の強力な治療効果

★1 P_{O_2}
partial pressure of O_2
（酸素分圧）

★2 P_{CO_2}
partial pressure of CO_2（二酸化炭素分圧）

100％酸素吸入によって動脈血 P_{O_2}★1 (Pa_{O_2}) が著しく増加することについて，時に認識されていないことがある。たとえば，若年者が麻薬を過量摂取したことによって著しい肺胞低換気が起こり，動脈血 P_{O_2} は 50 mmHg，動脈血 P_{CO_2}★2 (Pa_{CO_2}) は 80 mmHg になったとする（図 2-2 参照）。もし，この患者が人工的に換気され，100％酸素が与えられると，動脈血 P_{O_2} は 600 mmHg 以上に上昇する。実に 10 倍の増加である（図 9-1 参照）。血液のガス組成をこれほどまでに顕著に，苦もなく改善させることのできる薬剤はほとんどない。

● 種々のタイプの低酸素血症の反応

低酸素血症発生の機序が何であるかが，吸入酸素の治療効果に重要な意味をもっている。

肺胞低換気

もし，換気量と呼吸商，したがって，肺胞気 P_{CO_2} (PA_{CO_2}) が変化しないとすれば，肺胞気式から上昇する肺胞気 P_{O_2} (PA_{O_2}) の値を予測することができる。

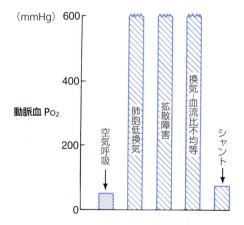

図 9-1 異なった機序で起こった低酸素血症に対して 100％酸素吸入を行った場合の動脈血 P_{O_2} の反応 空気呼吸時の P_{O_2} は 50 mmHg と仮定する。シャント以外のすべての場合に，P_{O_2} は著しく上昇する。シャントの場合の上昇は少ないが，その上昇自体には意義がある。

$$P_{A_{O_2}} = P_{I_{O_2}} - \frac{P_{A_{CO_2}}}{R} + F \qquad \text{[式 9-1]}$$

ここで，F はほぼ無視しうる補正因子である。

肺胞気 P_{CO_2} と呼吸商(R)は変化しないと仮定し，補正因子を無視すると，この式は，肺胞気 P_{O_2} が吸入気 P_{O_2} ($P_{I_{O_2}}$) に平行して上昇することを示している。したがって，吸気ガスを空気から 30% 酸素を含んだガスに変化させることで，肺胞気 P_{O_2} を約 60 mmHg 上昇させることができる。実際には，動脈血 P_{O_2} は少量の静脈血混合のために，肺胞気 P_{O_2} より常にやや低値となっている。しかし，肺胞低換気による低酸素血症は，それ自体，重症なことはまれである(図 2-2 参照)が，空気よりわずかに酸素を多く含む吸気ガスを用いることで，容易に改善される。このような症例では酸素は非常に効果的であるが，肺胞低換気の原因を探ることも大切である。

拡散障害

拡散障害による低酸素血症もまた，酸素吸入によって容易に改善される。その理由は，肺毛細血管の流れに沿った酸素摂取の動態をみれば明らかである(図 2-4 参照)。肺胞-毛細血管関門(血液とガスの接点)を介しての酸素の移動速度は，肺胞気と毛細血管血の P_{O_2} 較差に比例している。この較差は，毛細血管に入ってすぐの所では，正常では約 60 mmHg である。吸入気酸素濃度をわずか 30% に増加させると，肺胞気 P_{O_2} は 60 mmHg 上昇し，それによって，毛細血管のはじめの部分で，酸素の移動速度が 2 倍になる。これによって，毛細血管を流れ出る血液の酸素化が改善される。したがって，拡散障害による低酸素血症は，吸入気酸素濃度を軽度に上昇させることによって，通常は改善される。

換気-血流比不均等

換気-血流比不均等による低酸素血症の改善にも，酸素吸入は通常，非常に有効である。しかし，P_{O_2} の上昇は，換気-血流比不均等のパターンと吸入気酸素濃度に影響される。100% 酸素の吸入によって，換気が行われているどの肺領域(肺ユニット)でも，窒素が洗い出されてしまうため，動脈血 P_{O_2} は非常に高い値に上昇する。この場合の肺胞気 P_{O_2} は，$P_{O_2} = P_B{}^{\star 1} - P_{H_2O}{}^{\star 2} - P_{CO_2}$ の式で算出される。P_{CO_2} は正常でも 50 mmHg 以下であるため，この式から，非常に低い換気-血流比($\dot{V}_A/\dot{Q}{}^{\star 3}$)をもった肺領域でも，肺胞気 P_{O_2} が 600 mmHg 以上であることが予想される。

しかし，次の 2 点には注意すべきである。第 1 点は，肺内のある領域は非常に換気が悪く，その結果，窒素の洗い出しに数分かかることである。さらに，これらの肺領域は，末梢組織から静脈血で徐々に洗い出される窒素を持続して受け入れている。その結果，動脈血 P_{O_2} はその最終的な値にまで上昇するのに非常に長い時間がかか

『ウエスト 呼吸生理学入門：正常肺編 第 2 版』の 30 ページ("West's Respiratory Physiology : The Essentials, 10th ed." の 29 ページ)を参照。

★1 P_B
barometric pressure (大気圧)
★2 P_{H_2O}
partial pressure of water vapor (水蒸気圧)
★3 $\dot{V}_A/\dot{Q}$
ventilation perfusion ratio

り，実際にその値にまで上昇することはないのである．第2点は，酸素投与によって，非換気領域が生じてくることである（図9-5参照）．非換気領域が生じると，動脈血 P_{O_2} の上昇は間もなく止まってしまう（図9-3参照）．

　中等度濃度の酸素が投与されたときは，動脈血 P_{O_2} の上昇は，換気-血流比不均等のパターンによって決まり，特に，低い $\dot{V}_A/\dot{Q}$ をもち，かつ相当量の血流がある領域の影響を受ける．図9-2は，種々の $\dot{V}_A/\dot{Q}$ の分布をもつ肺のモデルについて，種々の酸素濃度のガスの吸入後にみられる動脈血 P_{O_2} の変化を示している．吸入気酸素濃度が60％のとき，$\dot{V}_A/\dot{Q}$ の分布の標準偏差（SD★）が2.0の場合には，動脈血 P_{O_2} は40 mmHgから90 mmHgへまでしか上昇しない．この動脈血 P_{O_2} のごく軽度の上昇は，$\dot{V}_A/\dot{Q}$ が0.01以下である肺領域の影響といえる．たとえば，$\dot{V}_A/\dot{Q}$ が0.006である肺胞に60％酸素が吸入されると，毛細血管終末部での P_{O_2} はわずかに60 mmHgにしかならない．しかし，吸入気酸素濃度が90％に上昇すると，この領域の動脈血 P_{O_2} はほぼ500 mmHgにまで上昇する．

　図9-2に示した成績は，吸入気酸素濃度を上昇させたときにも，換気-血流比不均等のパターンが一定であると仮定している．しかし，換気不良領域での肺胞低酸素の改善によって，低酸素性血管収縮が消失するために，その領域への血流は増加してく

★ SD
standard deviation

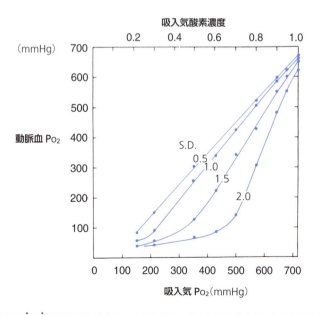

図9-2　換気-血流比（$\dot{V}_A/\dot{Q}$）が理論的に分布している場合に，種々の酸素濃度ガスを吸入したときの動脈血 P_{O_2} の反応　**標準偏差（SD）**は，$\dot{V}_A/\dot{Q}$ の正常分布の対数（log）の標準偏差を意味している．もし，分布が広いとき（SD＝2）には，60％酸素吸入時にも動脈血 P_{O_2} は低値にとどまる〔West JB, Wagner PD. Pulmonary gas exchange. In : West JB（ed）. *Bioengineering Aspects of the Lung.* New York : Marcel Dekker, 1977〕．

る。その場合，動脈血 P_{O_2} の増加は少なくなる。もし，低い $\dot{V}_A/\dot{Q}$ をもつ領域が高濃度酸素を吸入することで虚脱すると(図 9-5 参照)，動脈血 P_{O_2} の上昇の程度が少ないことに注目してほしい。

シャント

100% 酸素吸入時に，正常肺でみられる動脈血 P_{O_2} の値に比べて，動脈血 P_{O_2} がはるかに低値にとどまる唯一の原因が，シャントである。その理由は，換気されている肺胞を通らないで流れる血液(シャント)は，吸気中に加えられた酸素に"接触"することはなく，低酸素含量のまま流れて，動脈血 P_{O_2} を下降させるためである。この P_{O_2} の下降は，高い P_{O_2} 部分では，酸素解離曲線がほぼ平坦であるため，特に著しい(図 2-6 参照)。

しかし，シャントをもった患者でも，100% 酸素吸入後，しばしば動脈血 P_{O_2} が有意に上昇することは強調されるべきである。その理由は，高い肺胞気 P_{O_2} の領域では，かなりの遊離(溶けている)酸素が増加するからである。たとえば，肺胞気 P_{O_2} が 100 mmHg から 600 mmHg に上昇すると，毛細血管終末の血液中の遊離酸素は，0.3 mL/血液 100 mL から 1.8 mL/血液 100 mL へと増加する。100 mL の血液に溶存する酸素が 1.5 mL 増えることを，正常の動脈血-静脈血酸素含量較差が約 5 mL/血液 100 mL であることと比べれば，その意義が理解できよう。

図 9-3 は，異なった酸素濃度のガスを吸入した場合に，種々のパーセントのシャ

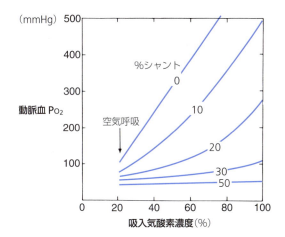

図 9-3 種々のシャント量をもつ肺で，吸入気酸素濃度を上昇させた場合の動脈血 P_{O_2} の変化　シャントが増すと，P_{O_2} は 100% 酸素吸入時にも，正常値に比べるはるかに低値にとどまる。しかし，多量にシャントが存在しても，酸素吸入によって意義のある P_{O_2} の上昇がみられる(上図は代表的な値のみを示している。心拍出量，酸素摂取量などの変化が，線の位置に影響を及ぼす)。

ントが存在するときにみられる動脈血 P_{O_2} の代表的な上昇の仕方を示している。このグラフは，酸素摂取量が 300 mL/分で心拍出量 6 L/分の場合を示しているが，これらの値やその他の値が変化すると，線の位置が変化する。しかし，この例でみられるように，30% のシャントをもつ患者では，空気呼吸時に動脈血 P_{O_2} は 55 mmHg であるが，100% 酸素吸入時には 110 mmHg へと上昇している。それに伴って，動脈血の酸素飽和度と酸素含量がそれぞれ，10% および 2.2 mL/血液 100 mL だけ上昇している。たとえば，心筋が低酸素状態にある患者では，これらの値の上昇は，酸素輸送において重要な意味がある。

● 酸素輸送に関係するその他の因子

血液の酸素化の程度を知るには，動脈血 P_{O_2} の測定が都合がよいが，組織への酸素輸送を考えるには，その他の因子が重要である。その他の因子には，血中ヘモグロビン量，酸素解離曲線の位置，心拍出量，末梢組織全体に対する血流の分布が含まれる。

　ヘモグロビン量と心拍出量の減少はともに，単位時間に組織に運ばれる酸素量（"酸素流量"）を減少させる。酸素流量は，心拍出量と動脈血酸素含量の積：$\dot{Q} \times Ca_{O_2}$[*1] として表される。

　末梢の毛細血管から組織細胞中のミトコンドリアへの酸素の拡散量は，毛細血管血 P_{O_2} に依存している。有用な指標となるのは，混合静脈血 P_{O_2}（$P\bar{v}_{O_2}$）で，この値は，平均組織 P_{O_2} を反映している。Fick（フィック）の式を書き直すと，

$$C\bar{v}_{O_2} = Ca_{O_2} - \frac{\dot{V}_{O_2}}{\dot{Q}}$$

[式 9-2]

となる。この式は，混合静脈血酸素含量（$C\bar{v}_{O_2}$。これは，ほぼ $P\bar{v}_{O_2}$ と平行する）は，動脈血酸素含量か心拍出量のいずれかが減少すれば減少することを示している（酸素消費量は一定と仮定する）。

　混合静脈血の酸素含量と P_{O_2} の関係は，酸素解離曲線の位置で決まってくる（図 2-1 参照）。もし，解離曲線が発熱時のような温度の上昇，あるいは慢性低酸素血症でしばしば認められる 2,3-ジホスホグリセリン酸（DPG[*2]）濃度の上昇によって右方移動すると，ある酸素含量のときの P_{O_2} は上昇し，それによって，ミトコンドリアへの酸素の拡散がしやすくなる。対照的に，呼吸性アルカローシスのように P_{CO_2} が低下し，pH が高かったり，または多量の保存血輸血によって，2,3-DPG 濃度が低下すると，酸素解離曲線が左方移動（シフト）して，組織への酸素の移動が障害される。

　さらに，心臓から拍出された血流の各組織への分布の仕方が，組織の酸素化に重要な役割をしている。たとえば，冠動脈疾患をもつ患者は，酸素輸送に関連する他の因

★1 Ca_{O_2}
arterial O_2 concentration

★2 DPG
diphosphoglycerate

> **組織への酸素輸送にとって重要な因子**
>
> - 動脈血 P_{O_2}
> - ヘモグロビン量
> - 心拍出量
> - 毛細血管からミトコンドリアへの拡散(たとえば,開存する毛細血管数)
> - ヘモグロビンの酸素親和性
> - 局所血流量

子に関係なく,心筋に低酸素領域が生じることは避けられない.

酸素吸入の方法

● 鼻カニューラ

鼻カニューラは,前鼻腔に挿入される2つの小さな分枝と,カニューラを支えておく軽いフレームから成っている.酸素は1〜6 L/分の流速で供給され,それによって吸入気酸素濃度は約25〜35%に上昇する.患者の吸気流速が速いと,酸素濃度は低下する.高流量が用いられる場合は,患者の不快感や鼻粘膜で分泌物が固まってしまうのを防ぐためにも,ガスは加湿すべきである.

　カニューラの最も有利な点は,患者にはマスクを当てられたときの不快感がなく,話し,食べることができ,また,普通に顔を拭いたり触れたりすることも可能なことである.カニューラは,長期間連続して使用することができるが,重症呼吸器疾患の患者の多くが長期にわたり酸素を継続する*ため,このことは重要である(下記を参照).カニューラの欠点は,吸気中の最大酸素濃度が低く,また,酸素濃度を予測することが困難なことで,特に高い吸入気流量の場合や患者が主に口呼吸をしているときには,これらが問題となる.この予期せぬ事態は,高流量酸素供給システムにより回避できる(下記).

* 訳注
長期酸素療法という.

● マスク

いくつかのデザインのマスクがある.鼻と口にかぶせる単純なプラスチックマスクでは,10〜15 L/分の流速で投与すると,吸気酸素濃度を60%まで上昇させることができる.このタイプのマスクが使用されると,患者によっては窒息感を訴える場合が

ある．マスクの側面には大きな穴が開いており，ここから二酸化炭素を逃がすため高炭酸ガス血症にはならない．

Venturi（ベンチュリ）マスクは，Venturi効果により一定の濃度で酸素を供給するようデザインされている．酸素は，小さな穴からマスク内に噴射され，その周囲に開けられた穴から噴射される一定流量の空気と混ざり合う．その直径は，必要な酸素濃度が達成できるように調節されている．穴の直径が小さいほど周囲からの空気の混入が少なく，高い吸入気酸素濃度が得られる．理論的には24〜50％の酸素濃度のマスクが使用可能であるが，実際の濃度は，マスクからのリークや吸気流量の変化によって患者ごとにかなり変動する．

再呼吸しないタイプのマスクは，80〜100％に達する高い吸入気酸素濃度が供給できるようデザインされている．酸素は，10〜15 L/分の流量でマスクの下に付くリザーバーバッグに供給される．吸気時，患者はこの酸素の豊富な空気をリザーバーバッグから気道へと吸入する．呼気は，周囲からの空気の混入や呼気の再呼吸を防ぐよう工夫されたマスク内の一方向弁を通じ呼出される．普通のマスクやベンチュリマスクと同じように，マスクからのリークや吸気流量の変化が吸入気酸素濃度に影響を与える．

● 高流量酸素供給システム*

マスクあるいは鼻カニューラを用いてきわめて高流量の酸素を供給するシステムが，病院内では現在利用可能となっている．60 L/分ほどの流量のガスを供給することで，上述したような空気の混入によって酸素濃度が予測できない状態を防いでいる．高流量鼻カニューラシステムは，上気道の死腔を洗い出したり，呼気終末陽圧（PEEP*）効果を出すことにより換気効率を改善する付加価値も有している．十分な適応のある急性Ⅰ型（低酸素血症性）の呼吸不全患者においては，このシステムは侵襲的人工呼吸を回避できることがある．

● 経気管酸素

気管支前壁を介して，先端が気管分岐部直上に位置するように挿入されたマイクロカテーテルを通して，酸素を供給する．特に長期酸素療法を行っている患者では，この方法により効率よく酸素を供給することができるが，慢性呼吸器疾患患者のケアに用いられる携帯用酸素供給システムが改善されたことから，その使用頻度は著しく低下した．

＊ 訳注
本邦では，ハイフローセラピー，高流量鼻カニューラ(high-flow nasal cannula：HFNC)，高流量鼻カニューラ酸素療法(high-flow nasal cannula oxygen therapy)などの呼称がある．呼吸不全に対しかなり使用されるようになった．

★ PEEP
positive end-expiratory pressure

● テント

現在，テントはマスク装着に耐えられない小児に対してのみ使われている。最大酸素濃度は50%まで得られるが，火災の危険性がある。

● 人工呼吸器

気管内チューブまたは気管切開チューブを介して，人工的に換気している患者では，吸気ガスの組成を完全にコントロールすることができる。50%以上の酸素濃度を2日間以上使用すると，理論的に酸素中毒を来すリスクがある（下記を参照）。一般には，許容しうる動脈血P_{O_2}が得られる最低の吸入気酸素濃度を使用する。適切な酸素化のレベルを正確に決めるのは困難であるが，高濃度酸素を使って人工的に換気されている急性呼吸促迫症候群（ARDS★）患者では，だいたい動脈血P_{O_2}の60 mmHgが目標値として典型である。

★ ARDS
acute respiratory distress syndrome

● 高圧酸素

もし，3気圧で100%酸素が吸入されると，吸入気P_{O_2}は2,000 mmHg以上となる。このような状態では，主に遊離酸素が増加する結果，動脈血酸素含量が大幅に増加する。たとえば，動脈血P_{O_2}が2,000 mmHgであれば，溶解している酸素は約6 mL/血液100 mLとなる。理論的には，この値は，動脈血-静脈血酸素含量較差の5 mL/血液100 mLのすべてをまかなうのに十分であり，そのため，混合静脈血ヘモグロビンは，完全に酸素で飽和されたままとなる。

　高圧酸素療法の適応には，おのずと制限があり，呼吸不全の管理で適応となるのはまれである。しかし，重症の一酸化炭素中毒の治療には使用されている。すなわち，ほとんどのヘモグロビンが一酸化炭素と結合し，酸素輸送には役に立たず，したがって，溶解酸素が非常に重要となる。さらに，高いP_{O_2}は，ヘモグロビンからの一酸化炭素の解離を促進する。輸血を拒否する患者では，重症の貧血発症も時にこの方法で治療される。高圧酸素は，ガス壊疽，回復の悪い皮膚潰瘍の治療に時に応用され，また，比較的血管の少ない腫瘍に対して，高い組織P_{O_2}が放射線感受性を増すことから，放射線療法の補助として行われる。高圧酸素室は，潜函病の治療において有効である。

　高圧酸素の使用には，訓練された技師と特殊な設備が必要である。実際には，高圧室は空気で満たされ，酸素は患者が100%酸素を確実に受けられるように，特殊なマスクで投与される。この方法は，火災の危険性を減らしている。けいれんを引き起

こす可能性のある過剰に高い動脈血 P_{O_2} を避けるケアが行われる．

● 家庭用および携帯用酸素

患者によっては，重症慢性肺疾患のために動くことができず，補充酸素なしには臥床するか椅子に座っていることしかできない．このような患者は，家庭で酸素吸入を受けることにより，しばしば著しい効果を上げる．酸素は大きなボンベ，あるいは合成ゼオライトにより空気中の窒素のみを吸着し酸素を濃縮する装置により供給される．多くの患者は自宅から外出する際には携帯用の酸素を使用するが，液体酸素の場合と濃縮装置を用いる場合とがある．

携帯用酸素が最も有効な患者は，呼吸困難のために運動能が制限されている場合である．吸入気酸素濃度を上昇させることで，ある換気量における運動レベルが著しく増加し，それによって，これらの患者は非常に活動的となりうる．

連続的に低流量酸素吸入を行うと，肺高血圧症の程度が軽減され，進行した慢性閉塞性肺疾患(COPD*)患者の一部で，その予後が改善することが示されている．そのような治療は高価ではあるが，酸素供給技術の改善によって多くの患者に好まれるようになってきた．

★ COPD
chronic obstructive pulmonary disease

酸素療法の弊害

● 二酸化炭素蓄積

重症 COPD あるいは肥満低換気症候群患者に対する酸素吸入後に危険な二酸化炭素蓄積が発現する理由は，第 8 章で簡単に述べた．呼吸仕事量が増加しているこれらの患者にとって，換気ドライブの重要な因子は，しばしば末梢化学受容体への低酸素刺激である．もし，低酸素血症が改善して低酸素刺激が除かれると，換気レベルは急激に下降し，その結果，著明な二酸化炭素蓄積が起こる．低酸素性肺血管収縮の改善や換気-血流比不均等の変化もまた大切な役割を担う．

二酸化炭素蓄積を伴う患者では，間欠的な酸素投与や突然の中断は，危険な重度の低酸素血症を引き起こす場合がある．生理学者 Haldane（ホールデン）は，たとえば間欠的な酸素の使用を，溺れている者を水面に運ぶことと比較している．もし，酸素吸入によって二酸化炭素蓄積が起こり，酸素吸入が突然中止されると，その後にみられる低酸素血症は，酸素療法前のそれよりさらに重篤となる．その理由は，肺胞気式からわかるように，増加した肺胞気 P_{CO_2} のためである．

$$P_{AO_2} = P_{IO_2} - \frac{P_{ACO_2}}{R} + F \qquad \text{[式 9-3]}$$

この式は，肺胞気 P_{CO_2} が上昇すると，肺胞気 P_{O_2} が低下し，結果として，動脈血 P_{CO_2} が上昇，動脈血 P_{O_2} が低下することを示している．さらに，二酸化炭素の体内蓄積量は非常に多く，過量の二酸化炭素はゆっくりと洗い出されるため，P_{CO_2} の高値が長い時間認められることになる．したがって，低酸素血症は，重篤で長時間みられる．

これらの患者には，低濃度酸素を持続的に投与し，呼気終末 CO_2 あるいは血液ガスにより換気量をモニタリングしながら，酸素飽和度を 88〜94% とする．酸素解離曲線の形（図 2-1 参照）を考え，P_{O_2} を 30 mmHg から 50 mmHg に上昇させることによって（正常 pH で），酸素飽和度が 25% 以上上昇することを頭に浮かべる必要がある．

● 酸素中毒

動物実験の結果では，長期間に及ぶ高濃度酸素の使用は肺に傷害的に作用することが示された．2 日間，100% 酸素に曝露されたサルの肺の研究では，最も早期の変化は，毛細血管内皮に，その腫脹として認められることを示している．内皮細胞間結合部にも変化が起こり，毛細血管透過性が増し，そのために間質と肺胞の水腫が生じる．加えて，肺胞上皮は完全に剥脱し，何列にも配列するⅡ型肺胞上皮細胞によって置き換えられる．その後，間質性線維化を伴った器質化が起こる．

これらの変化がどの程度ヒトでも起こるのかについては判断が難しい．健常者が 24 時間，100% 酸素を吸入すると，胸骨下部の不快感を訴える．36 時間にわたり 100% 酸素を使って人工換気された患者では，空気で換気された対照群に比べて動脈血 P_{O_2} が進行性に低下してくる．実際に長期間にわたって，そのような高濃度酸素を使うのは，挿管され人工換気されている患者にのみ起こりうることである．高濃度酸素投与がリスクになるかどうかは，重症Ⅰ型呼吸不全患者の酸素化を十分に維持できるか否かとのバランスにかかっている．このため，適切な動脈血 P_{O_2} を維持するのに必要な，最低の吸入気酸素濃度を用いることが一般的である．

● 無気肺

気道閉塞後の吸収性無気肺

もし，患者が空気を呼吸していて，たとえば，存在する分泌物のため気道が完全に閉塞されると，その気道末梢領域に吸収性無気肺が生じる．その理由は，静脈血の分圧

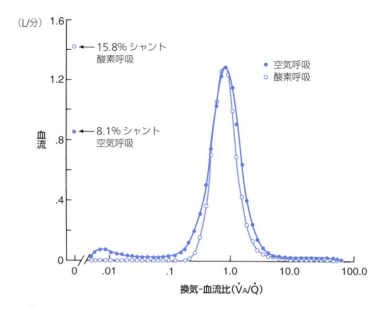

図9-4　低 $\dot{V}_A/\dot{Q}$ 領域は，酸素呼吸時にシャントへと変化している　この患者は，自動車衝突事故後に呼吸不全を発症した（図8-3 に示したのと同じ患者）。空気呼吸時には低 $\dot{V}_A/\dot{Q}$ 領域に明らかな血流を認める。100%酸素呼吸から 30 分後には，この領域への血流ははっきりせず，一方，シャントは 2 倍に増加している。

● 『ウエスト 呼吸生理学入門：正常肺編 第2版』の 179～180 ページ（"West's Respiratory Physiology : The Essentials, 10th ed." の 168～169 ページ）を参照。

の合計は大気圧より低いために，閉塞した気道の末梢に取り込まれたガスが徐々に吸収されるからである●。しかし，その過程は比較的ゆっくりで，数時間ないし数日を要する。

　他方で，もし患者が高濃度酸素を吸入していたとすると，吸収性無気肺の生じる速度は著しく加速される。その理由は，低い溶解度のために吸収過程をゆっくりにさせる窒素が肺胞内に比較的少ないためである。速く吸収される他のガスで窒素を置き換えれば，肺胞は虚脱しやすくなる。たとえば，麻酔時に使用する亜酸化窒素ガス（商品名：笑気）である。正常肺では，閉塞した領域に対するガスの別の交通路として側副換気が存在し，無気肺発生が遅れたり防がれたりする（図1-11C 参照）。
　吸収性無気肺は呼吸不全患者でしばしばみられるが，その理由は，これらの患者の気道内にしばしば過量の分泌物や細胞残渣を認めること，そして，これらの患者がしばしば高濃度酸素で治療されるためである。加えて，正常でみられる側副換気路が，しばしば疾患のために閉塞されている。肺胞虚脱は，分泌物が肺底部に集まりやすいこと，その領域の気道や肺胞は比較的拡張が少ないこともあって，肺底部に起こりやすい（図3-4 参照）。低酸素性血管収縮が無気肺領域への血流をある程度，減少させるとしても，その領域への血流の程度によって，低酸素血症が起こってくる。

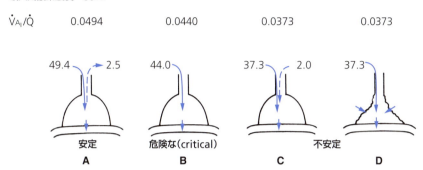

図 9-5 高濃度酸素吸入時に低吸気換気-血流比($\dot{V}_{A_I}/\dot{Q}$)領域が虚脱する機序　A：呼気量が非常に少ない。その理由は，吸気ガスが血液によって多量に取り込まれるためである。B：すべての換気は血液に取り込まれるので，呼出される換気は全くない。CとD：吸入された量よりも血液で取り込まれるガス量が多いため，肺胞は不安定となり，虚脱していく。

低換気-血流比($\dot{V}_A/\dot{Q}$)領域の不安定性

　低い $\dot{V}_A/\dot{Q}$ をもった肺領域は，高濃度酸素を吸入したときに不安定となり，虚脱しやすいことが示されている。例として，図 9-4 に，空気呼吸時と 100％ 酸素呼吸から 30 分後の患者の $\dot{V}_A/\dot{Q}$ の分布を示している。この患者は，自動車事故後に呼吸不全に陥った(図 8-4 参照)。空気呼吸時には，8％ シャントに加えて，低い $\dot{V}_A/\dot{Q}$ をもった肺領域へかなりの血流があることがわかる。酸素吸入後，低い $\dot{V}_A/\dot{Q}$ の領域への血流ははっきりしないが，シャントが 16％ に上昇している。この変化に対する最も適切な説明は，換気不良領域が無気肺になったとすることである。

　図 9-5 に，その機序を示す。この図には，4 つの仮定した肺領域を示してあるが，すべてが 80％ 酸素吸入時で，低い吸気換気-血流比($\dot{V}_{A_I}/\dot{Q}$)をもつ領域である。A では，吸気(肺胞)換気量は 49.4 単位であるが，呼気換気量はわずかに 2.5 単位である(実際の値は血流量によって決まる)。このように，非常に少量のガスしか呼出されない理由は，吸入されたガスの大部分が血液に取り込まれたからである。B では，吸気換気量はわずかに減少して，44.0 単位である(血流量は前記と同じで変わっていない)。しかし，すべての吸気ガスは血液に吸収されることから，呼気換気量は認められない。そのような領域は，"危険な(critical)" $\dot{V}_A/\dot{Q}$ をもっているといわれる。

　図 9-5 の C と D では，吸気換気量はさらに減少し，その量は肺胞内ガスが血液に取り込まれていく量より少なくなっている。この肺胞は不安定な状態にある。このような状態では，C に示すように，呼吸の呼気相において近接する肺胞領域からガスが吸入されるか*，あるいは D に示すように，その領域は徐々に虚脱する。もし，ある領域が間欠的気道閉塞のために換気が不良であれば，D の状態になりやすい。こ

＊ 訳注
点線で示す 2.0 単位は，近接する肺胞領域からのガスの流入を示す。

★ FRC
functional residual capacity

の状態は，著しく機能的残気量（FRC★）が減少している ARDS 患者の肺底部領域によくみられるものと考えられる．無気肺の生じる可能性は，吸入気酸素濃度が 100％ に近づくのに伴って急速に増加する．

呼吸不全患者の治療で，可能な限り高濃度酸素を避けるべきであるとする，その他の理由は，酸素吸入時のシャントの発現である．また，これらの患者で，100％ 酸素吸入時に測定されるシャント（図 2-6 参照）は，空気呼吸時のシャント量をかなり過大に評価することになる．

● 未熟児網膜症

小児型呼吸促迫症候群の新生児が高濃度酸素で治療されると，水晶体後部に線維化が起こり，患児に網膜剥離および失明をもたらす．これまで後水晶体線維増殖症として知られていたこの問題は，きわめて高い動脈血 P_{O_2} やその他確立されたリスクファクターを避けることで防止可能となった．

> **要点**
>
> 1. 酸素療法は肺疾患をもつ多くの患者の治療において非常に有用であり，しばしば動脈血 P_{O_2} を著しく上昇させることができる．
> 2. 吸入酸素に対する動脈血 P_{O_2} の反応は，低酸素血症の原因が何によるのかによって著しく変化する．大きなシャントがある患者では，動脈血 P_{O_2} はあまり上昇しないが，そうであっても動脈血 P_{O_2} の上昇は有用である．
> 3. 酸素吸入には種々の方法がある．鼻カニューラは COPD 患者の長期酸素療法において有用である．最も高い吸入気酸素濃度は，挿管し，人工換気を行うときに得られる．
> 4. 酸素療法の弊害には，酸素中毒，二酸化炭素蓄積，無気肺，未熟児網膜症がある．

症例検討へのいざない

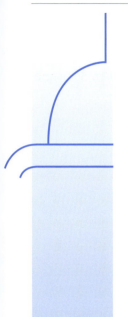

41歳男性が，2日間に及ぶ発熱，湿性咳嗽，息切れの増悪を呈している。診察では，発熱あり，努力様の呼吸で，室内気吸入時の酸素飽和度は80%であった。左下肺野で打診上濁音，呼吸音の減弱を認めた。胸部X線写真では，左下葉全体が大きく濃い陰影で覆われていた。検査所見では，白血球数 15×10³/μL（正常値は4〜10×10³/μL），ヘモグロビン 7 g/dL（正常値は13〜15 g/dL）であった。来院時の動脈血ガス分析結果は，P_{CO_2} 34 mmHg，P_{O_2} 55 mmHg であった。鼻カニューラや再呼吸しないタイプのマスクによる酸素投与でも酸素飽和度が改善しないため，気管挿管を施行，機械的人工呼吸が吸入気酸素濃度1.0で開始された。その後の動脈血ガス分析の結果は，P_{O_2} 62 mmHg であった。

- 機械的人工呼吸開始後の P_{O_2} の変化をどう説明するか？
- 発熱は，組織への酸素輸送にどのような影響を与えるか？
- 健康であったときに比べ，混合静脈血酸素含量にどのような変化があるか？
- 高濃度酸素吸入による機械的人工呼吸に加え，組織への酸素供給を改善する方法は何か？

設問

個々の設問について，最も正しい答えを選びなさい。

1 今まで健康であった若者が，重篤な肺胞低換気を来すベンゾジアゼピン中毒で救急室に搬送された。50%酸素吸入が開始されたが，動脈血 P_{O_2} には変化がみられなかった。この患者の動脈血 P_{O_2} は，どの程度上昇することが予想されるか（単位は mmHg）？
  A　25
  B　50
  C　75
  D　100
  E　200

2 先天性心疾患をもつ患者で心拍出量の20%に相当する右-左シャントがあり，その患者の室内気吸入時動脈血 P_{O_2} は 60 mmHg である。この患者に100%酸素吸入が行われたときに期待される動脈血 P_{O_2} の変化は次のどれか？
  A　低下する

- B 不変である
- C 10 mmHg 以下の上昇
- D 10 mmHg 以上の上昇
- E 約 600 mmHg へ上昇

3. 一酸化炭素中毒の患者から採取された血液は，酸素解離曲線の P_{50}（酸素飽和度が 50% のときの酸素分圧）が低下していた．その原因は次のどれか？
   - A 動脈血 P_{O_2} の上昇
   - B ヘモグロビンの酸素親和性に対する一酸化炭素の影響
   - C 赤血球 2,3-DPG 濃度の上昇
   - D 動脈血 pH の低下
   - E 軽度の発熱

4. 酸素吸入を行う際に，マスクに比較して鼻カニューラが不利な点は次のどれか？
   - A マスクに比較して不快感が増す
   - B 25% 以上の吸入気酸素濃度が得られない
   - C 吸入気酸素濃度が著しく変動する
   - D 患者は会話ができない
   - E 吸入気 P_{CO_2} が上昇する傾向がある

5. 肺は正常であるが著しい貧血のある患者に対して，3 気圧の高圧室で一方向弁付きマスクを使って 100% 酸素吸入を行う．予想される動脈血中の遊離酸素の増加は次のどれか（単位は mL/血液 100 mL）？
   - A 1
   - B 2
   - C 3
   - D 4
   - E 6

6. 低い $\dot{V}_A/\dot{Q}$ をもつ肺領域は，高濃度酸素が 1 時間吸入されたときに虚脱する．その理由は次のどれか？
   - A 肺サーファクタントの不活性化
   - B 酸素中毒で肺胞水腫が生じる
   - C その領域に換気でガスが流入するより速い速度で，血液によってガスが取り込まれる
   - D 末梢気道周辺の間質水腫が気道閉塞をまねく
   - E 末梢気道に炎症性変化が生じる

7 71歳男性，最重症のCOPD患者が増悪を来して入院した。鼻カニューラで6 L/分の酸素吸入を行ったところ，室内気吸入時80%であった酸素飽和度が99%まで上昇した。2時間後，患者は傾眠傾向にあり，動脈血ガス分析の結果，動脈血P_{CO_2}が入院時の48 mmHgから59 mmHgまで上昇していた。この動脈血P_{CO_2}の変化を最も説明できるのは次のどれか？

A 末梢化学受容器からの換気刺激の減少
B 換気-血流比の改善
C ヘモグロビンの酸素解離曲線の右方シフト
D ヘモグロビン鎖のカルバミノ複合体形成の増加
E 動脈血pHの上昇

10 人工換気
Mechanical Ventilation

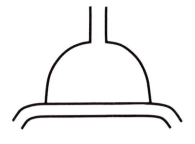

機械的人工呼吸の方法	持続陽圧気道圧（CPAP）
侵襲的な機械的人工呼吸	高頻度換気
非侵襲的な機械的人工呼吸	呼気終末陽圧
タンク型人工呼吸器	人工換気の生理学的効果
人工呼吸をいつ開始するか	動脈血 P_{CO_2} の低下
人工呼吸の方法	動脈血 P_{O_2} の上昇
従量式	静脈還流への影響
従圧式	その他の悪影響
プレッシャーサポート	

人工換気は，呼吸不全患者に対して非常に重要な治療法である。一時は蘇生のための救急処置として，あるいは非常に重篤な疾患の治療の最後の頼みの綱としてのみ用いられていたが，現在では，呼吸不全の患者をサポートするために，しばしば使用されている。人工換気は複雑で技術的な事柄であるが，この章では，それを行うことの生理学的原理，その意義，弊害に限って解説する。

機械的人工呼吸の方法

機械的人工呼吸は，患者に対しさまざまな方法により行われる。

● 侵襲的な機械的人工呼吸

急性呼吸不全の多くの患者においては，侵襲的な機械的人工呼吸により呼吸のサポートが行われる。この場合，人工呼吸器は気管内チューブや気管切開チューブを介し上気道に接続されるが，前者が後者よりも一般的である。後者は通常，気管内挿管が長期に及ぶ場合に施行されるが，時に呼吸不全の初期段階でも施行される場合がある。具体例を挙げると，アナフィラキシーや喉頭腫瘍などで上気道が障害された場合である。チューブの先端には，気道を気密シールするための，膨らませるカフが備わっている。気管内チューブは経口あるいは経鼻で挿入される。いずれのタイプでも，気道に陽圧をかけることで肺が拡張されるのである（図 10-1）。

● 非侵襲的な機械的人工呼吸

気道に対して陽圧をかけることは，鼻と口を覆うタイトなマスクによっても施行可能である。この非侵襲的な呼吸のサポートは集中治療領域で使用される頻度が上昇しており，特に，慢性閉塞性肺疾患（COPD[*1]）の急性増悪，肥満低換気症候群，人工呼吸期間が比較的短期間になると予想される呼吸不全患者などが対象となる。しかし，この方法は，肺炎や急性呼吸促迫症候群（ARDS[*2]）による重症の低酸素血症性の呼吸不全にはあまり効果的ではなく，気道分泌物が過剰であったり誤嚥のリスクがあるような患者では，気道を保護することができないため通常は推奨されない。

[*1] COPD
chronic obstructive pulmonary disease

[*2] ARDS
acute respiratory distress syndrome

● タンク型人工呼吸器

上述の方法とは異なりタンク型人工呼吸器は，頭を除いて，胸部やその他の身体部分の外側に陰圧（大気圧より低い圧）を働かせるものである。この人工呼吸器は，頑丈な箱（鉄の肺）から成り，箱は呼吸数を調節する大きな容量の低圧のポンプに接続されている。箱はしばしば中央で蝶番で取り付けられており，看護のために開くことができる。

　タンク型人工呼吸器は，患者への接触が制限され，また，大きくて不便であるため，急性呼吸不全の治療には，もはや使用されていない。この人工呼吸器は，延髄性灰白髄炎（bulbar poliomyelitis）患者を換気するのに以前は広範に使用された。現在でも，時には数か月～数年間も換気の必要な慢性神経筋疾患の患者に使われている。

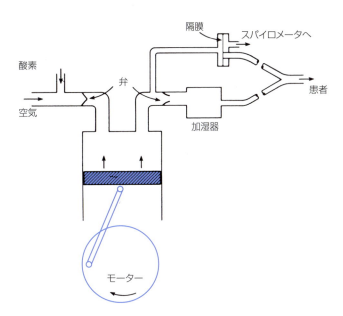

図 10-1 従量式人工呼吸器の模式図　1回換気量と呼吸数を調節することができる。呼気相では，ピストンが下降すると，隔膜がシリンダー内の圧の下降によって左に屈曲し，スパイロメータを介して患者の呼気が行われる。

タンク型人工呼吸器を改造したものに，胸鎧型のものがある。これは，胸郭と腹部に装置され，陰圧をかけて呼吸が行われる。神経筋疾患による呼吸不全から部分的に回復した患者のために，通常は用いられている。

人工呼吸をいつ開始するか

人工呼吸を開始する決定は，軽々しく行うべきではない。なぜなら，人的にも物的にも多大なる投資が必要であり，また困難を伴う重大な措置だからである。人工呼吸を開始するに当たり，動脈血 P_{CO_2}[★1]（Pa_{CO_2}）および P_{O_2}[★2]（Pa_{O_2}）の特別な閾値はない。その代わり，人工呼吸のタイミングは，病勢の重症度，低酸素血症や高炭酸ガス血症が進行する速さ，血行動態の安定性，患者の全身状態などの要因に左右される。

人工呼吸の方法

最新の人工呼吸器の多くは，"換気モード"と称される色々な方法により，陽圧換気を行うことができる。適切なモードは，個々の患者の臨床的かつ生理的な要求に応じてさまざまである。

★1　P_{CO_2}
partial pressure of CO_2（二酸化炭素分圧）

★2　P_{O_2}
partial pressure of O_2（酸素分圧）

● 従量式

このモードでは，あらかじめ設定した換気量が，決められた換気数で患者に供給される。しかし，筋弛緩されておらず，呼吸筋が正常な患者では，決められた回数以上の呼吸を開始し，その自発呼吸ごとに十分な1回換気量を得てしまうことがある。吸気と呼気の比率も調節可能である。これは，十分な呼気時間を確保することが大切な閉塞性換気障害の患者で特に有効である。

このモードは，肺や胸郭の弾性特性の変動や気道抵抗の上昇にかかわらず，一定の換気量を維持できる点が有利である。不利な点は，気道内圧が上昇することである。しかし，実臨床では，呼気の安全弁が危険なレベルまでの圧上昇を防いでいる。

● 従圧式

このモードは，一定の1回換気量で換気を行うのではなく，あらかじめ設定された圧が一定時間内に供給される仕組みである。最低限の換気数をセットするが，患者はその回数以上に自発呼吸を開始することができ，その間に設定された圧が供給される。気流速度は規定されておらず，その代わりに，吸入する際の圧と気道抵抗により決定される。吸気と呼気の比率は，吸気時間の調整で決まる。

このモードの利点は，過剰な気道内圧上昇を防止できることである。主な欠点は，1回換気量が呼吸システム全体のコンプライアンスにより変動することである。加えて，気道抵抗が上昇すると，人工呼吸器と肺胞の間の圧が平衡に達するまでの時間が十分でなくなるため，換気量が減少してしまう。したがって，動脈血ガス分析により動脈血 P_{CO_2} を慎重にフォローしながら，分時換気量をモニターしなければならない。

● プレッシャーサポート

このモードは，吸気時にあらかじめ設定された圧が患者に供給される点で従圧式に類似する。しかし，このモードでは換気数を設定しないので，患者はすべての呼吸を自ら開始しなければならない。したがって，自発呼吸のある患者のみに適応されるモードである。さらに，設定された時間になるとスイッチが切れるのではなく，ある閾値以下に吸気の流れがいったん低下すると吸気圧がかからなくなる仕組みである。このモードは，一般に次のような患者に適合する。すなわち，口腔内分泌物や胃液の誤嚥を防ぐために気管内挿管を要する患者や，神経筋疾患のために人工呼吸器から離脱が困難となった患者である。

このモードの変法を BiPAP* と称するが，非侵襲的な人工呼吸によく用いられる。

* BiPAP
bilevel positive
airway pressure

患者が呼吸を始めると吸気圧が上昇し，事前に設定した圧が維持され，吸気のフローが低下するまで継続する．これを吸気気道陽圧（IPAP★1）と称する．呼気時には，気道内圧は 0 cmH$_2$O 以上のあるレベルに維持される．これを呼気気道陽圧（EPAP★2）と称するが，これは以下に述べる呼気終末陽圧（PEEP★3）と同じ機能を果たしている．

● 持続陽圧気道圧（CPAP★4）

このモードでは，吸気および呼気ともに，人工呼吸器から気道に対し一定の陽圧が負荷される．機能的残気量（FRC★5）が増加し，無気肺が防止される結果，酸素化が改善する．CPAP は一般的に，人工呼吸から離脱する際や，気道の保護だけを目的に挿管されている患者に対し使用される．

CPAP は，小児型呼吸促迫症候群（IRDS★6）の新生児や（第 8 章参照），心不全が急性増悪した成人においても，タイトなマスクを介して行われることがある．

● 高頻度換気

高頻度ジェット換気あるいは高頻度振動換気は，非常に小さな 1 回換気量（50〜100 mL）を高頻度（約 20 サイクル／秒）で供給するモードである．肺は，従来のように拡張するというよりも振動し，ガスの運搬は拡散と対流のコンビネーションで営まれる．通常の換気モードに比べ平均気道内圧が高く維持されるため，高頻度換気は時に重症の ARDS 患者に用いられることもあるが，小児科領域での使用がより一般的である．その他，気管支胸膜瘻を介し，肺からのリークが止まらない患者に対しても使用されることがある．

呼気終末陽圧

人工呼吸を行っている多くの患者では，呼気時に 5 cmH$_2$O の圧を気道にかける．これは PEEP と呼ばれ，患者が仰臥位あるいは半座位で換気される際に生じる FRC の減少や無気肺を防ぐよう考案されたものである．人工呼吸のモードというよりは，人工呼吸管理のほとんどのモードに使用されることのある設定といえよう．

重症肺炎や ARDS（図 9.3 参照）により著しいシャントがある患者では，吸入気酸素濃度を上げても動脈血 P$_{O_2}$ が上昇せず，ガス交換を改善するには PEEP を 5 cmH$_2$O 以上に上げる場合がしばしばである．時には，20 cmH$_2$O ほどの高い圧をかけることもある．PEEP を上げることによって動脈血 P$_{O_2}$ が上昇する機序はいくつか考えられる．陽圧は肺内外圧差を増加させるため，FRC が増加する．これらの患

★1 IPAP
inspiratory positive airway pressure
★2 EPAP
expiratory positive airway pressure
★3 PEEP
positive end-expiratory pressure
★4 CPAP
continuous positive airway pressure
★5 FRC
functional residual capacity
★6 IRDS
infant respiratory distress syndrome

者では，肺の弾性収縮力が増加するため FRC が小さくなっている．特に重力に依存する領域（図 3.4 および図 9.5 を参照）では，肺気量が小さいため，気道が閉塞したり，換気が間欠的であったり途絶えたり，さらに吸収性無気肺が生じやすい．しかし，PEEP によりこれらは回復するのである．気道に浮腫があるような患者にも利点がある．おそらく液体成分が小さな末梢気道や肺胞に移動することで，換気が再開する領域が出てくることがその理由であろう．もう 1 つの利点を挙げると，吸入気酸素濃度を低下できるので，酸素中毒のリスクが軽減することがある．

> **呼気終末陽圧（PEEP）**
> - FRC を増加させ無気肺を防ぐ
> - 人工呼吸を行っている多くの患者で 5 cmH$_2$O の圧をかける
> - 呼吸不全患者で動脈血 P$_{O_2}$ を上昇させるには，より高い圧が有効である
> - 重症の低酸素血症の症例では 20 cmH$_2$O ほどの高い圧をかける場合がある
> - 吸入気酸素濃度を低下させる

人工換気の生理学的効果

● 動脈血 P$_{CO_2}$ の低下

上昇した P$_{CO_2}$ を低下させることが機械的人工呼吸の大きな役割である．その障害は，神経筋疾患や薬の過剰摂取のように自発呼吸を行えない患者であったり，あるいは ARDS のように肺自体が著しく傷害されていることなどが原因である．呼吸仕事量が増加した気道閉塞のある患者では，人工換気が酸素摂取量と二酸化炭素排出量を相当に減少させ，それによって，動脈血 P$_{CO_2}$ の低下に貢献する．

正常肺での動脈血 P$_{CO_2}$ と肺胞換気量の関係は，肺胞換気式で表される．

$$P_{CO_2} = \frac{\dot{V}_{CO_2}}{\dot{V}_A} \times K \qquad \text{[式 10-1]}$$

★ $\dot{V}_A/\dot{Q}$
ventilation perfusion ratio

ここで，K は定数である．疾患肺では，この式の分母 $\dot{V}_A$ は，肺胞死腔，すなわち，血流のない肺胞，あるいは高い換気-血流比（$\dot{V}_A/\dot{Q}$★）をもった肺胞の存在のために，実際に肺胞に達する換気量よりも少なくなっている．そのために，分母は時に"有効肺胞換気量"と呼ばれる．

人工換気は，しばしば肺胞死腔と解剖学的死腔の両方を増加させる．その結果，有効肺胞換気量は，分時換気量の増加ほどには増加しない．これは，特に高い気道内圧

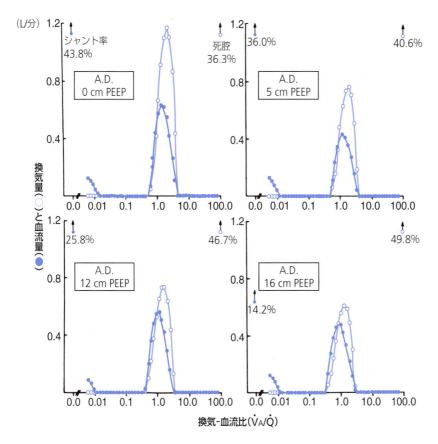

図 10-2　急性呼吸促迫症候群（ARDS）患者における PEEP レベルの上昇によるシャント率の低下と死腔量の増加　PEEP レベルを 0 cmH$_2$O から 16 cmH$_2$O へと上昇させると，シャント率は心拍出量の 43.8% から 14.2% へと低下し，死腔量は，1 回換気量の 36.3% から 49.8% へと上昇している（Dantzker DR, Brook CJ, DeHart P, et al. Ventilation-perfusion distributions in the adult respiratory distress syndrome. *Am Rev Respir Dis* 1979 ; 120 : 1039-1052）。

をかけたときにそうである。このことは，図 10-2 に示した実例においてみることができる。ARDS であるこの患者において，PEEP レベルを 0 cmH$_2$O から 16 cmH$_2$O へ上昇させると，死腔は 36.3% から 49.8% へ上昇する。患者によっては，高いレベルの PEEP が高い $\dot{V}_A/\dot{Q}$ をもつ肺領域を生み出すことになり，その出現は換気分布曲線の右側に現れてくる。しかし，図 10-2 の実例には，そのような領域は認められない。時には PEEP の行われていない陽圧換気を受けている患者でも，大きな生理学的死腔が認められる。その実例は，図 8-4 に示されている。

　陽圧換気で死腔量が増加する理由はいくつかある。第 1 に，肺気量は通常増加し，特に PEEP をかけたときはそうで，その結果，気道を拡張させるように気道壁に働

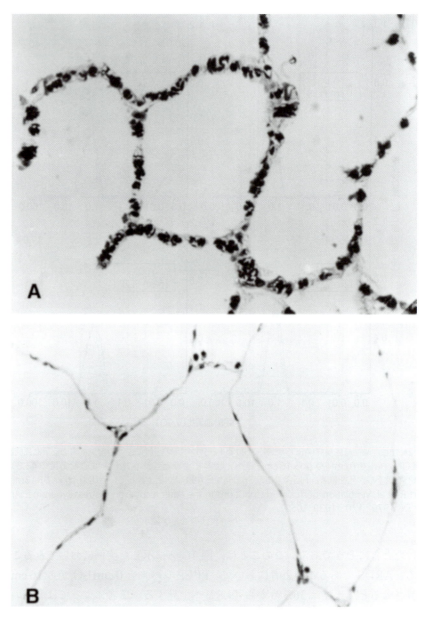

図10-3 肺毛細血管の組織学的所見でみられる気道内圧上昇の影響　A：正常例．B：肺胞内圧が毛細血管圧以上に上昇したときの毛細血管の虚脱を示す（Glazier JB, Hughes JMB, Maloney JE, et al. Measurements of capillary dimensions and blood volume in rapidly frozen lungs. *J Appl Physiol* 1969；26：65-76）．

く張力が増加して気道が拡張し，解剖学的死腔量が増加する．次に，上昇した気道内圧は，換気されている領域の血流を他の領域へと変えるため，高い $\dot{V}_A/\dot{Q}$ をもつ領域，あるいは血流のない（非血流）領域を増加させる（図10-3参照）．このような影響は，静水圧の影響で肺動脈圧が比較的低い，肺尖部領域に特に起こりやすい🔖．事実，もし，毛細血管内圧が気道内圧以下になると，毛細血管は完全に虚脱し，非血流領域となる（図10-3参照）[48]．この毛細血管の虚脱は，2つの因子によって助長される．すなわち，(1) 異常に高い気道内圧，(2) 静脈還流の減少と，結果として起こる肺への血流の減少，である．後者は，循環血液量が減少すると，特に起こりやすい（下記を参照）．

死腔量増加の結果として起こる動脈血 P_{CO_2} の上昇傾向は，人工呼吸器の全換気量を増加させるように呼吸数を増やすことで対応できる．シャントとその結果起こる低酸素血症を改善させるためには，気道内圧の上昇が必要かもしれないが，平均気道内圧を上昇させることによって，死腔量が大幅に増加することを認識することは大切である（図10-2参照）．

実際に，人工換気をされている患者の一部は，過剰に換気されているために異常に低い動脈血 P_{CO_2} を示す．その結果，呼吸性アルカローシスとなり，しばしば低酸素血症と末梢循環障害が原因で生じる代謝性アシドーシスを合併してくる．過度に低下した動脈血 P_{CO_2} は，脳血流を減少させ，脳低酸素症の原因になりうるので，避けるべきである．

二酸化炭素蓄積のある患者を過剰換気することの害として，そのほかに，不整脈を起こしやすい低カリウム血症がある．二酸化炭素が蓄積したとき，細胞内カリウムは血漿中に移行し，さらに腎臓から排出される．もし，P_{CO_2} が急速に低下すると，カリウムは細胞内へと戻っていくために，血漿中に欠乏してくるからである．

🔖『ウエスト 呼吸生理学入門：正常肺編 第2版』の52ページ（"West's Respiratory Physiology : The Essentials, 10th ed."の50ページ）を参照．

● 動脈血 P_{O_2} の上昇

呼吸不全患者の一部では，人工換気は動脈血 P_{O_2} を上昇させることを第1の目的に行われる．実際に，そのような患者は，常に高濃度混合ガスで換気される．吸入気酸素濃度は，理想的には，動脈血 P_{O_2} を少なくとも60 mmHgに上昇させるもので十分である．しかし，酸素中毒や無気肺のリスクがあるために，はなはだしく高い吸入気酸素濃度は避けるべきである．上述のように，著しいシャントのある患者では吸入気酸素濃度を上げてもあまり Pa_{O_2} が上昇せず，病態を改善するにはPEEPが必要である．

図10.2は，ARDS患者におけるPEEPの効果を示す．PEEPレベルを0から16 cmH₂Oまで進行性に上げていくと，心拍出量に占めるシャントの割合が43.8%から14.2%まで低下することに注目してほしい．換気の不良な肺胞領域への血流が

わずかに残存している。またPEEPの上昇は，1回換気量に占める死腔の割合を36.3％から49.8％に上昇させる。これは，肺胞内圧の上昇と肺気量の増加による毛細血管の圧迫，および肺気量の増加により気道が外向きに牽引され容積が増えることで説明が可能である。この病態についての詳細は，後述する。

時にPEEPを上げすぎると，むしろP_{O_2}が低下してしまうことがある。1つの大切な機序として，高いPEEPは心拍出量を減少させるため，混合静脈血のP_{O_2}が低下し，結果的に動脈血P_{O_2}が低下することが考えられる。PEEPは胸腔への静脈還流を妨げやすいので，特に出血やショックの際に循環血液量が枯渇した場合に，このことが生じやすいのである。したがって，PEEPの値をいくつに設定するかは，単に動脈血P_{O_2}への効果のみからでなく，組織への総酸素供給量の観点から決定すべきである。動脈血酸素濃度と心拍出量の積は有効な指標である。なぜなら，この指標が変化すれば，混合静脈血のP_{O_2}が変化し，その結果，多くの組織のP_{O_2}が変化するからである。

PEEPがP_{O_2}を低下させる他の機序としては，血流の良好な領域において換気が減少すること（これは死腔の増加と血流が不良な領域への換気の増加による），および気道内圧の上昇によって換気のある領域から換気のない領域に血流が再分布することが考えられる。後者は，びまん性肺疾患ではなく局所的な肺疾患においてPEEPが用いられる際にしばしば認められる問題である。

その他の高いPEEPの功罪としては，肺胞壁に加わる高い張力によって肺毛細血管が損傷されることである。肺胞壁は，いわば毛細血管が糸のように連なったものと考えられる。高い張力は毛細血管壁に大きなストレスとなって，その結果，肺胞上皮，毛細血管内皮，時には全層にわたり断裂を来す。これはストレスによる破綻（stress failure）のもう1つの例である。これについては，第6章で，毛細血管での高い静水圧により生じる肺水腫に関連して論じた。

● 静脈還流への影響

上述したように，人工換気は胸郭への血液還流を妨害し，心拍出量を減少させる傾向がある。これは，陽圧換気でも陰圧換気でも同じである。仰臥位で安静にしている患者では，胸郭への血液還流は，末梢静脈圧と平均胸腔内圧の差で決まる。もし，人工呼吸器によって気道内圧が上昇すると，平均胸腔内圧が上昇し，静脈還流が障害される。タンク型人工呼吸器のように，たとえ気道内圧が大気圧と同じであっても，身体の外部に加わる陰圧が末梢静脈圧を減少させるために，静脈還流が減少する傾向にある。胸鎧型人工呼吸器だけが，静脈還流に明らかな影響を及ぼさない。

陽圧換気の静脈還流への影響は，吸気圧の程度と持続時間，そして特に，PEEPの有無などで決まってくる。この点から考えられる理想的な呼吸パターンは，吸気相は

比較的低圧で時間を短くし，次いで呼気相は延長し，呼気終末圧はゼロ（またはわずかに陰圧）にすることである．しかし，そのような呼吸パターンは，低い肺気量と，結果としての低酸素血症を増強することになる．したがって，妥協点を見いだすことが必要となる．人工呼吸を行っている多くの患者に用いられる 5 cmH$_2$O の PEEP は，通常では静脈還流にほとんど影響しない．

　静脈還流を規定する重要な因子に，循環血液量がある．もし，これがたとえば，出血やショックによって減少すると，陽圧換気によってしばしば心拍出量の著しい減少が起こってくる．結果として，大循環系の低血圧も起こる．したがって，循環血液量の減少を適切な補液療法によって是正することが重要である．その目安として，しばしば中心静脈圧がモニターされるが，上昇している気道内圧と照らして解釈する必要がある．気道内の陽圧自体が中心静脈圧を上昇させる．

　静脈還流は，"auto-PEEP"と呼ばれる状況でも低下する．もし患者が1呼吸ごとに供給される1回換気量分を完全に呼出することができなければ，進行性に肺過膨張が発生し，胸腔内圧の上昇と静脈還流の低下が生じる．この状況は，COPDや喘息の増悪で気管内挿管された患者や，呼気時間が短縮するほどの非常に高い呼吸数で換気される患者（たとえば，重症の代謝性アシドーシスの代償として）で生じうる．

● その他の悪影響

機械的な障害が絶えず問題となる．それらには，出力減退，マイクロプロセッサーの故障，接続不良，チューブの捻れなどがある．これらの危険性を知らせるために，無呼吸警報器が取り付けられているが，集中治療チームによる熟練した治療体制をつくることが必須である．

　気胸は，特に PEEP および/または通常以上の大きな1回換気量が使われる際に生じる．間質性肺気腫は，肺を過剰に伸展すると生じてくる．破裂した肺胞から空気が漏れ出て，血管周囲や気管支周囲の間質に沿って進み（図 6-1 参照），縦隔や頸部，胸壁の皮下組織に達する．

　過剰な1回換気量は，繰り返し肺胞を過伸展することにより，人工呼吸器誘発肺損傷の原因にもなりうる．これを防ぐには，患者に理想体重の8〜10 mL/kg 以上の1回換気量を供給しないよう注意することが重要である．

　機械的人工呼吸管理が長期になると，患者には人工呼吸器関連肺炎が発生しうる．急速に変化するpHや低酸素血症のために，不整脈を発症することがある．人工呼吸中に経腸栄養を施されていない患者では，胃腸管から出血する率が高くなる．

　気管内チューブや気管切開チューブに関連し，いくつかの合併症がある．喉頭や気管に潰瘍がみられることがあるが，これは特に，膨らませたカフが粘膜面に過度の圧をかける場合に生じる．これは，気管の瘢痕や狭窄，気管軟骨輪の損傷，気管食道瘻

の原因となりうる。高容量で低圧のカフを使用することで，これらの問題をかなり回避することができる。気管内チューブの位置にも注意を払うべきで，チューブ先端の位置が右主気管支に入らないようにすべきである。これは左肺の無気肺や，しばしば右上葉の無気肺の原因となるためである。

> **要点**
>
> 1. 人工換気は，たとえば，ICU で加療中の呼吸不全患者にとって，非常に重要な治療法である。換気のサポートは，侵襲的には気管内チューブあるいは気管切開チューブを介して，また非侵襲的にはタイトなマスクを介して行いうる。
> 2. 多くの人工呼吸器は陽圧換気で患者の呼吸をサポートする。タンク型あるいは陰圧の人工呼吸器は，長期に及ぶ神経筋疾患患者を除いては，ごくまれにしか使用されない。
> 3. 陽圧換気を行うには複数のモードがある。重症の低酸素血症の患者の酸素化を改善するため，これらのモードでは頻繁に PEEP を併用する。
> 4. 人工換気は，特に吸入気酸素濃度を上昇させて PEEP を行うと，一般には動脈血 P_{O_2} を上昇させ，動脈血 P_{CO_2} を低下させる。しかし，静脈還流を減少させ，気胸やその他の合併症の原因ともなる。

症例検討へのいざない

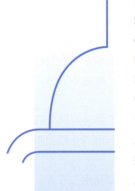

54 歳女性が，2 日間に及ぶ呼吸困難，発熱，湿性咳嗽，右側胸膜痛のために救急部を受診した。胸部 X 線写真では右下葉に陰影が認められるため，肺炎の診断のもと一般病棟に入院した。適切な抗菌薬の投与が開始されたが，呼吸困難が増悪し低酸素血症が認められるため，集中治療室への転棟が必要になった。高流量の酸素投与にもかかわらず低酸素血症が改善しないため，気管内挿管のうえ侵襲的な機械的人工呼吸が開始された。挿管後の胸部 X 線で，びまん性の両側性陰影が認められた。1 回換気量 550 mL，呼吸数 20 回，吸入気酸素濃度 1.0，PEEP 5 cmH$_2$O の設定で従量式人工呼吸が開始された。挿管前と挿管 30 分後に次のようなデータが得られた：

時期	血圧(mmHg)	動脈血 P_{O_2}(mmHg)	動脈血 P_{CO_2}(mmHg)
挿管前	130/77	51	46
挿管後	98/69	58	38

- 挿管後の動脈血 P_{CO_2} の変化を，どのように説明するか？
- 挿管後の死腔については，どのような変化が起こっているか？
- 胸部 X 線写真の所見から，患者の肺を膨らませるために必要な圧について何が示唆されるか？
- 酸素化を改善するには，どのような処置を行うべきと考えるか？
- 挿管後の血圧の低下をどのように説明するか？

設問

個々の設問について，最も正しい答えを選びなさい。

1 40 歳男性が，重症 ARDS のために侵襲的な機械的人工呼吸を受けている。従量式モードで，設定は呼吸数 15 回/分，1 回換気量 500 mL，PEEP 5 cmH₂O である。吸入気酸素濃度を 0.5 から 1.0 に上げても動脈血 P_{O_2} は 60 mmHg 未満のままであった。酸素化を改善するのに最も適切な処置は次のどれか？

A 1 回換気量を増やす
B 呼吸数を増やす
C PEEP を上げる
D 吸気流量を増やす
E 従圧式に変更する

2 66 歳女性が，上部消化管出血による出血性ショックにて受診した後，血液の誤嚥を防ぐため気管内挿管が行われた。吸入気酸素濃度 0.5，1 回換気量 450 mL の設定で，従量式の人工呼吸が行われている。挿管後，血圧が 110/70 mmHg から 85/50 mmHg まで低下した。診察では，呼吸音に左右差はなく，気管は中央に位置していた。彼女の血圧の変化を最も説明できるのは次のどれか？

A 静脈還流の減少
B 高炭酸ガス血症
C 気管内挿管チューブの位置が右主気管支にある
D 気胸
E 吸収性無気肺

3 あなたは，重症呼吸不全で気管内挿管された患者に行われている人工呼吸器をみている。呼吸数は 10 回/分に設定されているが，患者には 18 回/分の換気がなされている。呼吸ごとの気道内圧は，設定された PEEP 値よりも 10 cmH₂O 上昇して 1 秒間持続する。換気量は時間とともに変動する。この患者に行われている人工呼吸のモードは次のどれか？

- A　CPAP
- B　高頻度振動換気
- C　従圧式
- D　プレッシャーサポート
- E　従量式

4　呼吸筋が麻痺しているが肺は正常な患者が，人工換気で治療されている。この患者の動脈血$P\text{co}_2$が分時換気量を変化させずに減少するのは，次のどれによってか？
- A　FRCの減少
- B　1回換気量の増加
- C　呼吸数の増加
- D　気道抵抗の減少
- E　吸入気酸素濃度の上昇

★ NPPV
noninvasive positive-pressure ventilation

5　非侵襲的な陽圧呼吸(NPPV★)が最も適応となる患者は次のどれか？
- A　ARDS
- B　COPDの増悪
- C　気道分泌物の過剰による精神状態の急激な変化
- D　呼吸のサポートが長期にわたって必要となるGuillain-Barré(ギランバレー)症候群
- E　気管を閉塞するような大きな喉頭の腫瘤

6　機械的人工呼吸によるARDS患者の治療において，PEEPの付加は典型的にはどのような結果となるか？
- A　動脈血$P\text{o}_2$の低下
- B　FRCの減少
- C　シャントの増加
- D　生理学的死腔の減少
- E　胸郭への静脈還流の減少傾向

付録 A

記号，単位，正常値
Symbols, Units, and Normal Values

● 記号

一次的記号
C：血中ガスの濃度（含量）
F：乾燥ガス中のガスの分画（濃度）
P：圧，分圧
Q：血液量
$\dot{Q}$：単位時間に対する血液量（血流量）
R：呼吸商（ガス交換率）
S：ヘモグロビンの酸素飽和度
V：ガス容量
$\dot{V}$：単位時間に対するガス容量（気流量）

ガス相の二次的記号
A：肺胞
B：大気
D：死腔
E：呼気
I：吸気
L：肺
T：1回換気

血液相の二次的記号

a ：動脈
c ：毛細血管
c′：毛細血管終末
i ：理想
v ：静脈
v̄ ：混合静脈血

例

動脈血酸素含量：Ca_{O_2} [★1]
呼気ガス中窒素(N_2)の分画(濃度)：$F_{E_{N_2}}$ [★2]
混合静脈血酸素分圧：$P\bar{v}_{O_2}$ [★3]

● 単位

本書では，メートル法の単位を使っている。圧は mmHg で示されている。torr は mmHg とほぼ同様の単位である。

ヨーロッパでは，SI(Système International)単位が一般的である。そこで使われている単位のほとんどがなじみのあるものであるが，圧の単位，kilopascal は，最初は混乱をまねいた。1 kilopascal(kPa) = 約 7.5 mmHg。

ガス容量の BTPS への変換

努力呼出肺活量(FEV [★4])，努力肺活量(FVC [★5])を含めて，肺気量は，体温下(37℃)，大気圧下で，水蒸気に飽和されたときの量(BTPS [★6])で表す慣習がある。室温下(t [★7])，室内の大気圧下で水蒸気に飽和されたガス量(ATPS [★8])がスパイロメータで測定されるが，この量を BTPS に変換するには，

$$\frac{310}{273+t} \times \frac{P_B{}^{\bigstar 9} - P_{H_2O}{}^{\bigstar 10}(t)}{P_B - 47}$$

の式を用いればよい。

実際には，この変換を算出する表がつくられている。
この式やその他のすべての式の導き方は，本書の姉妹編のなかに示されている📖。

[★1] Ca_{O_2}
arterial O_2 concentration

[★2] $F_{E_{N_2}}$
fractional concentration of N_2 in expired gas

[★3] $P\bar{v}_{O_2}$
partial pressure of O_2 in mixed venous blood

[★4] FEV
forced expiratory volume

[★5] FVC
forced vital capacity

[★6] BTPS
body temperature, ambient pressure, and saturated with water vapor

[★7] t
temperature

[★8] ATPS
ambient temperature, pressure, saturated with water vapor

[★9] P_B
barometric pressure(大気圧)

[★10] P_{H_2O}
partial pressure of water vapor(水蒸気圧)

📖『ウエスト 呼吸生理学入門：正常肺編 第2版』の 210 ページ("West's Respiratory Physiology : The Essentials, 10th ed." の 200 ページ)を参照。

● 正常値

呼吸機能検査の正常値

正常値は，年齢，性，身長，体重，人種によって変わる．この正常値はなかなかやっかいな問題で，詳細については，"Lung Function, 6th ed"（Cotes JE, Chinn DJ, Miller MR. Oxford, UK：Blackwell, p.333-365, 2006）を参照されたい．一般に使われている正常値を，付表 A-1 に示した．人々は従来より健康になってきており，呼吸機能が改善していることを示す事実がある．

付表 A-1 米国の白人成人の非喫煙者における一般的な呼吸機能検査で使用される正常値の例†

	男性	女性
TLC[*1] (L)	$7.95 St + 0.003 A - 7.33 (0.79)$	$5.90 St - 4.54 (0.54)$
FVC (L)	$7.74 St - 0.021 A - 7.75 (0.51)$	$4.14 St - 0.023 A - 2.20 (0.44)$
RV[*2] (L)	$2.16 St + 0.021 A - 2.84 (0.37)$	$1.97 St + 0.020 A - 2.42 (0.38)$
FRC[*3] (L)	$4.72 St + 0.009 A - 5.29 (0.72)$	$3.60 St + 0.003 A - 3.18 (0.52)$
RV/TLC (%)	$0.309 A + 14.1 (4.38)$	$0.416 A + 14.35 (5.46)$
$FEV_{1.0}$[*4] (L)	$5.66 St - 0.023 A - 4.91 (0.41)$	$2.68 St - 0.025 A - 0.38 (0.33)$
$FEV_{1.0}$/FVC (%)	$110.2 - 13.1 St - 0.15 A (5.58)$	$124.4 - 21.4 St - 0.15 A (6.75)$
FEF[*5]$_{25-75\%}$ (L/秒)	$5.79 St - 0.036 A - 4.52 (1.08)$	$3.00 St - 0.031 A - 0.41 (0.85)$
MEF[*6]$_{50\% FVC}$ (L/秒)	$6.84 St - 0.037 A - 5.54 (1.29)$	$3.21 St - 0.024 A - 0.44 (0.98)$
MEF$_{25\% FVC}$ (L/秒)	$3.10 St - 0.023 A - 2.48 (0.69)$	$1.74 St - 0.025 A - 0.18 (0.66)$
D_L[*7] (mL/分/mmHg)	$16.4 St - 0.229 A + 12.9 (4.84)$	$16.0 St - 0.111 A + 2.24 (3.95)$
D_L/V_A[*8]	$10.09 - 2.24 St - 0.031 A (0.73)$	$8.33 - 1.81 St - 0.016 A (0.80)$

† 標準偏差を（ ）内に示した．
A：年齢（歳），St：身長（m）
D_L：CO 肺拡散能力，FEF$_{25-75\%}$：最大中間呼気速度，FEV$_{1.0}$：1秒量，FRC：機能的残気量，MEF$_{50\% FVC}$：50％努力肺活量位最大呼気流量，MEF$_{25\% FVC}$：25％努力肺活量位最大呼気流量，RV：残気量，TLC：全肺気量，V_A：肺胞気量
Cotes JE, Chinn DJ, Miller MR. *Lung Function*, 6th ed. Oxford, UK Blackwell, 2006.

[*1] TLC total lung capacity
[*2] RV residual volume
[*3] FRC functional residual capacity
[*4] $FEV_{1.0}$ forced expiratory volume in 1 second
[*5] FEF forced expiratory flow
[*6] MEF maximum expiratory flow
[*7] D_L diffusing capacity of the lung
[*8] V_A alveolar volume

付録 B

文献
References

Courtney Broaddus V, Mason RJ, Ernst JD, King TE, Lazarus SC, Murray JF, Nadel JA, Slutsky AS, Gotway MB. *Murray and Nadel's Textbook of Respiratory Medicine*. 6th ed. Philadelphia, PA: Saunders Elsevier, 2015.

Crystal RG, West JB, Weibel ER, Barnes PJ. *The Lung: Scientific Foundations*. 2nd ed. Philadelphia, PA: Lippincott-Raven, 1997.

Grippi MA, Elias JA, Fishman JA, Kotloff RM, Pack AI, Senior RM. *Fishman's Pulmonary Diseases and Disorders*. 5th ed. New York, NY: McGraw-Hill Education, 2015.

Kumar V, Abbas AK, Aster JC. *Robbins and Cotran Pathologic Basis of Disease*. 9th ed. Philadelphia, PA: Saunders Elsevier, 2014.

付録

C

235

章末の設問の解答
Answers to The End-of-Chapter Questions

第1章
設問1はAが正しい。固定性の上気道閉塞は，吸気および呼気の流速を減弱させる。その他の選択肢は誤りである。気管支拡張薬に対する反応性の判定は，呼気時に行うのが最もよい。吸気のフローボリューム曲線は，慢性気管支炎と肺気腫の鑑別，末梢気道（small airway）の抵抗の検出，あるいは横隔膜疲労を検出するには有効ではない。

設問2はBが正しい。第3相の傾斜は，慢性気管支炎で上昇する。なぜならば，換気の不良なガス交換単位には，吸気時，酸素が入りにくく，呼気時にも出にくいからである。その他の選択肢は誤りである。単一呼吸窒素洗い出し曲線は，軽症の慢性閉塞性肺疾患（COPD*）患者でも異常となる。換気不良なガス交換単位からの呼気は最後となる。健常者では，呼気終末のガスは肺の上部から出る。検査中，呼気の流速は0.5 L/秒に制限すべきである。

★ COPD
chronic obstructive pulmonary disease

設問3はCが正しい。クロージングボリュームは，小さな末梢気道の抵抗が増加する際に上昇する。なぜならば，末梢気道は異常に高い肺気量で閉塞するからである。その他の選択肢は誤りである。クロージングボリュームは年齢とともに増加し，再現性に乏しい。また，比較的軽症の呼吸器疾患患者で有用である。そして，軽症のCOPDで上昇する。

設問4はBが正しい。この女性は，1秒率の低下によって裏づけられるような気道閉塞がスパイロメトリーで認められる。これは，気道の動的気道圧縮現象（ダイナミック・コンプレッション）によるものである。肺コンプライアンスは肺気腫で上昇する。気道の張力（radial traction）は，弾性収縮力の喪失によって減弱する。肺胞-毛細血管関門は正常の厚さである。横隔膜が収縮する効率は肺過膨張のために妨げられ

る が，筋力は保たれている。

設問 5 は D が正しい。喫煙者は通常，閉塞性肺疾患を発症するが，スパイロメトリーの成績は肺線維症のような拘束性障害に一致する。喘息，慢性気管支炎，COPDは気流閉塞の原因となる。一方，肺高血圧症は通常，スパイロメトリーが正常である。

設問 6 は E が正しい。努力の結果はスパイロメトリー上，peak expiratory flow の増加につながるが，動的気道圧縮現象によって気流が制限されていると呼気終末の気流には変化を与えない。努力によって肺活量は増大する。呼気および吸気のフローボリューム曲線の平坦化は，患者の努力よりも上気道の閉塞の仕方による。

設問 7 は D が正しい。フローボリューム曲線は，気流閉塞のある患者にしばしば認められる"肺気量の軸(横軸)に向かって下方にえぐられた形(scooped out appearance)"を呈している。選択肢のなかでは，気道分泌物の増加のみが気道抵抗の増加を介し気流閉塞の原因となる。肺の線維化と弾性収縮力の増加は肺活量の低下を起こすが，流速は正常である。気道の張力(radial traction)の増加は，流速を低下させるのではなく，むしろ改善する。肺毛細血管の数はスパイロメトリーに影響しない。

第 2 章

★1 DPG
diphosphoglycerate

設問 1 は D が正しい。2,3-ジホスホグリセリン酸($DPG^{\star 1}$)濃度の上昇はより多くの酸素を離しやすい。なぜならば，ヘモグロビンの酸素親和性を減弱するからであり，酸素解離曲線を右にシフトさせる。その他の選択肢はすべて酸素親和性を増加させる。

★2 P_{CO_2}
partial pressure of CO_2(二酸化炭素分圧)

設問 2 は A が正しい。$P_{CO_2}^{\star 2}$ が上昇し，pH が低下しているので，呼吸性アシドーシスの状態である。しかし，7.20 という pH は P_{CO_2} 50 mmHg で説明するには低すぎるので，代謝性のアシドーシスもあるに違いない。これは外科治療の後にはよくみられることで，血流の減少とその結果による組織低酸素は乳酸の産生をまねく。

★3 P_{O_2}
partial pressure of O_2(酸素分圧)

設問 3 は D が正しい。100%酸素を吸入しても，動脈血 $P_{O_2}^{\star 3}$ が期待されるレベルにまで達しない低酸素血症の機序は，シャントのみである。その他の機序では，P_{O_2} は期待されるレベルにまで上昇する。ただし，換気-血流比不均等が高度の場合には時間がかかることがある。

設問 4 は E が正しい。高所での運動は，正常肺の酸素輸送において拡散障害が問題となるまれな機序の1つである。その他の4つの選択肢においては，拡散障害が問題とならないので，拡散能が2倍になっても何も効果はない。

設問 5 は E が正しい。pH の低下はアシドーシスを示すが，P_{CO_2} が低下していることら

とから呼吸性ではない．さらに，25 mEq/L の重炭酸イオン濃度は正常かやや高めであり，このことから，代謝性アシドーシスは除外される．したがって，測定エラーに違いない．

設問 6 は D が正しい．患者の 1 秒率と全肺気量(TLC*)は正常であるが，CO 肺拡散能力が低下している．これは，貧血の際に生じる．ヘモグロビン濃度の低下は，肺胞-毛細血管関門を介する一酸化炭素の摂取を低下させる．喘息と COPD は 1 秒率を低下させる．特発性肺線維症は TLC を減少させる．サルコイドーシスは呼吸機能にいろいろな影響を及ぼす．

* TLC
total lung capacity

設問 7 は B が正しい．動脈血ガス分析結果は，呼吸性代償を伴う代謝性アシドーシスを示す．これは糖尿病性ケトアシドーシスでみられる．COPD の増悪，病的な肥満，麻薬の過剰摂取は，呼吸性のアシドーシスを生じる．重症の嘔吐は代謝性のアルカローシスの原因となる．

設問 8 は B が正しい．高所への登山の際には，肺胞-毛細血管関門を介し拡散を促進する圧較差が減弱する．その結果，肺胞毛細血管の P_{O_2} の上昇率が低下する．高所登山のために末梢化学受容器への刺激が増加して過換気が生じる．この結果，代謝性ではなく呼吸性アルカローシスが生じる．登山では，シャントは変化しない．CO 肺拡散能力は増加する可能性がある．なぜならば，心拍出量が増加し，毛細血管の疎通 (recruitment) と拡張 (distention) が起きるからである．

設問 9 は A が正しい．A から B への移動は，肺胞気 P_{O_2} の上昇と肺胞気 P_{CO_2} の低下を生じる．この変化は過換気に一致する．不安のみが選択肢のなかで過換気の原因となる．その他の選択肢はすべて肺胞低換気の原因となる．

設問 10 は D が正しい．この患者は低酸素血症があり，肺胞気-動脈血酸素分圧格差 (39 mmHg) が増加している．これは換気-血流比不均等の際にみられる．シャントの際にもみられるが，これは正しい答えではない．動脈血 P_{CO_2} が正常なので，肺胞低換気はない．彼女は海抜ゼロメートルにいるので，吸入気酸素分圧の低下は除外される．拡散障害は海抜ゼロメートルでは安静時の低酸素血症の原因にはならない．

第 3 章

設問 1 は D が正しい．肺組織は重さによって歪むため，肺尖部の肺胞は肺底部よりも大きい (図 3-4 参照)．その他の選択肢は肺尖部のほうが小さいとする因子なので，誤りである．

設問 2 は B が正しい．β_2 刺激薬は喘息において気道抵抗を減弱し，最も効果的な治

療薬の1つである。その他の選択肢は誤りである。気道抵抗は高肺気量で減少する。肺胞壁の破壊は喘息では通常起こらない。気道抵抗は気道の閉塞で増加する。例を挙げれば，分泌物の貯留などである。気道抵抗は，気道平滑筋の肥大によっても増加する。気道平滑筋の喪失は，気道抵抗の減少をもたらすと思われる。

設問3はAが正しい。僧帽弁狭窄患者では，心拍出量が減少し，比較的低強度の運動でも骨格筋への血流が障害される。その結果，血中の乳酸レベルが上昇し，このことが換気を刺激してCO_2の排出を促す。呼吸商は1に近づくのである。その他の選択肢は誤りである。異常に高い換気量が呼吸商を上昇させる。異常に低い心拍出量も呼吸商を上昇させる。肺コンプライアンス，CO肺拡散能力は無関係である。

設問4はEが正しい。換気–血流スキャンは，換気があるにもかかわらず血流のない領域を示している。この所見は肺塞栓症のときにみられる。喘息とCOPDの増悪は，血流ではなく換気スキャンにおいて不均等を呈する。一方，気胸は，同じ領域において換気と血流の低下を示す。心筋梗塞は換気–血流スキャンに影響を与えない。

設問5はEが正しい。機能的残気量は，肺と胸壁の収縮力のバランスにより決定される。肺気腫の患者では，肺の収縮力が低下するために機能的残気量が増加する。気道抵抗，TLC，肺コンプライアンスは上昇し，CO肺拡散能力は低下する。

設問6はBが正しい。プレチスモグラフ法は肺内のすべてのガスを測定するが，ヘリウム希釈法は口と交通のある肺の領域だけを検出する。そのため，気道が閉塞した領域はヘリウム希釈法に比べ，プレチスモグラフ法では高値の原因となる。この現象はCOPDで認められるが，その他の選択肢の疾患では認められない。

第4章

設問1はBが正しい。細葉中心型肺気腫は，図4.5Aにみられるように肺尖部から生じる。その他の選択肢は誤りである。a_1アンチトリプシン欠損症による肺気腫は肺底部から生じやすい。その他の選択肢は特徴的な分布を示さない。

設問2はCが正しい。タイプA*の患者では，肺コンプライアンスが大きく上昇する。その他の選択肢は誤りである。タイプAの患者は喀痰を伴う湿性咳嗽は少なく，肺気量はより増大し，低酸素血症の程度は軽く，肺性心になりにくい。Cが常に正しいかどうか疑問に思う読者がいるかもしれないが，その他の選択肢は明らかな誤りであるので，Cが最も正しい。

* 訳注
現在，タイプA，タイプBという分類はあまり用いられない。

設問3はEが正しい。気管支拡張薬で治療されると，喘息患者の機能的残気量(FRC*)は減少する。しかし，より大切なことは，その他の選択肢が明らかな誤りであることである。強制呼出時のこれらの指標は，気管支拡張薬の投与後にすべて上昇する。

* FRC
functional residual capacity

設問4はCが正しい。与えられた情報から，この患者はCOPDと思われる。胸部X線写真では，肺血管陰影の減少がみられる。胸骨後腔は典型例では拡大する。両側肺門リンパ節腫脹はサルコイドーシスとリンパ腫で認められる。網状陰影は肺線維症で認められる。両側の浸潤陰影は肺水腫で認められる。

設問5はDが正しい。この若い女性には喘息があり，十分なコントロールがされていない。喘息は炎症性疾患なので，毎日，吸入ステロイド薬を使うべきである。多くの内科医は，患者が吸入ステロイド薬を使用していない限り，長時間作用性吸入β_2刺激薬をコントローラーの第1選択薬とすべきでないと考えている。選択肢にあるその他の薬剤は第1選択薬として適切ではない。

設問6はBが正しい。この患者は喫煙者で気流閉塞をもっているが，COPDの診断をするには年齢が若すぎる。この年齢で喫煙歴も長くなく，胸部X線写真で主に肺底部に透過性亢進が認められることから，汎細葉性肺気腫の原因となるα_1アンチトリプシン欠損症が示唆される。早期に症状が出現する患者は通常，Z遺伝子でのホモ接合体であり，呼吸器以外の臓器にも疾患を生じる。肺気腫は両側性である。α_1アンチトリプシンの補充療法が有効である。

設問7はEが正しい。この女性はCOPDである。エアトラッピング（空気とらえ込み現象）は通常，残気量を増加させる。FRCは，肺弾性収縮力の低下のために増加する。CO肺拡散能力は，ガス交換面積の減少のために低下する。TLCと残気率は，エアトラッピングと肺コンプライアンスの上昇のため，増加することが多い。

設問8はEが正しい。換気-血流比不均等が，重症の喘息発作の低酸素血症の主たる原因である。気道の粘液栓があるとシャントの原因となり，低酸素血症を助長する。彼女には肺胞低換気はない。過換気は，換気-血流比不均等がなければ動脈血P_{O_2}を上昇させる。喘息患者の場合，拡散障害は低酸素血症の原因とはならない。

第5章

設問1はCが正しい。臨床的および画像の所見はびまん性間質性肺炎に一致する。気道の張力（radial traction）が増加するために1秒率が上昇する。しかし，1秒量（$FEV_{1.0}$[★1]），努力肺活量（FVC[★2]），TLCは減少する。肺気量で標準化した気道抵抗も減弱する。

設問2はAが正しい。びまん性間質性肺炎患者の動脈血P_{O_2}は，労作時に低下するのが典型的である。その他の選択肢は誤りである。低酸素血症は主に，換気-血流比不均等によるものであり，拡散障害によらない。ただし，拡散障害は労作時の低酸素血症の原因になりうる。CO肺拡散能力は労作時にあまり上昇しない。二酸化炭素の

[★1] $FEV_{1.0}$
forced expiratory volume in 1 second

[★2] FVC
forced vital capacity

蓄積は生じない。低酸素血症は労作時に悪化し，心拍出量が増加しないことにも関係する。

設問3はDが正しい。健常者と比べ，肺気量で標準化すると，気道の張力（radial traction）が増加するために流速が速くなる。その他の選択肢は誤りである。速い流速は呼気筋の機械的特性とは関係ない。気道の内径は，むしろ大きい。気道の動的気道圧縮現象は健常者に比べ起こりにくい。気道抵抗は減少している。

★ ALS
amyotrophic lateral sclerosis

設問4はAが正しい。筋萎縮性側索硬化症（ALS★）と特発性肺線維症はともに拘束性換気障害を来す。肺線維症は肺胞-毛細血管関門を肥厚させ，いくつかの毛細血管を閉塞するので，CO肺拡散能力が低下する。一方，ALSでは肺実質のガス交換面積や拡散能力は正常である。$FEV_{1.0}$，1秒率，FVC，TLCについては両者とも同じである。

設問5はDが正しい。この女性は，COPDに伴うブレブかブラの破裂による緊張性気胸である。緊急性があり，罹患側の針による減圧をすぐに行うべきである。その他の検査や処置は不適切である。

設問6はDが正しい。臨床的および画像所見から，この患者はびまん性間質性肺炎である。呼吸機能検査では，$FEV_{1.0}$，FVC，TLC，そしてCO肺拡散能力の低下がみられる。1秒率は正常か上昇する場合がある。

設問7はCが正しい。両側肺門リンパ節腫脹の患者において，非乾酪性肉芽腫の所見はサルコイドーシスの診断を導く。自覚症状はなく，診察所見も正常なので，呼吸機能も正常と思われる。この疾患では，自然寛解もよくみられる。多臓器への疾患の波及もありうるが，治療しないからといって必ずしも肺線維症を発症するわけではない。重症化しない場合，動脈血P_{CO_2}は正常範囲内である。

第6章

設問1はCが正しい。血液の膠質浸透圧が低下すると，体液の毛細血管への移動が起こりにくくなる。その他の選択肢は誤りである。肺胞上皮細胞の透過性は，毛細血管内腔と肺胞壁の間質との間の体液移動に関係しない。毛細血管での静水圧の低下，間質の静水圧の上昇，間質液の膠質浸透圧の低下はすべて，間質から毛細血管への体液の移動を促す。

設問2はAが正しい。間質水腫の初期においては，体液は毛細血管内腔から毛細血管壁の肥厚した側の間質に移動する。毛細血管壁の薄い側への移動はない。その他の選択肢は誤りである。肺胞上皮では水の透過性は著しく低い。毛細血管壁の薄い側の関

門の強度は，主として細胞外マトリックスのIV型コラーゲンに依存する．少量の蛋白は通常，毛細血管内皮を通過する．水は肺胞上皮細胞によって，肺胞外に能動的に輸送される．

設問3はEが正しい．間質水腫の初期においては，液体貯留によるふくらみが肺の小動脈および小静脈周辺に生じる．その他の選択肢は誤りである．設問2の回答に述べたように，毛細血管からの体液は肺胞-毛細血管関門の薄い側には入っていかない．肺水腫の初期においては，肺のリンパ流は増加している．しかし，体液は間質水腫において肺胞内には入らない．間質水腫の初期においては，体液が入るので，間質の静水圧は上昇する．その結果，毛細血管内腔から間質への体液のさらなる移動が制限される．

設問4はAが正しい．間質性の肺水腫は発見が困難である．しかし，胸部X線において，短い線状の水平な陰影が胸膜の表面近くに認められ，これを「肥厚した小葉間隔壁を反映する線状陰影（septal lines）」という．その他の選択肢は誤りである．肺コンプライアンスは低下する．肺からのリンパ流は増加する．ガス交換障害はほとんどなく，重症な低酸素血症はない．胸部X線上の線毛状陰影は肺胞水腫でみられるが，間質水腫ではみられない．

設問5はCが正しい．肺水腫の領域を通過する血液はシャントを形成する．したがって，100%酸素吸入でも動脈血P_{O_2}は期待するほど上昇しない．その他の選択肢は誤りである．肺コンプライアンスは低下する．気道抵抗は体液で閉塞する気道があるために増加する．呼吸は浅表性になる．水腫は胸痛を生じない．

設問6はBが正しい．塞栓領域はCO_2を排出できないので，生理学的死腔は増加する．その他の選択肢は誤りである．通常，CO_2の蓄積は起こらない．低血圧ではなく肺高血圧症が生じる．低音性連続性ラ音（いびき音）は通常，生じない．心拍出量は減少する場合が多い．

設問7はBが正しい．長時間じっとしていた後に生じた突然の呼吸困難と胸痛および症状のない下肢のむくみの所見は，肺塞栓症を示唆する．造影剤を使った胸部CTが最も適切な検査である．肺動脈造影は肺塞栓症の診断のゴールドスタンダードであるが，侵襲性が強く，CTの前には施行されない．その他の選択肢は本症例では適切ではない．

設問8はBが正しい．この患者は左心不全による肺水腫によって肺動脈圧が上昇している．左心不全の結果，左室拡張終末期圧および左房圧が上昇し，そのために肺動脈圧の上昇を来している．サルコイドーシスを示唆する所見がないので，動脈の肉芽腫性炎症は考えにくい．肺血流量の増加は心室中隔欠損症や動脈管開存症でみられる

が，左心不全では認められない。病歴からは，肺小動脈の構造的変化を来す特発性肺動脈性肺高血圧症や繰り返す血栓塞栓症は考えにくい。

設問 9 は E が正しい。この症例は，過剰な低酸素性肺血管収縮反応の結果生じた高地肺水腫（HAPE*）である可能性が高い。肺小動脈の収縮が不均等に起こる結果，高い圧から守られていない毛細血管が，ストレス不全による構造的変化を生じる。HAPE では，左室機能と左房圧は正常である。膠質浸透圧と間質圧には変化がない。エンドトキシンによる毛細血管透過性の亢進は，高所ではなく敗血症でみられる。

★ HAPE
high altitude pulmonary edema

設問 10 は C が正しい。最重症の COPD 患者が肺性心の所見を呈している。具体的には，頸静脈の怒張，体重増加，両側下肢の浮腫，心電図の特徴的変化である。診断を確定するのに最も適切な検査は，心臓超音波検査である。COPD と診断されているので，スパイロメトリーはさらに有効な情報を提供しない。静脈血栓症の疑いは低いので，デュプレックス（duplex）超音波検査法と造影 CT は適応がない。気管支鏡は肺性心の評価には役立たない。

第 7 章

設問 1 は D が正しい。スモッグの中の窒素酸化物は上気道の炎症の原因となり，おそらく慢性気管支炎の要因となる。その他の選択肢は誤りである。オゾンは主に自動車エンジンではなく，大気中の炭化水素と窒素酸化物に対する太陽光の作用により発生する。イオウ酸化物は，イオウを含む化石燃料の燃焼が主たる原因である。排気ガスの洗浄は粒状物質の除去には効果があるが，高価である。

設問 2 は B が正しい。ヘビースモーカーでは血液中ヘモグロビンの約 10％が一酸化炭素と結合しており，認知技能を障害しうるという証拠がある。その他の選択肢は誤りである。吸入される煙には一酸化窒素がかなりの量，含まれる。ニコチンにはとても耽溺性がある。喫煙は冠動脈疾患の重要なリスクファクターであり，タバコの煙に含まれる汚染物質の濃度はスモッグにおける濃度よりも一般的に高い。

設問 3 は E が正しい。炭鉱夫が鼻から呼吸した場合，大きな粒状物質は鼻で捕捉されるであろう。その他の選択肢は誤りである。咳は粒状物質を除去する助けとなるが，粒状物質の沈着を防ぐことはできない。運動は換気量を増加させるため，沈着も増加する。非常に小さな粉塵粒子は，沈降や拡散により沈着する。早く深い呼吸は沈着を促進する。

設問 4 は E が正しい。粘液層は喘息のような病態では変化し，粘稠度が増すため線毛がこれを除去しにくくなる。その他の選択肢は誤りである。気道上皮内の杯細胞は粘液を産生するが，粘液の多くは気道壁の混合腺に由来する。取り込まれた粒子は，

末梢気道よりも気管においてよりすみやかに運ばれる。正常のクリアランスにはおよそ1日程度を要し，線毛運動は1秒間に約20回である。

設問5はDが正しい。 非小細胞肺癌はきわめて一般的である。その他の選択肢は誤りである。今や肺癌は米国の女性の死亡原因としては乳癌よりも多い。およそタールと呼ばれるタバコ煙に含まれる発癌物質については，いまだ十分にはわかっていない。呼吸機能検査は肺癌の早期診断には有用ではなく，一部の早期癌は胸部X線写真では発見できない。

設問6はAが正しい。 この患者の臨床所見の多くは，びまん性肺線維症を示唆するものである。造船所で絶縁工事に従事しており，胸部X線写真で石灰化した胸膜プラークが認められることから，最も考えられる原因はアスベスト肺である。スパイロメトリーの結果は慢性閉塞性肺疾患とは一致しない。胸部X線写真と曝露歴は，ベリリウム症，炭鉱夫塵肺症，珪肺症とも合致しない。

設問7はBが正しい。 ニューモシスチス肺炎の診断は，特にヒト免疫不全ウイルス(HIV*)など免疫不全が基礎にある患者では迅速に行うべきである。というのも，この肺炎は免疫異常のない患者ではまれだからである。汗中塩化物イオン(クロライド)濃度測定は，嚢胞性線維症の診断に用いられる。HIV陽性患者では肺結核のリスクが高いが，ツベルクリン反応はこの状況では役に立たない。スパイロメトリーと心臓超音波検査は有用でない。

★ HIV
human immunodeficiency virus

設問8はCが正しい。 大きな粒子(直径20μm以上)は鼻で除去されるか，あるいは鼻咽頭の気道粘膜に障害を与える可能性が高い。中等度の大きさの粒子(直径1〜5μm)は，終末細気管支や呼吸細気管支に沈降し沈着する。一方，非常に小さな粒子(直径0.1μm以下)は，末梢気道や肺胞において拡散することで沈着する可能性がある。

設問9はAが正しい。 肺炎では，疾患により侵された肺は換気されず，もし血流が保たれている場合はシャントとなり，低酸素血症の原因となりうる。肺炎患者は通常，後遺症なく回復する。二酸化炭素の蓄積は，多くの患者では肺の他の領域への換気が増加するため生じることはない。レジオネラ(*Legionella*)などのいくつかの細菌は，ルーチンの培養では培養されにくい。障害のある領域への血流は，低酸素性肺血管収縮反応が一因となって減少していることが多い。

設問10はBが正しい。 男性の嚢胞性線維症患者は通常，精子輸送が障害されるため不妊症になる。気道粘膜の線毛機能障害は，しばしば膵臓や肝臓など他臓器の疾患も併発する患者において主たる病態生理学的な原因となる。患者は生涯にわたり治療を必要とするが，効果的な治療により，今や30歳代以降までの生存が可能となった。

第8章

設問1はBが正しい。 重症COPDで二酸化炭素蓄積のある患者（この患者のPco$_2$は50 mmHg）では，低動脈血Po$_2$により換気がドライブされていることが多い。もし100％酸素で治療された場合は，換気のドライブが取り除かれてしまい，肺胞低換気が生じる結果Pco$_2$が上昇する。低酸素性肺血管収縮反応の低下による換気-血流比の変化も，病態に寄与する。その他の選択肢は誤りである。酸素を投与しても気道抵抗は増加しないし，心拍出量も減少しない。DとEは不適切である。

設問2はAが正しい。 COPDの増悪は動脈血Pco$_2$上昇の原因となりえ，呼吸性アシドーシスを引き起こす可能性がある。その他の選択肢は誤りである。機械的人工換気と抗菌薬の投与は，二酸化炭素蓄積傾向を改善する。腎臓での重炭酸イオンの再吸収の結果，代謝性の代償によりアシドーシスが改善する。

設問3はCが正しい。 急性呼吸促迫症候群（ARDS[*1]）患者では，典型的には広範囲の換気-血流比不均等，および一部は換気されていない肺への血流（すなわちシャント）により，重度の低酸素血症が生じる。その他の選択肢は誤りである。典型例では肺コンプライアンスとFRCは低下し，著しいシャントがみられることも多い。換気-血流比不均等が著しいにもかかわらず，動脈血Pco$_2$が低いか正常な場合もある。

設問4はEが正しい。 早産ののちすぐに発生するびまん性陰影を伴う低酸素性呼吸不全の発症は，肺サーファクタントの産生が不十分なことによる小児型呼吸促迫症候群（IRDS[*2]）が原因であることが多い。対症療法に加え，サーファクタント吸入など適切な治療を行う。気管支拡張薬はこの状況では有効ではない。なぜなら，病態生理学的な原因が広範囲の肺胞虚脱だからである。利尿薬とジゴキシンも心不全ではないので使用しない。

設問5はBが正しい。 重症COPD患者の急性増悪では，典型的には換気-血流比不均等の悪化を引き起こす。その他の選択肢は誤りである。COPDの増悪により気道抵抗は増し，動脈血pHは呼吸性アシドーシスのために低下するのが典型である。肺胞気-動脈血酸素分圧較差が開大することが通常である。

第9章

設問1はEが正しい。 50％酸素吸入により，吸入気Po$_2$は正常値の約150 mmHgから約350 mmHgに上昇する。よって，もしPco$_2$が変化しないなら，動脈血Po$_2$は200 mmHgくらいまで上昇すると予測できる。その他の選択肢は誤りである。

設問2はDが正しい。 動脈血Po$_2$は，シャントのない血液に溶解した酸素によって上昇するであろう。しかし，シャントが存在するため，おそらく600 mmHgまで上

[*1] ARDS
acute respiratory distress syndrome

[*2] IRDS
infant respiratory distress syndrome

昇することはない。よって正しい可能性があるのは C か D である。図 9-3 とその説明をみると，10 mmHg 以上は上昇することがわかる。しかし，C か D のいずれかを選択することは難しい。

設問 3 は B が正しい。血液中に一酸化炭素が存在すると，ヘモグロビンの酸素親和性が増大する。その他の選択肢は誤りである。一酸化炭素中毒の患者では，動脈血 P_{O_2} は正常か，あるいは酸素投与を受けている場合は上昇していることすらある。しかし，P_{50} には影響を与えない。その他の選択肢はすべて，血液の P_{50} を上昇させる原因となる。

設問 4 は C が正しい。鼻カニューラによる吸入気酸素濃度は，呼吸のパターンにより，あるいは口呼吸をしているか否かによって大きく変化する。その他の選択肢は誤りである。多くの患者はマスクよりもカニューラが快適であると感じる。吸入気酸素濃度は約 25% が得られ，会話にも不都合がなく，また通常，P_{CO_2} は上昇しないことが多い。換気のドライブが一部低酸素血症により生じる呼吸不全患者ではこのようなことが起こりうるが，通常，動脈血 P_{O_2} が上昇してもこのようなことまでは起こらないことが多い。

設問 5 は E が正しい。酸素溶解度は，0.003 mL/mmHg/ 血液 100 mL である。3 気圧は 2,280 mmHg に等しいので，吸入気酸素濃度 100% であれば，吸入気 P_{O_2} は 2,000 mmHg 以上に上昇することが予測される。したがって，物理的に溶存する酸素の量は約 6 mL/ 血液 100 mL である。

設問 6 は C が正しい。高濃度酸素が投与される際に，低い換気-血流比（$\dot{V}_A/\dot{Q}^*$）の領域では，換気によって酸素がこの領域に流入するよりも，より速く血液中に取り込まれる可能性がある。その結果，この領域は虚脱することになる。その他の選択肢は誤りである。肺サーファクタントは影響を受けない。酸素中毒は肺胞の水腫を来しうるが，虚脱の機序とはならない。間質水腫は末梢気道周辺で起こりうるが，この場合の機序ではない。また，末梢気道の炎症性変化は実際起こりうるが，この場合の機序ではない。

★ $\dot{V}_A/\dot{Q}$
ventilation perfusion ratio

設問 7 は A が正しい。酸素投与により動脈血 P_{O_2} と酸素飽和度の著明な上昇は末梢化学受容器への刺激を減少させるため，分時換気量と肺胞換気量が減少し，動脈血 P_{CO_2} を上昇させる。肺胞気 P_{O_2} は酸素投与により上昇するので，換気-血流比は改善するよりもむしろ悪化する。ヘモグロビンの酸素解離曲線は動脈血 P_{CO_2} 上昇により右方にシフトするが，高炭酸ガス血症は起こさない。ヘモグロビンの酸素飽和度上昇により，ヘモグロビン鎖のカルバミノ複合体形成は減少する。一方，動脈血 P_{CO_2} 上昇により，動脈血 pH は低下する。

第10章

設問1はCが正しい。 ARDS患者で吸入気酸素濃度を大きく上昇させてもP_{O_2}が有意に上昇しないときは，適切な治療は呼気終末陽圧(PEEP[*1])を上昇させることである。1回換気量および/または呼吸数を増やすと分時換気量は増加するが，重度の換気-血流比不均等とシャントの存在により，動脈血P_{O_2}の上昇にはつながらない。流速の増加は呼気相を延長させることになるが，酸素化には影響を及ぼさない。一方，従圧式に変更しても，吸入気酸素濃度やPEEPが同じであれば，やはり酸素化には影響しない。

設問2はAが正しい。 患者の血圧は，陽圧換気の開始により静脈還流が減少するため，低下すると思われる。出血性ショックにより循環血液量が減少したことも悪化につながったと思われる。緊張性気胸では血圧低下が生じるが，呼吸音に左右差がなく，気管が中央に位置していることから考えにくい。高炭酸ガス血症，吸収性無気肺，気管内挿管チューブの右主気管支への誤挿入などは，血圧に影響を及ぼさない。

設問3はCが正しい。 設問の記載をみると，人工呼吸のモードは従圧式と考えられる。プレッシャーサポートでは吸気圧をPEEP値よりも設定された分だけ上昇させる。しかし，換気数の設定がなく，設定時間でスイッチを切るのでもなく，吸気流量が十分量以下に低下すると圧がかからなくなる仕組みである。従量式は，吸気圧ではなくあらかじめ設定した換気量を供給する。持続陽圧気道圧(CPAP[*2])では，人工呼吸器は吸気時または呼気時の気道内圧を変化させない。高頻度振動換気では，非常に小さな1回換気量(50〜100 mL)を高頻度で供給する。

設問4はBが正しい。 分時換気量を一定に保った場合，肺胞換気量は1回換気量の増加に伴い増加する。分時換気量に対する肺胞換気量の比率は上昇するが，当然，呼吸数は減少する。その他の選択肢は誤りである。FRCの減少は換気に直接影響を及ぼさないが，無気肺になる領域が増える結果となる。呼吸数を増加させると，必然的に1回換気量は減少し，分時換気量に対する肺胞換気量の比率も低下する。気道抵抗を減少させることができたとしても，肺胞換気量は変化しない。また，吸入気酸素濃度を上昇させても，肺胞換気量は変化しない。

設問5はBが正しい。 非侵襲的な陽圧呼吸は，COPDが増悪した患者に適応となる。この目的で本法を検討した複数の研究では，アウトカムに改善がみられたとされる。非侵襲的な呼吸は，ARDSのような重症の低酸素性呼吸不全の場合は有効ではなく，長期にわたり呼吸のサポートが必要になると予想される患者や，気道分泌物が過剰な患者，精神状態に変化がある患者には適応がない。上気道を閉塞するような腫瘍がある患者には，気管切開して人工呼吸を行うのが適切であろう。

[*1] PEEP
positive end-expiratory pressure

[*2] CPAP
continuous positive airway pressure

設問6はEが正しい。 PEEPは胸腔内圧を上昇させるため，胸郭への静脈還流を減少させる傾向がある。その他の選択肢は誤りである。典型的には，PEEPの付加は動脈血P_{O_2}を上昇させ，FRCを増加させ，シャントを減少させるが，生理学的死腔を増加させる。

付録 D

症例検討へのいざないの設問の解答
Answers to Questions in Clinical Vignettes

第 1 章

1 秒量($FEV_{1.0}$[★1])は低下しているが，努力肺活量(FVC[★2])は正常範囲内である。1 秒率の低下は，この患者が気流閉塞を有することを示している。短時間作用型の気管支拡張薬の投与後，$FEV_{1.0}$ は 0.2 L（7％の変化）改善しているが，FVC には変化がなかった。このことは，この患者が気管支拡張薬に対する反応性がないことを示している（$FEV_{1.0}$ あるいは FVC が気管支拡張薬投与前から 200 mL および 12％上昇することが気道可逆性の条件である）。若い患者における気道閉塞の存在は，典型的には喘息を疑わせる。しかし，吸気と呼気のフローボリューム曲線の平坦化は，気流閉塞が喘息以外に起因することを示唆する。特にこのパターンは，固定性の上気道狭窄に一致する。この患者はその後，胸部 CT が撮影され，胸腔内の気管を圧迫する著明なリンパ節腫脹が認められた。その後の外科的生検にてリンパ腫の診断が得られた。

[★1] $FEV_{1.0}$
forced expiratory volume in 1 second

[★2] FVC
forced vital capacity

第 2 章

2 週間前に行われたスパイロメトリーでは，著明な気流制限が認められ，残気量(RV[★3])が増加していたが，全肺気量(TLC[★4])には変化がなく，また，気管支拡張薬に対する反応性もなかった。長期にわたる喫煙歴のある患者では，これらの所見は慢性閉塞性肺疾患($COPD$[★5])に一致する。呼吸困難の増強，咳嗽の増強，膿性痰の増加は，$COPD$ の増悪を示唆する。診察では，びまん性の呼気の喘鳴，呼気の延長，打診上の鼓音など，典型的な所見が得られた。CO 肺拡散能力の低下は，ガス交換面積の減少を示す。このことと気流閉塞の存在は，基礎疾患として肺気腫があることを示唆する。動脈血ガス分析の結果は，急性呼吸性アシドーシスを示しており，$COPD$ の増悪によくみられる所見である。動脈血 P_{CO_2}[★6] の上昇と，肺胞気-動脈血酸素分圧較差の開大（R = 0.8 とすると，22 mmHg）は，換気-血流比($\dot{V}_A/\dot{Q}$[★7])不均等の悪化による。タイトにフィットするマスクを用いた非侵襲的人工換気は，吸気時に気道内圧を

[★3] RV
residual volume

[★4] TLC
total lung capacity

[★5] $COPD$
chronic obstructive pulmonary disease

[★6] P_{CO_2}
partial pressure of CO_2（二酸化炭素分圧）

[★7] $\dot{V}_A/\dot{Q}$
ventilation perfusion ratio

上げることにより，分時および肺胞換気量を増加させ，その結果，動脈血 P_{CO_2} を低下させる。

第3章
この患者は，インコに対する過敏性肺臓炎である。呼吸機能検査の結果は，拘束性換気障害を示している。CO肺拡散能力の低下は，肺実質障害であることを示す。肺と胸郭のバランスで決まる機能的残気量（FRC[*1]）は，肺弾性収縮力の増加により減少する。RVは肺コンプライアンスの低下により減少傾向を示す。間質性肺疾患では，気道に対する張力（radial traction）を増加させ，呼気時により多くの空気を排出する。肺実質障害による肺コンプライアンスの低下は圧量曲線を右下方に偏位させ，健常者よりも傾きをなだらかにする。気道抵抗は閉塞性換気障害では増加するのに対し，びまん性間質性肺疾患では，気道には影響がなく，気道抵抗は正常である。実際，疾患のために気道に対する張力が増強するならば，気道抵抗はいずれの肺気量においても健常者よりも低値になるであろう。心肺運動負荷テストにおいて，動脈血 P_{O_2} は換気-血流比不均等の増強とおそらく拡散障害により低下するであろう。運動負荷時の混合静脈血 P_{O_2} は，酸素供給量の減少により低下する。このことは，換気-血流比不均等の存在とともに低酸素血症の進展に寄与する。

[*1] FRC functional residual capacity

第4章
この患者は，喘息の発作である。そのような場合，FRCとRVは健常なときに比べて増加している。胸部X線写真でみられる過膨張は，この所見に一致する。RVの増加は，呼気時に生じる早期の気道閉塞のためである。FRCが増加する理由については十分にわかっていない。喘息発作の患者は呼気時に気流閉塞があるにもかかわらず，彼らは吸気時に呼吸困難をよく訴える。これは気道閉塞と過膨張が，肺のメカニクスに障害を与えるためである。特に重要な問題は横隔膜の平坦化であり，収縮効率が妨げられる。このような状況での低酸素血症は，主に換気-血流比不均等によるが，さらに重症例では著しい気道の粘液栓によるシャントも寄与するであろう。彼には著しい呼吸困難があるにもかかわらず，喘息発作時の動脈血 P_{CO_2} は低値であるのが普通である。これは，低酸素血症による末梢化学受容器の刺激あるいは肺内受容器の刺激により，換気が増加するためである。喘息発作時に動脈血 P_{CO_2} が上昇する場合は危険な徴候で，呼吸筋疲労と換気-血流比不均等の悪化により，呼吸不全に至ることを示唆する。喘息発作の治療は，酸素吸入，全身的ステロイド投与，β_2 刺激薬のネブライザー吸入などである。彼が改善せず，呼吸不全の徴候を示す場合は，挿管のうえ，機械的人工呼吸を必要とする。

第 5 章

経気管支肺生検で得られた非乾酪性肉芽腫の所見は，この患者がサルコイドーシスであることを示す．両側肺門リンパ節腫脹に加え，胸部 X 線写真は，びまん性両側性に網状陰影を呈している．この所見および $FEV_{1.0}$ と FVC の減少，さらに1秒率が正常であることから，彼女が拘束性換気障害を有することがわかる．TLC は低値となる．X 線所見から，肺胞-毛細血管関門が肥厚し，多くの毛細血管が閉塞する結果，CO 肺拡散能力が低値になることが考えられる．肺実質の変化のために肺コンプライアンスは低下し，その結果，健常者と比べ圧量曲線は右下方に偏位し，傾きはなだらかとなる．動脈血ガス分析の結果は酸塩基平衡に関しては正常であるか，あるいは代償された呼吸性アルカローシスを示す．もし患者が過換気をしている場合には，後者が認められる．これは，低酸素血症ならびに末梢化学受容器や肺内受容器の刺激によるものである．治療にもかかわらず彼女の肺の状態が著しく悪化する場合は，最終的に呼吸不全に至り，高炭酸ガス血症が進行する．この結果，代償された呼吸性アシドーシスに至る．運動時，動脈血 Po_2 は低下し，肺胞気-動脈血酸素分圧較差は開大する．これは，著しい肺実質障害による換気-血流比不均等の増悪による．

第 6 章

骨盤あるいは長管骨の骨折の治療後に生じる突然の胸痛，呼吸困難および低酸素血症は，肺塞栓症を常に示唆する．確定診断は，胸部造影 CT における陰影欠損の確認による．この症例の肺塞栓症発症の主たるリスクファクターは，骨盤骨折と外科的修復による血管の損傷である．手術後のベッド上安静もこれに寄与する．そのような状況では，未分画あるいは低分子量ヘパリンが予防投与されるのが一般的である．心臓超音波は血流の閉塞による肺動脈圧の上昇を示すが，これは塞栓の大きさによる．小さな塞栓はあまり影響を及ぼさないが，大きな塞栓では肺高血圧が生じる．肺塞栓症では生理学的死腔が増加するが，彼女の動脈血 Pco_2 は分時換気量を増加させることができるため正常範囲内にとどまっている．患者によっては，肺塞栓症による低酸素血症，強い痛みおよび不安が分時換気量をさらに増加させ，Pco_2 の低下がみられる場合がある．低酸素血症は主に換気-血流比不均等による．これは，肺の塞栓症のない領域に血流を再分布させるために生じる．

第 7 章

この患者は肺嚢胞性線維症である．この疾患は，嚢胞性線維症膜貫通調節因子（CFTR*）に影響するさまざまな遺伝子変異の 1 つによる多臓器にわたる疾患である．遺伝子変異の結果，Na と Cl の輸送に支障を来し，粘膜クリアランスの障害や他臓器の管腔に粘液栓を生じる．粘膜線毛系の輸送が低下することで，気道の炎症や感染が持続し，気管支拡張症や気道閉塞が発症する．上肺野にみられる管状構造物は拡張

* CFTR
cystic fibrosis transmembrane regulator

した気道であり，気管支拡張症の存在を示唆する。気道分泌物の増加は，呼吸機能検査において気流閉塞の所見を示す。具体的には，$FEF_{25-75\%}$の低下，残気率の上昇，1秒率の低下などである。過膨張の結果，TLCは上昇する一方，患者によっては著しい瘢痕収縮のためにTLCが減少し，混合性換気障害を呈することがある。DNAase（DNA分解酵素薬ドルナーゼアルファ）や高張食塩水の吸入などの内科的治療，および普段の運動，胸部理学療法など気道のクリアランスを行うことは，長期予後にとって重要である。なぜならば，これらの治療は気道から分泌物を除去し，疾患の進行に関与する炎症や感染を防ぐからである。効果的な治療にもかかわらず，喀血を来す患者がいる。持続する感染が，気道粘膜を栄養する過形成を来した気管支循環を破綻させるためである。気管支循環は全身循環の一部のため，喀血の量によっては生命に危険を及ぼすレベルになる。

第8章

この患者は，重篤な膵炎の結果，急性呼吸促迫症候群（ARDS[*1]）を発症している。膵炎発症の7日以内に呼吸不全を呈しており，低いP/F比とともに重症の低酸素血症がみられる。胸部X線写真上，びまん性の両側の陰影を認めるが，左室機能障害の徴候はない。肺への著しい障害のために，肺コンプライアンスは著明に低下し，圧量曲線は右下方に偏位していると推定される。人工呼吸器が呼吸ごとに高い吸気圧を必要とすることがその現れである。FRCは減少しているが，これは肺胞内の水腫液と滲出液による表面張力の増強によるものである。100%酸素吸入にもかかわらず動脈血P_{O_2}[*2]が66 mmHgしかないことは，低酸素血症の主たる原因がシャントであることを示唆する。これは，水腫液や滲出液で満たされた換気のない肺胞を血液が流れ続けるためである。重篤な換気-血流比不均等とシャントがあるにもかかわらず，この患者のP_{CO_2}は正常かあるいは低値である。これは大量のガスが肺胞に供給され，動脈血P_{CO_2}を正常に維持できるからである。しかし，動脈血P_{O_2}は重篤な換気-血流比不均等によりそうはならない。その他の患者では，高炭酸ガス血症になることもある。

[*1] ARDS
acute respiratory distress syndrome

[*2] P_{O_2}
partial pressure of O_2
（酸素分圧）

第9章

この患者は，著明な低酸素血症を伴う左下葉の肺炎である。吸入気酸素濃度1.0で換気しても動脈血P_{O_2}が55〜62 mmHgまでしか上昇しないことは，低酸素血症の主たる原因がシャントであることを示唆する。炎症性滲出物で満たされた換気のない肺胞を血液が流れ続けている。発熱は，ヘモグロビンの酸素解離曲線を右方へシフトさせる（P_{50}の上昇）。その結果，酸素飽和度はいずれのP_{O_2}でも低値となる。酸素飽和度の低下を代償するほどに心拍出量が十分増えないと，組織への酸素供給量は減少する。感染と発熱による酸素消費量の増加と相まって，酸素供給量の減少は，血管から

組織への酸素の移行を増加させるしかないので，結果的に混合静脈血の酸素含量が減少する．これは動脈血の酸素化の視点からは不利である．なぜなら，酸素が枯渇した混合静脈血は，左下葉の毛細血管網を流れる際に十分な酸素を取り込むことができないからである．機械的人工呼吸で高濃度酸素を投与しても酸素化が改善しない場合，低酸素血症を改善すべく呼気終末陽圧（PEEP★）を上昇させる（第 10 章参照）．しかしながら，大葉性肺炎のような病態では，これが効果的でないこともしばしばである．この患者に対するその他の選択肢としては，輸血が考えられよう．なぜなら，ヘモグロビン濃度を上昇させることは組織への酸素運搬量を増やし，混合静脈血の酸素含量を増加させるからである．シャントの存在下では，混合静脈血酸素含量の改善は動脈血酸素含量の改善につながる可能性がある．

★ PEEP
positive end-expiratory pressure

第 10 章

この患者は，重症肺炎による呼吸不全のために挿管された．挿管前の動脈血 P_{CO_2} が上昇していたことは，重症の低酸素血症に加えて，肺胞換気量が十分でなかったことを示唆する．分時換気量を保証できる従量式の換気を開始することで，組織で産生される二酸化炭素を除去できるだけの十分な肺胞換気量が維持でき，動脈血 P_{CO_2} は低下する．肺胞換気量が増加したにもかかわらず，同じ量だけ分時換気量を増加させることにはなっていない．なぜなら，機械的人工呼吸は，肺胞ならびに解剖学的死腔をともに増加させるからである．ここで問題となるのは，肺気量の増加と PEEP の付加によって，解剖学的死腔を増やす気道への張力（radial traction）が増強することである．気道内圧の上昇は換気のある領域から血流を再分布させることになり，その結果，高 $\dot{V}_A/\dot{Q}$ 領域，あるいは全く血流のない領域をつくり出すことになる．挿管後の胸部 X 線写真はびまん性の両側性陰影を呈しており，重篤な低酸素血症の存在から彼女は肺炎の合併症として ARDS を発症した．これらの陰影から，肺コンプライアンスは低下していることが示唆される．その結果，必要な 1 回換気量を得るには，健康な肺と比べより高い圧が必要となるであろう．100％酸素吸入にもかかわらず，動脈血 P_{O_2} は低いままである．そのような場合には，PEEP を 5 cmH$_2$O 以上にすることが適切である．これにより，呼気終末肺気量を増加させ，無気肺を防止する．その結果，ガス交換が改善する．肺炎による敗血症性ショックの悪化のため，患者の血圧が低下したが，これは機械的人工呼吸を開始したことも関係する．陽圧換気は胸腔内圧を増加させ，静脈還流ならびに心拍出量を減少させる．このことは特に，敗血症ではしばしばみられる循環血液量の減少した患者では問題になる．

図 2-5

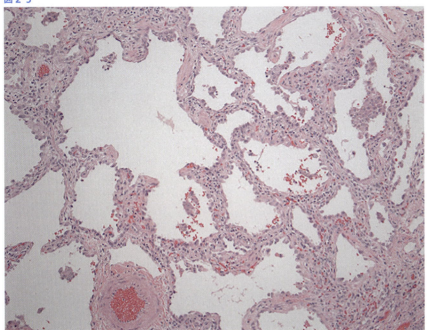

図 4-2A

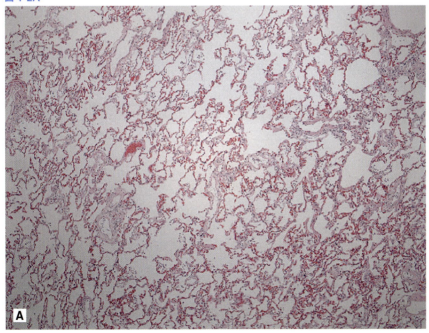

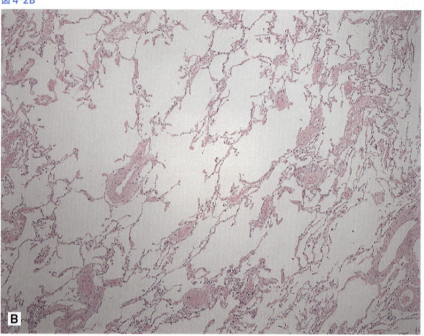

図4-2B

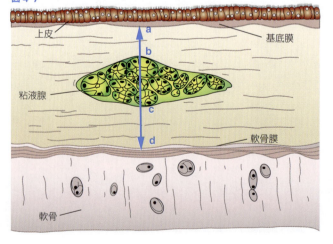

図4-7

上皮　基底膜　粘液腺　軟骨膜　軟骨

図 6-2

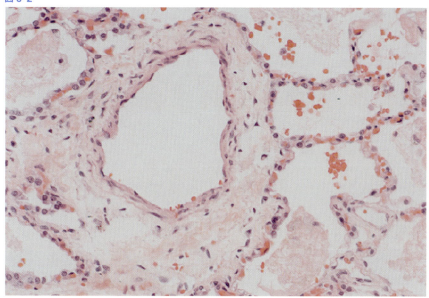

図 6-3

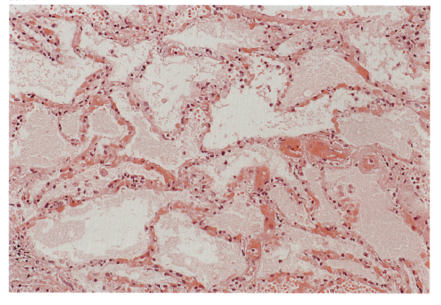

図 6-11

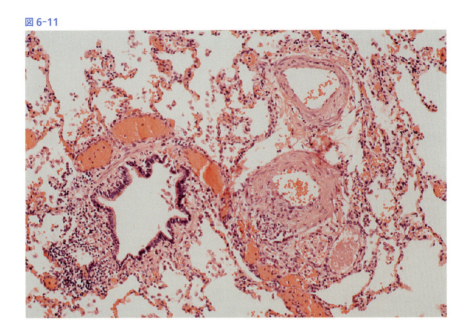

図 8-2

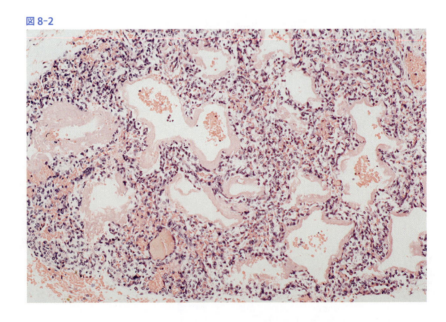

索引

●和文索引

あ

青ぶくれ型　78
赤あえぎ型　75, 78
悪性中皮腫　164
亜酸化窒素ガス　210
アシデミア→酸血症
アシドーシス　36
　――, 呼吸性　36, 83
　――, 代謝性　38, 186
　――, 代償性呼吸性　84, 184
　――, 乳酸性　38
　――, 非代償性代謝性　38
アスピリン喘息　89
アスベスト　164
　―― 関連疾患　164
　―― 小体　164
　―― 繊維　164
アスベスト肺　117, 164
アデニルシクラーゼ　91
アデノシン　89
アルカリ血症→アルカローシス
アルカローシス　38
　――, 呼吸性　38
　――, 代謝性　38
アルブテロール　6
アレルギー喘息　88, 89
アレルギー素因　87
アレルゲン　116
アンチトロンビンⅢ欠損症　139

い

イオウ酸化物　155

異種接合体　70
Ⅰ型コラーゲン線維　105
Ⅰ型上皮細胞　102
1秒率($FEV_{1.0}$/FVC)　5
1秒量($FEV_{1.0}$)　4
胃腸管出血　227
一酸化炭素　155
　―― 中毒　207
　―― に対する拡散能力→CO肺拡散能力
　―― 分析　40
一側肺動脈結紮　143
一定負荷法のシャトルウォーキングテスト　54
遺伝子変異　171
遺伝性出血性毛細血管拡張症　148
遺伝的因子　89
陰影
　――, コウモリ状　135
　――, 蝶形　135
インターロイキン(IL)-2　114

う

ウィルヒョウの三徴　138
ウェゲナー肉芽腫症　26
右室ストレイン　140
右心カテーテル法　132
右心不全　84, 148
運動　112
　―― 時の過量な換気　55
　―― 時の低酸素血症　26, 112
運動耐容能　56
運動負荷テスト　53
運動誘発喘息　54

え

エアロゾル　156
　―― の沈着部位　158
エアトラッピング(空気とらえ込み現象)　86
衛生学的な仮説　88
エラスチン　104
炎症性メディエータ　88

お

横隔膜疲労　186
オゾン　155
オルガネラ　104
温度逆転　155

か

外因性アレルギー性胞隔炎　115
咳嗽, 乾性　105
灰白脊髄炎(ポリオ)　7, 121
解剖学的死腔　13
拡散　158
拡散障害　26, 112, 201
拡散能力, CO肺　84, 96
　―― の測定法　39
過呼吸　55
ガス希釈法　79
ガス交換　94
ガス交換率→呼吸商(R)
活性酸素　89
家庭用酸素　208
過敏性肺炎　112, 115
カポジ肉腫　170
鎌状赤血球症　139
ガラスpH電極　33
ガラス電極　36

カーリーのBライン　135
換気
　──閾値　54
　──,側副　15
　──調節　52, 113
　──の直列不均等　14
　──の並列不均等　14
　──不均等　12
　──不全　193
　──分布　57, 140
換気-血流比不均等　22, 30, 34, 81, 185, 201
　──の理由　81
換気刺激
　──,低酸素性　185
環境因子　87
間欠性呼吸　136
間欠的低酸素血症　32
間欠的な酸素投与　208
間質　105
間質圧　133
間質水腫　131
間質性肺炎　105
間質性肺気腫　227
間質性(肺)線維症　10, 48, 49, 117
間質性病変　116
　──,毒物で引き起こされる　116
　──,放射線で引き起こされる　116
　──,薬剤で引き起こされる　116
間質組織のふくらみ　130
乾性咳嗽　105
癌性リンパ管炎　117
嵌入　156

き

気管支炎　7
　──,喘息性　79
　──,慢性　7, 10, 66, 67
気管支拡張症　170
気管支拡張薬　52, 86, 90, 193
　──の効果　5
気管支収縮,反射的　136
気管支腫瘍,良性　97
気管支の粘液腺肥大　72
気管支肺炎　168
気管支肺胞上皮癌　167
気管支閉塞　97
気管切開チューブ　218
気管内チューブ　218
気管閉塞　52
気胸　7, 117, 227
　──,緊張性　119
　──,自然　117
起坐呼吸　135
喫煙　70, 166
　──量　76
気道
　──の炎症　87
　──,末梢　10
気道外圧　9
気道過敏性　87, 89
気道コンダクタンス(抵抗の逆数)　80
気道抵抗　52, 193
　──の分画　10
気道内圧　9
気道内の拡散　14
気道病変,早期　17
気道閉塞　66, 96
　──,限局性　96
　──の可逆性　5
　──,びまん性　96
キニン　89
機能的残気量(FRC)　48
吸気気道陽圧(IPAP)　221
吸気仕事量　53
吸気フローボリューム曲線　12
吸収性無気肺　97, 210
急性外傷　7
急性呼吸促迫症候群(ARDS)　28, 188
急性呼吸不全　188
急性低酸素血症　184
急性肺疾患　187
吸入酸素の治療効果　200
吸入ステロイド薬　86, 90, 91
胸鎧型人工呼吸器　226
胸腔ドレナージ　118
胸腔ドレーン　118
胸腔内圧　9
　──,平均　226
凝固カスケード　139
凝集アルブミン　57
胸水　119
強直性脊椎炎　7, 121
強皮症　117
胸部理学療法　193
胸膜痛　140
胸膜斑　164
胸膜肥厚　7, 120, 164
胸膜病変　117
胸膜摩擦音　140
虚血プレコンディショニング　33
ギラン-バレー症候群　121, 184
気流閉塞　67
筋萎縮症　7
筋萎縮性側索硬化症(ALS)　122, 184
筋ジストロフィー　122
緊張性気胸　119

く

空調病　116
グッドパスチャー症候群　26
クリアランス,沈着粒子の　159
クロージングキャパシティー　15
クロージングボリューム　15, 136
クロライド濃度
　──,汗中の　172
クロモリン　91

け

経横隔膜圧(Pdi)　186
経気管酸素　206
経口避妊薬　139

頸髄損傷　25
携帯用酸素　208
珪肺結節　163
珪肺症　163
経鼻的持続陽圧呼吸療法　192
血液ガス電極　22
血液粘稠度　84
血液の酸素化　204
血液の酸素容量　183
結核症　169
結核初期感染巣　169
血管収縮, 低酸素性　132, 136
血胸　120
楔状陰影　140
血漿重炭酸イオン濃度　36
血小板活性化因子（PAF）　89
結節性動脈炎　146
血栓塞栓形成, 実験的　144
血中一酸化炭素ヘモグロビン濃度　156
月曜熱　165
血流分布　57
　── 不均等　57
ケトアシドーシス, 糖尿病性　38
ゲル層　161
牽引性気管支拡張　106
嫌気的解糖　183
限局性気道閉塞　96

こ

抗 IgE 療法　92
高圧酸素　207
　── 療法　207
抗炎症薬, 非ステロイド性　92
光化学オキシダント　155
好気的代謝　54
膠原病　117
抗コリン薬　86, 91
好酸球　88
好酸球性多発血管炎性肉芽腫症　26
膠質浸透圧　129, 133
後水晶体線維増殖症　212

合成サーファクタント　192
拘束性障害　5
　── のパターン　107
拘束性肺疾患　8
後側弯症　7
高炭酸ガス換気応答　53
高炭酸ガス血症　184
高地肺水腫　134
好中球エラスターゼ　70
好中球遊走因子　70
好熱性放線菌　116
高濃度酸素吸入　210
高頻度換気　221
高頻度ジェット換気　221
高頻度振動換気　221
抗プロテアーゼ　72
コウモリ状陰影　135
高流量酸素供給システム　205, 206
高流量鼻カニューラ（HFNC）　205
　── 酸素療法　205
後弯症　121
呼気気道陽圧（EPAP）　221
呼気時間の延長　79
呼気終末陽圧（換気）（PEEP）　191, 221, 222
呼気中の窒素濃度　13
呼気フローボリューム曲線　8
呼吸器感染　194
呼吸筋疲労　186
呼吸困難　55
　── 指数　56
　── の原因　55
　── の評価　55
　──, 夜間発作性　135
呼吸仕事量　35
　── の増加　83, 193
呼吸商（R）　24, 54
呼吸性アシドーシス　36, 83
呼吸性アルカローシス　38
呼吸中枢の神経出力　53
呼吸不全　182, 186
呼吸リハビリテーション　86

コクシジオイデス症　170
固定性（非変動性）上気道閉塞　12
コラーゲン　104
　──, Ⅳ型　70
　── 線維, Ⅰ型　105
ゴルジ体　102
混合静脈血酸素分圧　137
コンダクタンス　51
コンプライアンス　49, 193

さ

再拡張性肺水腫　133
再呼吸法　52
最大吸気圧　122
最大呼気圧　122
最大呼気速度（PEFR）　11
最大呼気流量（V̇max）　11
最大酸素摂取量　112
最大中間呼気速度（FEF$_{25-75\%}$）　6
サイトカイン　89
サイトメガロウイルス感染　170
再膨張肺水腫　133
細胞内サイクリックアデノシン―リン酸（cAMP）　91
　── 濃度　91
細葉　67
細葉中心型肺気腫　14, 58, 67
サイレントゾーン　11
左心不全　7
砂糖きび肺　116
サーファクタント合成能　192
サーファクタントターンオーバー　143
サルコイドーシス　113
　── の病期　114
残気量（RV）　8, 48
酸血症（アシデミア）　36
酸素解離曲線　22, 23
酸素含量　29
酸素吸入時のシャント　212
酸素摂取量　54
酸素中毒　207, 209

酸素テント　207
酸素投与
　　——，間欠的　208
　　——，長期　86
酸素分圧
　　——　較差，肺胞気-動脈血　30, 31, 81
　　——，混合静脈血　137
　　——，動脈血　22, 33
　　——，理想肺胞気　30
酸素輸送，組織への　33
酸素流量　204
酸素療法　199

し

耳下腺腫脹　115
死腔
　　——，解剖学的　13
　　——，生理学的　31, 81
自然気胸　58, 117
持続陽圧気道圧(CPAP)　221
実験的血栓塞栓形成　144
時定数(RC)　14
2, 3-ジホスホグリセリン酸(2, 3-DPG)　23, 204
シャトルウォーキングテスト　54
　　——，一定負荷法の　54
　　——，漸増　54
シャント(短絡)　27, 203
　　——，酸素吸入時の　212
　　——，真性　81
　　——，生理学的　31, 81
　　——，肺外　28
　　——，肺内　27
シャント式　29
従圧式人工呼吸　220
周期性呼吸　135
住血吸虫症　146
重症筋無力症　122
重症低酸素血症　183
従量式人工呼吸　220
受動喫煙者　166

腫瘍性疾患　165
漿液産生細胞　160
上気道閉塞　12
　　——，固定性(非変動性)　12
小細胞癌　166
硝子膜形成　192
静水圧　129
　　——，毛細血管　132
小児型呼吸促迫症候群(IRDS)　192, 221
上皮細胞
　　——，Ⅰ型　102
　　——，Ⅱ型　102
静脈還流　225, 226
静脈血栓　139
職業性喘息　165
食道内圧　49
シリカ　162
　　——　粒子　163
塵埃の蓄積　157
真菌感染症　170
心筋虚血　54
神経筋疾患　121, 187
神経原性肺水腫　135
人工呼吸
　　——，従圧式　220
　　——，従量式　220
　　——，侵襲的な機械的　218
　　——　の方法　219
　　——，非侵襲的な機械的　218
人工呼吸器
　　——　関連肺炎　227
　　——，胸鎧型　226
　　——，タンク型　218, 226
　　——　誘発肺損傷　227
侵襲的な機械的人工呼吸　218
滲出液　120
新生児硝子膜症　192
真性シャント　81, 136
真性赤血球増多症(多血症)　139
迅速窒素分析計　13
塵肺症　157, 162

——，早期　157
——，炭鉱夫　162
——，単純性　162
深部静脈血栓　139
心不全　194

す

水腫
　　——，間質　131
　　——，低透過性　133
　　——，肺胞　131
スターリングの式　128
スターリングレジスタ効果　10
ステロイド薬，吸入　90, 91
スパイロメータ　4, 48
　　——，電子　4
スワイヤー-ジェームズ症候群　70

せ

生活の質　86
　　——　の改善　86
静的肺気量　93
静的肺弾性収縮圧　10
生理学的死腔　31, 81
生理学的シャント　31, 81
ゼオライト　208
赤血球増多症，真性　139
接合体
　　——，異種　70
絶対肺気量　8
セロトニン　141
線維芽細胞　104
線維化性胞隔炎　105
線維症　105
腺癌　166
潜函病　207
全気道抵抗　11
全身性硬化症　117
漸増シャトルウォーキングテスト　54
喘息　7, 66, 86, 89
　　——，アスピリン　89

——, アレルギー　88, 89
——, 運動誘発　54
—— 患者の換気-血流比（$\dot{V}_A/\dot{Q}$）　94
—— 患者の低酸素血症が増強する機序　95
—— 患者の動脈血 P_{CO_2}　96
—— 患者のフローボリューム曲線　93
——, 職業性　165
—— 性気管支炎　79
——, 非アレルギー　89
喘息重積状態　90, 93
—— の動脈血 P_{CO_2}　96
喘息発作　89
先天性心疾患　146
全肺気量（TLC）　49
——, 予測　49
浅表性の呼吸　105, 113
喘鳴（stridor）　52, 97
線毛　161

そ

早期気道病変　17
巣状性肺気腫　159
層状体　102
叢状病変　146
側副換気　15, 83, 210
側弯症　121
組織低酸素症　183
組織への酸素輸送　33
ゾル層　161
損傷進行性塊状線維症　162

た

体外膜型酸素化装置（ECMO）　187
大気汚染　72
—— 物質　155
大細胞癌　167
代謝性アシドーシス　38, 184, 186
代謝性アルカローシス　38
代償性呼吸性アシドーシス　84, 184

ダイナミック・コンプレッション→動的気道圧縮現象
体プレチスモグラフ（法）　48, 50, 79
胎便性イレウス　172
大葉性肺炎　168
対流　14
多呼吸　55
多呼吸窒素洗い出し法　16
多剤耐性結核（MDR-TB）　170
多種不活性ガス洗い出し法　110, 144
タバコの煙　156
痰, 泡沫状　131, 135
単一呼吸窒素洗い出し法　12
炭化水素　155
——, 芳香族　156
タンク型人工呼吸器　218, 226
炭鉱夫塵肺症　162
単純性塵肺症　162
短絡→シャント

ち

チアノーゼ　105
チェーン-ストークス呼吸　32
窒素洗い出し法
——, 多呼吸　16
——, 単呼吸　12
窒素酸化物　155
中心静脈圧　133
中枢性無呼吸　32
長期酸素投与/療法　86, 205
蝶形陰影　135
超多剤耐性結核（XDR-TB）　170
沈降　157
沈降素　115
沈着粒子のクリアランス　159

て

低カリウム血症　225
低換気, 肺胞　200
低換気-血流比領域の不安定性　211
低酸素（に対する）換気応答　53

低酸素血症　183
——, 運動時の　26, 112
——, 急性　184
——, 重症　183
—— の原因　23, 183
低酸素性換気刺激　185
低酸素性（肺）血管収縮　83, 84, 132, 136, 141
低透過性水腫　133
低流量酸素吸入　208
定量噴霧式吸入器　6
鉄の肺　218
鉄肺症　164
電極
——, ガラス　36
——, ガラス pH　33
——, 血液ガス　22
——, 二酸化炭素　33
電子スパイロメータ　4
テント　207

と

等圧点（EPP）　10
透過性亢進型肺水腫　133
動静脈奇形　27
動静脈瘻　148
動的気道圧縮現象（ダイナミック・コンプレッション）　8, 52, 79
糖尿病性ケトアシドーシス　38
動脈炎, 結節性　146
動脈血 pH　36
動脈血酸素分圧（動脈血 P_{O_2}）　22, 33
—— の上昇　225
動脈血-静脈血酸素含量較差　203
動脈血二酸化炭素分圧（動脈血 P_{CO_2}）　33
特発性肺線維症（IPF）　26, 28, 105
特発性肺動脈性肺高血圧症　147
特発性肺胞低換気　25
毒物で引き起こされる間質性病変　116
トラムライン　78

トランスファーファクター　40, 84
トリ飼育者肺　116
努力呼気速度　6
努力呼出肺活量(FEV)　4, 7
努力肺活量(FVC)　4
トルエンジイソシアネート(TDI)　165

な・に

内因性線維性胞隔炎　115

Ⅱ型上皮細胞　102
肉芽腫, 非乾酪性類上皮性　113
ニコチンアルカロイド　156
二酸化炭素
　―― 蓄積　34, 84, 182, 225
　　　―― の原因　184
　―― 電極　33
　―― に対する換気応答　52, 84
　―― 排出量　54, 112
乳酸　183
乳酸性アシドーシス　38
乳頭浮腫　185
乳糜胸　120
ニューモシスチス・イロベジイ　170
ニューモシスチス肺炎　170
ニューロペプチド　89

ね

粘液　160
粘液産生細胞　160
粘液栓　161
粘液腺
　―― 肥大　66
　―― 肥大, 気管支の　72
粘液線毛系　160
捻髪音　59, 106

の

膿胸　120
農夫肺　116
嚢胞　7

嚢胞性線維症　171
嚢胞性線維症膜貫通調節因子(CFTR)　171
嚢胞性肺気腫　67

は

肺 MAC 症　170
肺圧量曲線　49
肺炎　168
　――, 過敏性　112, 115
　――, 間質性　105
　――, 気管支　168
　――, 大葉性　168
　――, リポイド　168
肺外シャント　28
肺拡散能力(CO 肺拡散能力)　38, 78
　―― の減少　136
肺活量　4, 7
　――, 努力　4
　――, 努力呼出　4, 7
肺癌　165
肺感染症　168
肺気腫　10, 66, 67
　――, 間質性　227
　――, 細葉中心型　14, 58, 67
　――, 巣状性　159
　――, 汎細葉型　67
　――, 片側性　70
　――, 傍隔壁型　67
肺気量
　――, 静的　93
　――, 絶対　8
肺結核症　169
肺血管拡張薬　134
(肺)血管収縮, 低酸素性　83, 97, 132, 141
肺血管抵抗　146
肺高血圧症　146
　――, 特発性肺動脈性　147
肺梗塞　139
肺コンプライアンス　10
杯細胞　160

肺サーファクタント　102
　―― 欠損　192
肺疾患
　――, 拘束性　8
　――, 閉塞性　8
　――, 慢性　187
　――, 慢性閉塞性　5, 17, 47, 67
肺実質　102
肺静脈閉塞疾患　146
肺水腫　128
　――, 高地　134
　――, 神経原性　135
　――, 透過性亢進型　133
　―― の病期　131
　――, 非心原性　132
肺スキャン　140
　肺換気スキャン　140
　肺血流スキャン　140
肺性心　78, 84, 148
肺線維症　5, 7, 26
　――, 特発性　105
　――, びまん性間質性　105
肺塞栓症　57, 138
肺弾性　49
肺弾性収縮圧, 静的　10
肺弾性収縮力　49, 79
肺動静脈奇形　148
肺動脈楔入圧　132
肺内 J 受容体(肺毛細血管近傍 J 受容体)　55, 113
肺内換気不均等　12
肺内刺激受容体　113
肺内シャント　27
肺内受容体　55
肺内受容器　27
肺膿瘍　168
ハイフローセラピー　205
肺胞換気式　23, 34
肺胞換気量, 有効　222
肺胞気式　24, 31
肺胞気-動脈血酸素分圧較差　30, 31, 81

肺胞水腫　130, 131
肺胞低換気　23, 34, 182, 200
　　──, 特発性　25
　　── の原因　25
肺胞内圧　9, 50
肺胞プラトー（alveolar plateau）
　　13, 16
肺胞壁の構造　102
肺胞マクロファージ　104, 162
肺胞-毛細血管関門　40
肺毛細血管近傍（J）受容体（肺内 J 受容
　　体）　55, 113
肺容量減少手術　86
ばち指　148
発癌物質　166
鼻カニューラ　205
鼻マスクによる持続陽圧呼吸療法
　　33
汎細葉型肺気腫　67
反射係数　128
反射的気管支収縮　136

ひ

非アレルギー喘息　89
非乾酪性類上皮性肉芽腫　113
ピークフローメータ　12
非血栓性塞栓　138
微細粒状物質　143
微絨毛　104
非小細胞癌　166
非心原性肺水腫　132
ヒスタミン　89
非ステロイド性抗炎症薬　92
ヒストプラズマ症　170
非代償性代謝性アシドーシス　38
ピックウィック症候群　25
ヒト免疫不全ウイルス（HIV）　170
びまん性間質性肺線維症　105
びまん性気道閉塞　96
肥満低換気症候群　146, 185

ふ

フィールドエクササイズテスト　54
浮腫, 乳頭　185
不整脈　227
ぶどう膜炎　115
ブラストミセス症　170
振子様空気振動　167
ブレオマイシン　116
プレッシャーサポート　220
ブレブ　118
プロスタグランジン　89
プロテイン C 欠損症　139
フローボリューム曲線　10
　　──, 吸気　12
　　──, 呼気　8
　　──, 喘息患者の　93

へ

平均気道内圧　225
平均胸腔内圧　226
閉塞性障害　5
閉塞性肺疾患　8
閉塞性無呼吸　32
ヘリウム希釈法　48
ヘリウム平衡法　79
ヘロイン　135
片側性肺気腫　70
ヘンダーソン・ハッセルバルヒの式
　　36
ベンチュリ
　　── 効果　206
　　── マスク　206
扁平上皮癌　166

ほ

ボイルの法則　48
胞隔炎
　　──, 外因性アレルギー性　115
　　──, 線維化性　105
　　──, 内因性線維性　115
傍隔壁型肺気腫　67

芳香族炭化水素　156
放射性ゼノンガス（^{133}Xe）　16, 57
放射線で引き起こされる間質性病変
　　116
放射線標識したアルブミン　140
放射能欠損領域　57
蜂巣肺　105
泡沫状痰　131, 135
苞葉　165
ポラログラフィー　22
ポリオ→灰白脊髄炎
ボルグスケール　56
ホールデン　208

ま

マイクロカテーテル　206
マイコプラズマ　168
マクラウド症候群　70
マスク　205
末梢化学受容体の低酸素刺激　208
末梢気道　10
　　── 抵抗　85
慢性気管支炎　7, 10, 62, 72
慢性肺疾患の急性増悪　188
慢性閉塞性肺疾患（COPD）　5, 17,
　　29, 47, 67
　　── 患者の治療　86
　　──, タイプ A　74, 78
　　──, タイプ B　75, 78

み・む

未熟児網膜症　212
ミトコンドリア　183

無気肺, 吸収性　97, 210
無呼吸　32
　　──, 中枢性　32
　　──, 閉塞性　32
無酸素閾値　54

め・も

メチルキサンチン（製剤）　92, 186

メニスカスサイン　120
免疫グロブリンA　161
免疫反応　105
綿花肺　164
綿繊維　164

毛細血管拡張症　148
　──, 遺伝性出血性　148
毛細血管静水圧　132
毛細血管ストレス不全　132
毛細血管透過性　133

や・ゆ・よ

夜間発作性呼吸困難　135
薬剤で引き起こされる間質性病変　116

有効肺胞換気量　222
誘発閾値20(PC_{20})　89
遊離酸素　203

予測全肺気量　49

ら・り

ライデン突然変異　139
卵円孔開存症　28

リウマチ性心疾患　49
力学的ストレス　133
理想肺胞気　81
　──　酸素分圧　30
リゾチーム　104, 162
リード指数　72
リポイド肺炎　168
5-リポキシゲナーゼ抑制薬　92
リモデリング　87
粒状物質　155
リンパドレナージ　133

れ・ろ

レジオネラ　168
レシチン/スフィンゴミエリン比
　192
レフグレン症候群　115

ロイコトリエン　89
　── 受容体拮抗薬　92
漏出液　120
濾過係数　128
6分間歩行テスト(6MWT)　54

● 欧文索引

A

Actinomyces　116
acute respiratory distress syndrome(ARDS)　28, 188
adenosine triphosphatase(ATPase)　128
α_1アンチトリプシン欠乏症　70
alveolar plateau　13, 16
amyotrophic lateral sclerosis(ALS)　122, 184

B

β(アドレナリン)刺激薬　52, 86, 90
bat's-wing　135
bilevel positive airway pressure(BiPAP)　220
blue bloater　78
Borgスケール　56
Boyleの法則　48

C

Cheyne-Stokes呼吸　32
chronic obstructive pulmonary disease(COPD)　5, 11, 15, 17, 29, 47, 67
　── 患者の治療　86
　──, タイプA　74, 78
　──, タイプB　75, 78
CO肺拡散能力　96
　── の測定法　39
continuous positive airway pressure(CPAP)　33, 221
cyclic adenosine monophosphate(cAMP)　91
cystic fibrosis transmembrane regulator(CFTR)　171
cytomegalovirus　170

D・E

diffusion 158
2,3-diphosphoglycerate(2,3-DPG) 23, 204

equal pressure point(EPP) 10
expiratory positive airway pressure(EPAP) 221
extracorporeal membrane oxygenator(ECMO) 187
extremely drug resistant tuberculosis(XDR-TB) 170

F

fast twitch oxidative glycolytic 線維(type Ⅱ) 186
fine crackle 59
F_{IO_2}(fraction of inspired oxygen) 189
forced expiratory flow 25-75%($FEF_{25-75\%}$) 6
forced expiratory volume(FEV) 4, 7
forced expiratory volume in 1 second($FEV_{1.0}$) 4
forced vital capacity(FVC) 4
functional residual capacity(FRC) 48

G・H

Golgi 体 102
Goodpasture 症候群 26
Guillain-Barré 症候群 121, 184

Haldane 208
Hampton hump 140
Henderson-Hasselbalch の式 36
high-flow nasal cannula(HFNC) 205
high-flow nasal cannula oxygen therapy 205
human immunodeficiency virus(HIV) 170
hygiene hypothesis 88

I

immunoglobulin(Ig)A 161
impaction 156
infant respiratory distress syndrome(IRDS) 192, 221
inspiratory positive airway pressure(IPAP) 221
interleukin(IL)-2 114

J・K・L

J 受容体 113

Kaposi 肉腫 170
Kerley の B ライン 135

Legionella 168
Leiden 突然変異 139
Löfgren 症候群 115

M

MacLeod 症候群 70
maximal expiratory flow($\dot{V}max$) 11
maximal expiratory flow 50%($\dot{V}max_{50\%}$) 11
maximal expiratory flow 75%($\dot{V}max_{75\%}$) 11
6-minute walk test(6MWT) 54
Monday fever 165
multidrug resistant tuberculosis(MDR-TB) 170
Mycobacterium avium-intracellulare 170
Mycoplasma 168

N・O

Na^+-K^+ ATPase ポンプ 128
nedocromil 91

O_2-CO_2 ダイアグラム 81, 182
organelle 104

P

partial pressure of CO_2(P_{CO_2}) 33
partial pressure of O_2(P_{O_2}) 22
—— 上昇, 動脈血 225
——/F_{IO_2} 189
peak expiratory flow rate(PEFR) 11
pendelluft 167
pink puffer 75, 78
platelet-activating factor(PAF) 89
plexiform lesion 146
Pneumocystic jirovecii 170
positive end-expiratory pressure(PEEP) 191, 192, 221, 222
provocative concentration 20(PC_{20}) 89

Q・R

quality of life(QOL) 86
—— の改善 86

reflection coefficient 128
Reid 指数 72
residual volume(RV) 48

S

sedimentation 157
silent zone 11
slow twitch oxidative 線維(type Ⅰ) 186
small airway 10
Starling の式 128
Starling resistor 効果 10
stridor 97
Swyer-James 症候群 70

T

Tリンパ球　89
toluene diisocyanate(TDI)　165
total lung capacity(TLC)　49
　——，予測　49
tram line　78
transdiaphragmatic pressure
　（Pdi）　186
transfer factor　40

V・W

ventilation perfusion ratio($\dot{V}_A/\dot{Q}$)　94
Venturi
　—— 効果　206
　—— マスク　206
Virchowの三徴　138

Wegener肉芽腫症　26
Westermark sign　140

X・Z

^{133}Xe　16, 57

Z遺伝子　70

ウエスト 呼吸生理学入門
疾患肺編　第2版　　　　　定価：本体4,200円＋税

2009年5月28日発行　第1版第1刷
2018年4月10日発行　第2版第1刷Ⓒ
2022年2月2日発行　第2版第2刷

著　者　ジョン B ウエスト
　　　　アンドルー M ラックス

訳　者　桑平　一郎
　　　　堀江　孝至

発行者　株式会社 メディカル・サイエンス・インターナショナル
　　　　代表取締役　金子　浩平
　　　　東京都文京区本郷1-28-36
　　　　郵便番号 113-0033　電話 (03)5804-6050

印刷：横山印刷／表紙装丁：岩崎邦好デザイン事務所

ISBN 978-4-8157-0116-1　C3047

本書の複製権・翻訳権・上映権・譲渡権・貸与権・公衆送信権（送信可能化権を含む）は㈱メディカル・サイエンス・インターナショナルが保有します。本書を無断で複製する行為（複写，スキャン，デジタルデータ化など）は，「私的使用のための複製」など著作権法上の限られた例外を除き禁じられています。大学，病院，診療所，企業などにおいて，業務上使用する目的（診療，研究活動を含む）で上記の行為を行うことは，その使用範囲が内部的であっても，私的使用には該当せず，違法です。また私的使用に該当する場合であっても，代行業者等の第三者に依頼して上記の行為を行うことは違法となります。

JCOPY〈出版者著作権管理機構　委託出版物〉
本書の無断複製は著作権法上での例外を除き禁じられています。複製される場合は，そのつど事前に，出版者著作権管理機構（電話 03-5244-5088, FAX 03-5244-5089, info@jcopy.or.jp）の許諾を得てください。